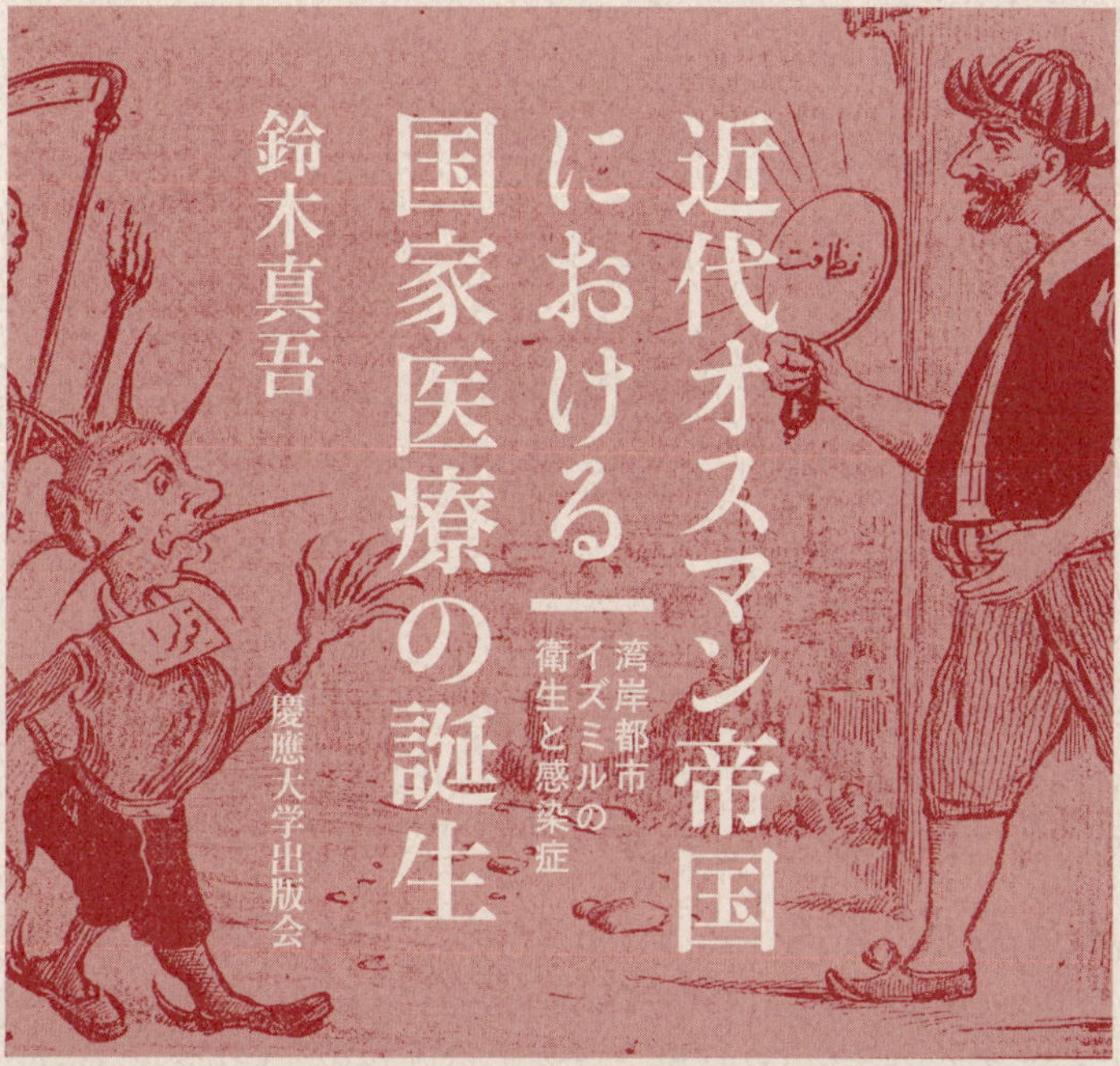

近代オスマン帝国における国家医療の誕生

——湾岸都市イズミルの衛生と感染症

鈴木真吾

慶應大学出版会

目次

凡例

一　年号・日付は特に断りのない場合、グレゴリオ暦（西暦）／財務暦の順に示す。財務暦の月名はMartから順にIII〜XII, I, IIと略記した。ヒジュラ暦で示す場合のみ、その旨を明記した。

例：(5 Oct. 1877/ 23 IX 1293)

(3 Feb. 1861/ 22 Receb 1277 A.H.)

二　原則として、史料引用文中における〔　〕は筆者による補足、〔…〕は中略を示す。〈　〉など、特に断りのないものについては、原文ママである。なお邦訳は常体を基本とするが、投書や公開状、新聞広告には敬体を用いた。

三　オスマン・トルコ語の転写は現代トルコ語の表記にならった。

四　アイドゥン州年鑑は年度によってタイトルに若干の相違があるが、全て *Aydın Vilayeti Salnamesi*（AVSと略）で統一した。

序章

近代オスマン帝国と医療・衛生・地方社会

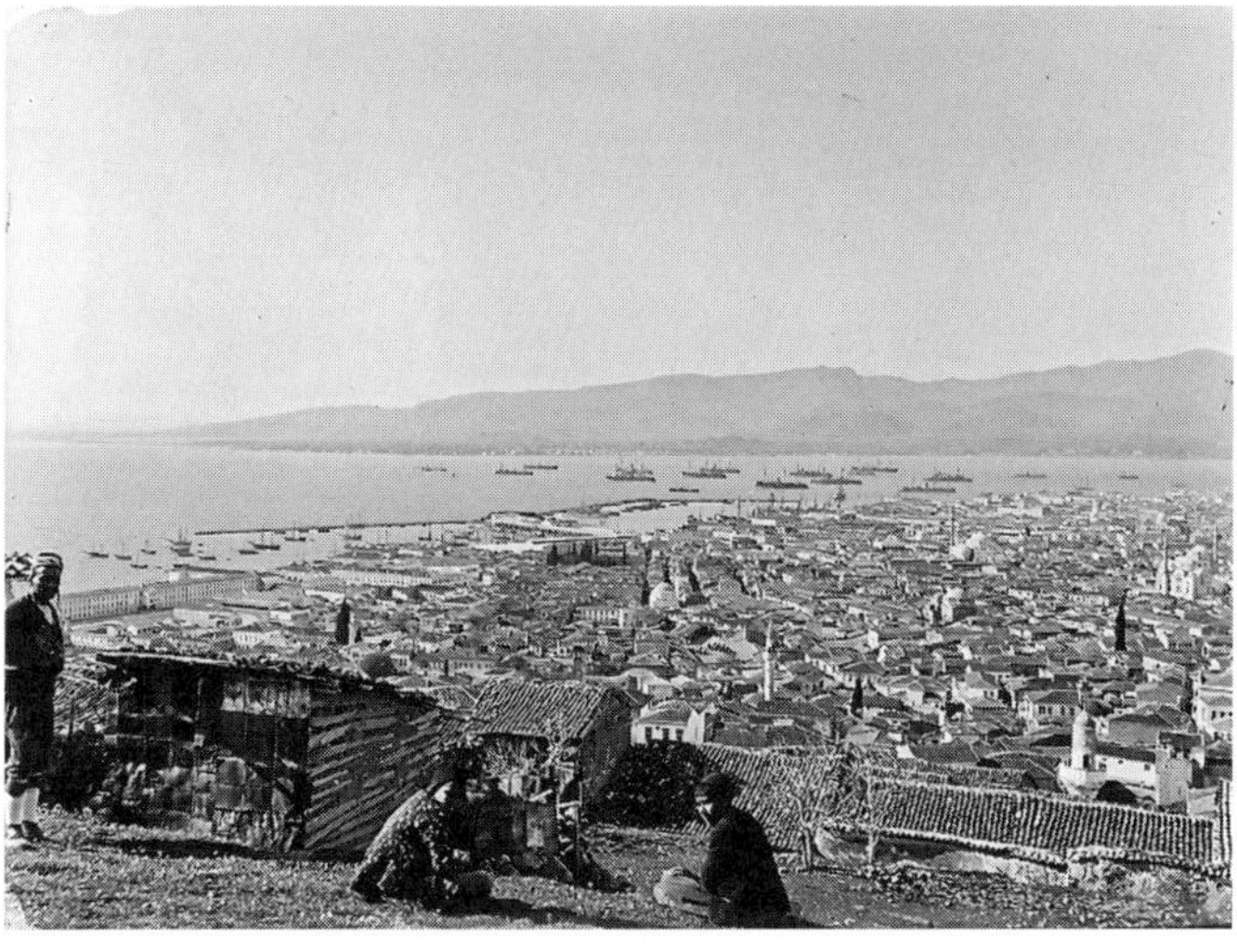

ユダヤ教徒地区から見下ろしたイズミル（1893 年）
近代イズミルでは移民・難民による人口増を背景に、高台の地域まで市域が拡大していった。

本書の目的は、オスマン帝国随一の港湾都市イズミルとその周辺地域を事例に、二〇世紀転換期オスマン帝国の地方社会における、国家的な医療・衛生制度の普及過程を明らかにすることである。国家による医療・衛生の制度化、つまり「国家医療」の展開は、多くの近代国家に見られた特徴の一つである。内憂外患に悩まされる中、国力増強の観点から人口の増加や住民の健康への関心を高めた「近代帝国」としてのオスマン帝国でも同様であった。国家の中央集権化を進めたタンズィマート期（一八三九―七六年）の諸政策の一部として、地方における医療・衛生問題も、新たな地方行政体制に組み込まれた。本書は、各地に設置され、公衆衛生対策の実施を担った都市自治体（ベレディィエ belediye）[1]と、各都市自治体に専門的な技官として任命・雇用され、地方における医療・衛生行政の中核をなした市行政医（belediye tabibi）[2]を通じて国家的な医療・衛生制度の普及が図られたことを示した上で、この両者が地方社会で果たした具体的役割を実証的に論じていく。

他方で、近代オスマン社会における国家的な医療・衛生制度を、中央から地方への一方的な導入とのみ考えるわけにはいかない。それがどれほど画一的な医療・衛生制度の普及を目指したものであっても、実際には地方社会を生きた個々の住民、一九世紀後半に活発化し世論形成に大きな影響力を有した新聞・雑誌、住民と日常的な関係を持った都市自治体および市行政医の間の交渉の中で形作られていった。さらに、コレラなどの感染症の度《たび》重なる流行や、同時期における細菌学をはじめとする新たな科学知の受容も、オスマン社会における医療・衛生問題に大きな影響を及ぼした。したがって、大きな変革の時期を迎えていた二〇世紀転換期の社会における公衆衛生や医療の諸問題を、出版メディアを介した都市行政と住民の相互関係、新たな医学知によって変容する感染症対策のあり方、医学の専門職化に伴う医師と患者の関係の変化など、現実の社会において錯綜する様々な問題とそれに伴う変化・連続性を明らかにしつつ論じていく必要がある。こうした諸点を踏まえて議論を展開するにあたり、本書はイズミルで出版された地方紙を中心的な史料として用い、近代オスマン帝国における国家医療の形成過程とその特質を、地方の側から照射していく。

本書が主に対象とする時代は、一八六〇年代後半から二〇世紀初頭のオスマン帝国である。医療・衛生問題への国家の関与という点では、一八二七年の近代的医学校の設立や一八三八年の検疫制度の導入が重要な転機とされることが多い。しかし国家的な医療・衛生制度の地方への普及という観点からは、一八六〇年代における地方行政改革や都市自治体の設立、および一八六七年の文民医学校設立と一八七一年の「医事行政法」を起点として、一九世紀末から二〇世紀初頭にかけての行政医の数の増加とともに進んだ一連のプロセスと見るのが適切と思われる。このことは、冒頭に述べたように、住民の生命と健康への国家の積極的関与という近代国家形成のプロセスの一部とも考えられるが、同時に、より直接的な背景として、一九世紀に世界的流行となったコレラをはじめとする感染症の影響も無視できない。そこでまずは、本書の主題と密接に関わるコレラについて、医療・衛生制度の展開という観点から見ていきたい。

一　近代オスマン帝国とコレラ

コレラという病気は、近代社会を脅かした数多くの感染症の中でも、時代を代表する特別な地位にある。それはコレラが一九世紀前半に初めて風土地であったインドから抜け出し、新たな未知の感染症として、その劇的な症状とともに世界中に拡大し、大きな爪痕を残したからである。そしてコレラは、交通革命によってもたらされた蒸気船と鉄道網に乗って世界に拡大し、また帝国主義の軍事活動がそれを助長した点でも近代を象徴するにふさわしい感染症であった[3]。

病理学的にコレラは、コレラ菌の経口感染によって引き起こされる急性の消化器系疾患である。患者の吐瀉物《としゃぶつ》およびそれに汚染された飲み水や食料を介して伝播する。一―三日間の潜伏期の後、腸内に取り込まれたコレラ菌は爆発的に増殖し、「米のとぎ汁」と形容される激しい下痢や嘔吐を引き起こし、脱水が急激に進行して死に至る。また発症から死亡までの時間の短さもコレラの特徴である。同じ時期、工業化時代に特有の病気として流行した結核と違い、この世に未練を感じる暇もなく、ましてや病床で詩作を残す暇などなく命を落としてしまう。このため日本では「三日コロリ」とも呼ばれた[4]。そのことは、急激な脱水症状による青みがかった体表、萎びた肌、獰猛な形相という劇的な風貌の変化も相まって、人々に恐怖を植え付けることになった[5]（図0―1）。

コレラのパンデミックは一八一七年から一九二三年までの間に六度あったとされる（表0―1）。一八一七年に風土地であるベンガル地方南部から抜け出たコレラは、中国やイラン、そして日本にも伝播し、一八二二年に初めてオスマン帝国領内に侵入した（図0―2）。このときにはイラン方面からバスラやバグダードを通って、ディ

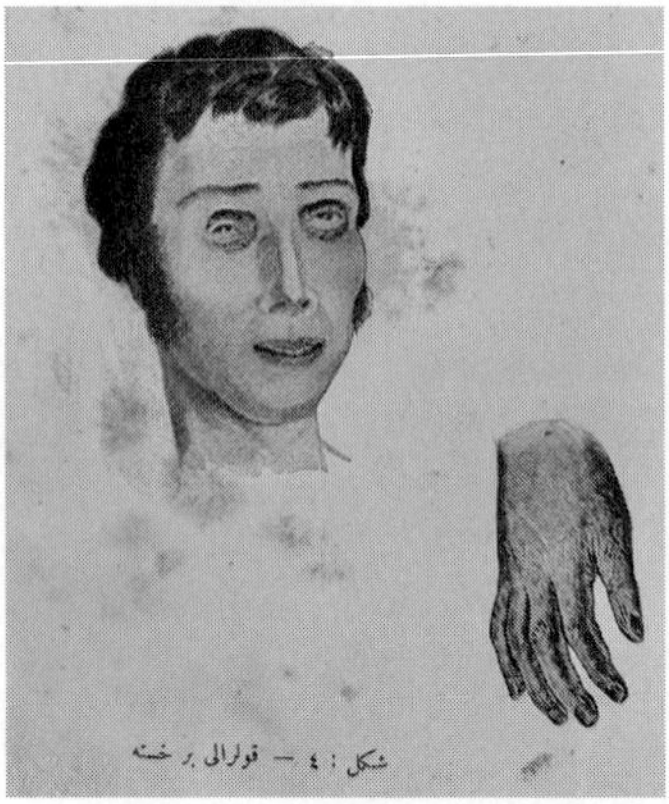

図 0-1　コレラ患者の風貌の変化

ヤルバクル、ウルファ、アレッポにまで及んだとされるが、それ以上西進したという記録はない。[6]

　コレラが初めて首都イスタンブルを襲ったのは二度目のパンデミックの最中の一八三一年のことで、ヒジャーズにも広がったコレラは巡礼ルートに乗ってオスマン帝国全土で大流行となった。その結果、外国人医師や各国大使館関係者を中心とした検疫議会の設置と、その管轄下での検疫制度の整備へとつながった。[7] 当時世界的にも未知の病であったコレラについて、フランスで出版された「対策指南書」が翻訳され官報に掲載され、また宮廷侍医長ムスタファ・バフチェト・エフェンディ Mustafa Bahçet Efendi によって書かれたコレラ指南書も四千部が準備されたと言われている。[8] その後、パンデミックとなっている時期では、オスマン帝国の広大な版図のどこかで大小の流行が生じているのが常であった。以後、帝都イスタンブルにおける流行に限定すれば、一八四七—四八年、一八五二—五五年、一八六五年、一八七一—七二年、一八九三—九五年、一九一〇年から第一次世界大戦に至る時期に大きな流行があったことが知られている。[9]

　中でも最も猖獗を極めたのが、イスタンブルにとって四度目に当たる一八六五年のコレラ流行である。約四ヵ月にわたったイスタンブルの流行での死者数は約三万人と言われる。[10] 各地での流行の中でも、例えば被害の大きかったアレッポでは、約八千人のムスリム（人口約七万）、約八百人のキリスト教徒（人口約一万五千）、約二百人のユダヤ教徒（人口約六千）が死亡したとされ、人口比で考えると著しい死亡率を記録している。[11] この年のコレラ禍の原因と目されたのがメッカ巡礼である。この年のメッカ巡礼は、巡礼月の九日がちょうど金曜日に当たるHacc-ı Ekber と呼ばれる特別な巡礼年にあたり、多くの巡礼者がメッカを目指したことから、コレラがヒジャーズからの巡礼ルートに乗って全世界に広がる原因となった。[12] このことは国際保健におけるオスマン帝国の立場を

表 0-1　コレラ・パンデミック

	特記事項
第 1 次（1817-24）	まだインド、中国、日本、東南アジアに限られ、オスマン帝国においても東部地域に限定される
第 2 次（1829-37）	初めてイスタンブルで流行し、オスマン帝国における検疫制度導入の契機となる。西欧でも初めての流行
第 3 次（1840-60）	1854 年イスタンブルでの流行は、クリミア戦争従軍のためゲリボルに集結したフランス兵を介して広まる
第 4 次（1863-75）	1865 年、メッカ巡礼を背景に全土で大流行、翌年にイスタンブルで第 3 回国際衛生会議が開かれる
第 5 次（1881-96）	コッホによるコレラ菌の発見（1883 年） イスタンブルに帝国細菌学研究所の設立（1894 年）
第 6 次（1899-1923）	バルカン戦争（1912-13 年）や第一次世界大戦（1914-19 年）での蔓延は、戦局にも影響を及ぼした

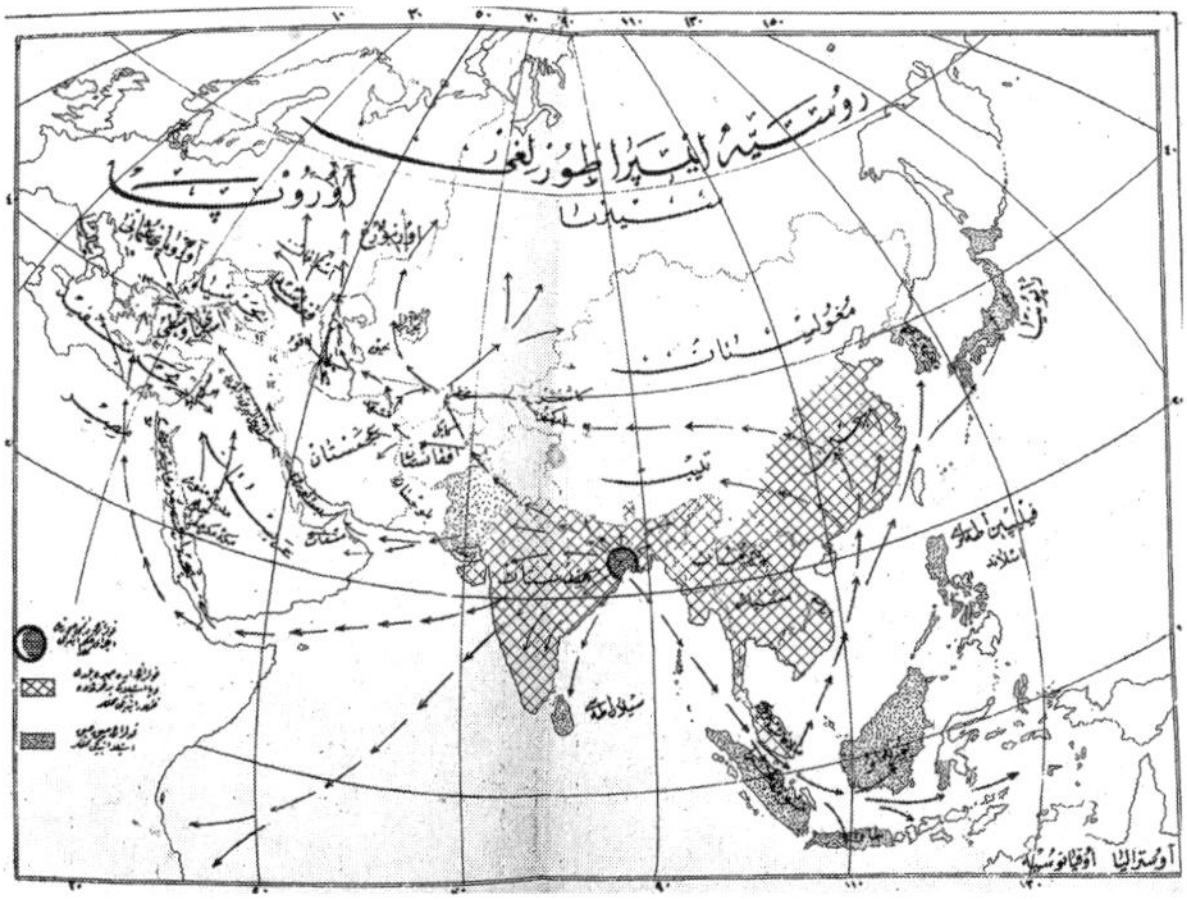

図 0-2　コレラの伝播経路と流行地

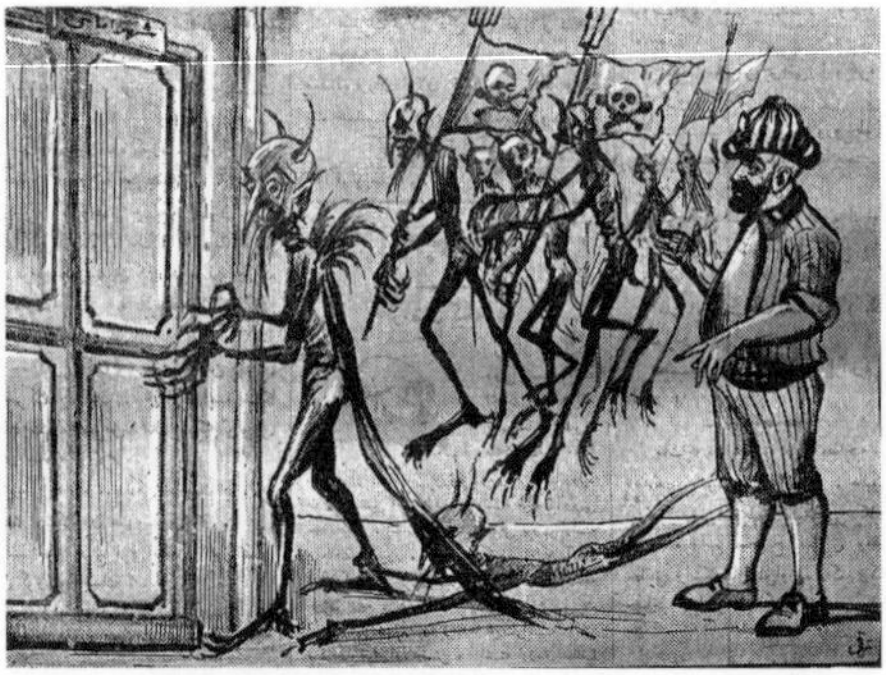

図 0–3　こんな自治体は御免だ。
「以前は 180 人もの人を連れ去ったのに、（今回は）数日経っても誰も捕まえられないことがわかったらしいな」

大きく規定し、一八六六年にイスタンブルで第三回目の国際衛生会議が開催される契機となった。[13] こうして防疫の国際的コンセンサス形成の試みが行われると同時に、巡礼と聖地の管理が国際的な問題となったことは、医学や感染症と国際政治が交差する場として、研究の関心の的とされてきた。[14]

オスマン帝国では、医療・衛生、そして国家の近代化がコレラ流行と時期を同じくしたために、首都イスタンブルを含め各地で頻発したコレラの流行は、否応なしに国や社会の行く先を方向づける要因の一つとなった。ここではコレラが都市衛生改革を促したという事実を指摘しておきたい（図0―3）。例えば一八四八年にイスタンブルで二度目のコレラ流行が起こると、都市衛生への関心が高まり、街路清掃や適切なゴミ処理、食肉衛生に関する勅令が出された。一八五〇年代初頭の流行の際にも、都市自治体設立以前のイスタンブルの都市衛生に関与した衛生議会（Sıhhiye Meclisi）が街区に放置されたゴミや水たまりに汚染された空気がコレラの原因であると指摘し、警察局（Zabtiye Nezareti）が街区共同体の指導的立場にあったイマームに対して街区の清潔維持を命じた。[15] また、同時期のクリミア戦争（一八五三―五六年）の勃発によって多くの外国人がイスタンブルに滞在することになると、イスタンブルの都市行政改革が俎上に載せられた。紆余曲折の末にガラタ・ベイオールを含む地区に第六区市当局（Altıncı Daire-i Belediye）が設立されると、一八五九年にはイスタンブルの街路の清掃と管理を定めた最初の法規である「街路に関する法」が公布された。[16] その中では街路が三つの等級に区分され、一級路は夏に一日二回、冬に一回、二級路は一日一回、三級路は一週間に一回清掃されるというように、街路清掃の頻度が明記された（第六条）。また、店舗や住民はゴミの回収を待たねばならず（第七、八条）、街路にゴミや排水を投じた者は刑法二五四条の規定に則り罰せられる（第一一条）ことが定められた。

　こうした取り組みは、コレラが何らかの不衛生を原因とする病気と目《もく》されたことを背景としている。一八二〇年代に未知の疫病として登場したコレラは、一八八三年のコッホによるコレラ菌の発見まで、あるいはその後暫《しばら》くの間、その感染様態をめぐって激しい論争を招いた。その本当の原因が何にせよ、「清潔さ」がコレラ予防の核心であると理解され、都市の衛生環境の改善が対策の中心となった。つまりコレラは、近代オスマン都市におけるインフラの整備と都市空間の改編の起爆剤となったのである。一九世紀後半にオスマン帝国各地で形成された都市自治体にとって、都市の衛生維持が主要な職務であったことには、こうした背景がある。

二　近代国家と「国家医療」

　ここで本書のタイトルにもある「国家医療」という概念の意味と、その意図を簡単に述べておきたい。今日ではあまり耳慣れない「国家医療」という言葉は、ほかならぬ国家が、医療・衛生に関わる法律や公的制度を整備し、住民の生命と健康の保持に責任を負うことを指して、あえて「国家」を冠した言葉である。具体的には、出生と死亡の登録、貧しい病人の診察や予防接種、上下水道の整備や食品規制、医業管理や医学教育まで多岐にわたる政策が、中央集権的な医事行政として行われることを指す。現代社会では、国家が国民の健康保護に責任を負うことは程度の差こそあれ当然と目されるので、そのような形容はなされず、大小様々なレベルでの集団的な健康維持を指す「公衆衛生」という概念が、その主体の一つとして国家を包含している。本書は、国家による医療・衛生行政が近代オスマン帝国において形成されたことを明示的に述べるために、単に公衆衛生とするのでなく、あえて「国家医療」という表現を用いた。とはいえ、当時のオスマン・トルコ語のイディオムに「国家医療」に相当する語が存在したわけではない。医事行政（idare-i umumiye-i tıbbiye）や、衛生行政（idare-i sıhhiye）がそれに近く、行政医事（umur-ı tıbbiye-i mülkiye）も近い語感を持つと思われる。それでも本書が「国家医療」の語を用いるのは、近代オスマン帝国の医事行政は、同時代史的視座のもと、近代世界史の中に位置づけられうると考えるからである。

この「国家医療」なる概念の理論的基盤は、ヨハン・ペーター・フランク Johann Peter Frank の大著『完全なる医療ポリツァイ体系』（一七七九年、第一巻初版）に求められる。[17] フランクの構想した「医療ポリツァイ」は、国家が人民の健康保護のために実施すべき様々な施策の総体であり、公衆衛生として今日定義される内容を網羅している。ジョージ・ローゼンが述べるように、フランクの「医療ポリツァイ」構想は、重商主義と絶対主義の政治思想に支えられた中央集権的な国家の台頭と軌を一にするものであり、[18] それは健康な人口の数を国の富の源泉と見なす「政治算術」に基づいていた。[19] それゆえに「受胎から墓場まで」、あらゆる衛生事業を国家による施策として論じたこのフランクの大著は、人口の一般問題を取り上げる序論に続いて、結婚・妊娠・出産に対する国家の役割の考察から始まっている。[20]

近代オスマン帝国史においても、タンズィマート期やそれに先立つセリム三世（在位一七八九－一八〇七年）やマフムト二世（在位一八〇八－三九年）期から、オスマン国家が人口問題への関心を高め、個人の生への介入的な性格を強めてきたことは夙《つと》に指摘され、移動の管理・監視に関する制度や人口調査の試みとして現れている。[21] 本書の主題である医事行政に関して言えば、二〇世紀初頭の行政医たちに向けられた『衛生監察官と市行政医の職務（以下、『職務』と略記）』では、公衆衛生に関わる様々な職務が列挙されているが、その根幹に人口の問題、そして母子保健の問題が据えられている。そのことは、行政医に向けられた文言が以下の文章から始まることから見て取れる。

国家の国力、富、豊かさ、繁栄、幸福は人口と直接に関わるため、市衛生官に課せられる最も重要かつ根幹的な職務は、出生が科学的かつ安全な方法で行われるための衛生対策の人々の間への普及・定着に尽力すること、これにより女性にしばしば死をもたらし、多くのケースで不妊に陥れる婦人病から守るようにすることである。[22]

このように、国家が臣民の健康を維持する諸政策を遂行し、それによって国力の増強と国家の繁栄を実現するという考えは、近代オスマン帝国の医事行政の基礎をなしていた。しかしフランクが「医療ポリツァイ」として構想したものは、本書が扱う一九世紀以降になると「国家医療」や「公衆衛生」というイディオムで表象される政策に継承される。次に医学史上の重要な論点となってきたこれらの概念の相互の関係を整理したい。

ローゼン以来の公衆衛生史の伝統では、「医療ポリツァイ」は「公衆衛生」と対比され、絶対主義の強権的な政体と、民主主義的なリベラルな政体とにそれぞれ結びつけられて捉えられてきた。つまり医事行政は、強権的な政府が強制力を働かせて個人や共同体に制限をかける「医療警察（医療ポリツァイ）」型、リベラルな政府が個人や地方の自発性や説得を通じて行う「公衆衛生」型に分類され、前者は大陸的な中央集権主義、後者はイギリスなどの自由民主主義的な政治文化と結びつけられる。そしてこのことは、進歩史観的な見方に基づいて、「医療警察」から「公衆衛生」へというモデルで理解されてきた。しかし近年ではこうした理解には再考が促されている。[23] 例えばドロシー・ポーターの編著は、近代における公衆衛生の展開を各国別に論じ、必ずしも政治形態による二項対立的な構図では捉えきれない像を提示しつつ、ローゼンの見方に再考を促した。[24] また、近代イギリスの「公衆衛生」の歴史に再考を促したパトリック・キャロルの論文では、「医療警察」、「国家医療」、「公衆衛生」、「社会医学」というような、近代イギリスの医事行政の変化は、現実の政策内容というよりも、政策を表象するイディオムの戦略的な変更であったという見方が示されている。[25] つまり、自由主義かつ地方分権的な政治文化が根強いイギリスでは、「警察（police）」的な強権を敵視する人々にとって受け入れられやすい形で医事行政を表象するために新たなイディオムが出現したのであり、[26] それは現実の政策の変化に対応したものではなかった。この議論を通じてキャロルは、近代公衆衛生史におけるイギリスの例外性を退け、「医療ポリツァイ」との歴史的な連続性と、他地域との共通性を主張する。それによれば「国家医療」の政策論で有名なヘンリー・ラムゼイ Henry Ramsey による『国家医療論集 *Essays on State Medicine*』（一八五六年）の構想も、「対象、メカニズム、技術、目的、合理性の点で、フランクの医療警察（medical police）の計画とほぼ同じであり、ラムゼイはこの二つの用語を、公衆医療（public medicine）と同様に、互換的に用い」たのである。[27] 他方、官治的伝統の強いドイツ系諸国においては、「医療ポリツァイ」の理論が一九世紀を通じて支配的だったが、それは予防医学と人口保健政策を組み合わせた「国家医療 Staatsarzneikunde」に対する官僚支配を強固にする方向に作用した。[28]

以上のように一九世紀のヨーロッパでしばしば「国家医療」と呼ばれた国家主導の医療・衛生行政の特徴を実際の運用の観点から考えると、一つには中央集権的な立法と行政機構、もう一つには地方において医事行政の実施を担う医系官吏の存在が軸となっているように思われる。例えば一九世紀後半のイギリスでは枢密院医務局のジョン・シモーン John Simon を中心に衛生改革が進められ、一八七一年の「地方行政法」と一八七二年と一八七五年の「公衆衛生法」に結実した。地方衛生当局に指定された全国の各地方議会が自区内の衛生改善にあたるものとされ、それを指導・監督する官庁として地方行政庁が設置された。そして一八七六年にシモーンが確執によって辞任した後も、一九世紀の第四四半期には「公衆衛生法」によって任命が義務化された保健医官 (mecical officers of health) を中心とした地方レベルでの「国家医療」の本格的な展開が見られたとされ、シモーンの辞任による「国家医療の後退」や「国家医療の挫折」という見方に修正が加えられて久しい。[29] 他の地域の医事行政に目を転じても、帝政ロシアのゼムストヴォ Zemstvo 医にせよ、ドイツの郡医 Kreisphysickus にせよ、「国家医療」の中核は各地方社会で医療・衛生行政を担う専門家たちであった。[30]

本書が明らかにするように、近代オスマン帝国において新たに形成された医事行政は、各地に設置された都市自治体と、そこに任命された市行政医を軸とするものであった。第二章で論じるように、自治体は公選の市長と議員からなり、独立の財源によって運営されていたが、実際には所在する州の行政と密接な関係を有していた。市行政医の任免や職務はイスタンブルの医学校内に設置された一般医事・公衆衛生議会 (Meclis-i Umur-ı Tıbbiye-i Mülkiye ve Sıhhiye-i Umumiye) の管轄下にあった。[31] 市行政医として任命される医師が少なくとも制度設計の上では、官立の医学校によって育成されたことからも、オスマン帝国の医事行政の中央集権的な性格が窺えよう。本書が単に「医事行政」や「衛生行政」とせず、あえて近代ヨーロッパに特有のイディオムである「国家医療」を用いて近代オスマン帝国の医療・衛生行政を表象するのは、以上のように、それが確かに理念的にも、現実の運用面でも、他の多くの近代国家のそれと共通性を持つと思われるからである。

三　先行研究と課題

「新しい医学史」と近代帝国論

二一世紀を迎える頃、近代オスマン医学・衛生史の領域において現在の研究の潮流を方向づける新たな展開が見られた。以下、問題の所在を探るにあたり、まずは「新しい医学史」とも言うべき医学・衛生史の潮流が、近代オスマン帝国史研究にいかなる変化をもたらしたかを先行研究とともに論じた上で、本書の位置づけと狙いを明らかにし、個々の論点ごとの分析視角について説明を加えていきたい。

古典的な医学・衛生史研究は多くの場合、医師自身によって進められた。オスマン史研究もこの例にもれない。医師たちが、大学医学部の医学史講義の中で「自分たちの歴史」を学ばせるために、医学・医師の発展と来歴を描こうとした。一九三三年にイスタンブル大学に医学史コースが開講されたとき、スヘイル・ウンヴェルは「ある学問において、その発展の歴史がわからなければ、不完全なものになってしまう」という言葉で、医学の発展の軌跡を学ぶ重要性を医学生に説いたという[32]。こうして医学の専門家の視点から、科学としての医学が歩んだ道を描く優れた研究が多く生み出されたが、それは自ずと医学の発展史となり、医学内部からの賛美、あるいは現代の医学知の高みからの批判的回顧という色彩を帯びた。一言で「進歩史観／ホイッグ史観」と呼ばれる進歩としての歴史叙述の中では、近代オスマン帝国における医学は西洋近代医学受容の歩みとして描かれた。それはオリエンタリズムに基づく近代史観とも呼応して、西洋を進歩、オスマンを停滞と固定化した上で、西洋に追いつこうとする医師たちの努力を明らかにする目的論的な歴史叙述となる傾向にあった。自然な帰結として、当時の医学を取り巻く知的環境、そして政治・社会・文化との関わりが分析されることは少なかった。また一九三〇年代は、多民族・多宗教帝国としてのオスマン帝国が解体し、新たな国民国家としてのトルコ共和国の形成期でもあった。シェフェル・モッセンソンは、アタテュルク（ムスタファ・ケマル）が積極的に推進した「トルコ史」の再構築の中、「トルコ医学史」もこのイデオロギーを反映したと指摘している。例えばイブン・シーナーの母親がトルコ系であったことを強調し、彼のトルコ人性を明らかにして、「トルコ医学」の発展に位置づける試みがなされた[33]。

一九八〇年代から九〇年代にかけて欧米の歴史学界に現れた「新しい医学史」は、人文・社会科学の様々な領域を巻き込みつつ、凄まじい勢いで世界に広まった。この劇的な変化を漏れなく説明することは難しいが、端的に言えば、医師から歴史家への担い手の変化、それに伴う視点と史料の変化・多様化とまとめられるだろう[34]。その影響は近代オスマン史研究にも及び、二〇〇〇年前後に研究成果となって現れた。その際、同時期における近代オスマン史研究の潮流が、医学・衛生史分野の新たな方向を大きく規定した。日本語でも秋葉淳が一九九〇年代以降のオスマン帝国近代史研究の「新しい展開」と紹介した潮流は、一言で言えば、「一九世紀半ば以降のオスマン帝国を近代帝国として捉え直すという方向性」であった[35]。オリエンタリズムに基づく目的論的な近代化叙述を批判して現れたこの新たな研究の波は、「西欧の衝撃」の言葉に象徴される従来の受動的な近代史像に見直しを迫り、さらに殊更にオスマン帝国を例外視する立場とも一線を画し、近代のグローバルな潮流との共通性・共時性を強調するものだった。

例えば、近代オスマン帝国史研究のこのような潮流に方向づけられた「新しい医学史」では、近代西洋医学の受容は君主による統治の正統性という視座から論じられる[36]。中央の統治が緩やかな形でしか届いていなかった帝国の周縁地域における保健衛生は、統治の浸透を図る中央政府、同地へ進出を画策する列強、そして現地有力者という複数の主体の角逐の場として位置づけられるようになった。[37] 例えば軍医学校（一八二七年）、文民医学校（一八六七年）に続く三校目の官立医学校が、ベイルートに存在していたアメリカとフランスの二つの医学校に対抗してダマスクスに開校されたことは、周縁地域における拮抗関係の象徴と言える。[38] 一八三〇年代に導入された検疫制度は、それを管轄する検疫議会（あるいは衛生議会）が外国人医師や各国大使館代表者を中心としたことから、ダニエル・パンザックの先駆的研究が西欧による内政干渉として描き出したが、[39] 近年では自由貿易主義・帝国主義への対抗や国境管理の政治的手段として、オスマン政府が検疫制度を利用した側面が読み解かれるようになった。[40] 欧米における「新しい医学史」の拡大の一因となったジェンダー研究の領域との関わりでは、国力の低下や領土喪失による人口減少に直面した近代帝国における、国家による女性の身体への干渉、一言で言えば生殖・出産をめぐるポリティクスという視角から研究が行われた。[41]

このような状況にあっても、「新しい医学史」を牽引したロイ・ポーターらが提唱した「患者の歴史」は、史料的な制約からオスマン史ではほとんど手つかずの領域であった。しかしそれでも、伝記を書く個人が増え、また一般向けの衛生指南書や衛生雑誌の登場した一九世紀末から二〇世紀初頭については、患者を主語にした医学史叙述の試みも近年なされつつある。[42]

以上のように、自然科学としての医学の進歩を研究する「狭義の」医学史から脱皮し、それと国家・社会・環境・文化などとの関わりを捉える総合的な歴史研究を志向する「新しい医学史」の波が到来する中、[43] 同時期の近代帝国論と結合した新しい医学・衛生史の潮流が近代オスマン帝国史に現れたのである。[44]

「国民」の身体をめぐって——近代社会と「国家医療」

こうした近代オスマン史における二〇年余りの潮流の中に位置づけるならば、本書は近代国家と国民の身体の関係を解明する試みの一つと言えるだろう。近代オスマン帝国の医療・衛生政策と国民との関係を再考しようとする近年の研究には、大きく二つの潮流がある。本書の視点は主に第二のアプローチに関わるが、それぞれ詳しく見ていこう。

第一に、特にアブデュルハミト二世（在位一八七六—一九〇九年）期を対象として、近代科学に明るい開明的君主による国民の健康の維持が、君権による統治の正統性の源泉となったとする見方である。すなわち、立憲政治や自由を求める政治運動や、ナショナリズムの興隆による帝国内諸民族の離反、そして列強による外圧といった内憂外患の中、統治の正統性の危機に直面したスルタン権力は、「伝統の創造」や教育、慈善事業、博覧会、異端の改宗といった政策を通じて、統治の正統性の強化を図った[45]。近代性・先進性のイメージと結びつきやすい医療・衛生政策も、こうした文脈から理解される。すでに述べたように、帝国の周縁に位置し、緩やかな統治がなされていたアラブ諸地域は、オスマン中央政府と現地の有力者、そしてイギリスやフランスなどの外国勢力が拮抗し、医療・衛生対策はその地域の統治の正統性を支える根拠となった[46]。こうしたアプローチは、近代アジア・アフリカ地域の医療・衛生史を大きく方向づけた「帝国医療」という問題系にも位置づけられる。つまり、列強の圧力を受けたオスマン帝国では、検疫行政などに諸外国の意向が少なからず反映され、上下水道の技術の受容や利権の供与を通じて、医療・衛生分野への資本投下が進んだが、他方でオスマン政府もまた、「内なる前近代」への「文明化のミッション」として、帝国周縁地域での医療・衛生制度の構築を推し進めた。例えばイェンス・ハンセンは、一九世紀末ベイルートの都市行政を、公衆衛生学者によって支えられたフランスの帝国主義と、

「文明化」による統治体制への組み込みを進めるオスマン中央政府のせめぎ合いの場として描き出した。[47] このように、第一のアプローチは、近代オスマン帝国による医療・衛生制度の展開を、オスマン統治の正統性や周縁支配との関わりから考察する点に特徴がある。

もう一つのアプローチは、帝国主義的圧力への抵抗のための国力向上を人口・健康問題として捉えた国家が、国民の身体を政治目標として発見し、それを「よりよく生かす」ために様々な医療・衛生制度の整備に乗り出したとする見方をとる。[48] 実際に、人口の多寡やその健康が国力に直結し、そのためには政府や自治体などの公的な政策や制度の整備が不可欠であるという認識は、当時ハミト期から第二次立憲政期に活躍した医師の中にも見られた。[49] こうした視点からの実証的な研究はジェンダー・女性史研究の分野においていち早く進み、妊娠・出産あるいは避妊・堕胎といった個人や家族に属する領域への国家の介入が強まり、生殖・出産が社会全体に関わる政治性・公共性を有する問題となったことが明らかにされた。[50] 最近では、新型コロナウイルスの世界的流行とワクチン接種の推進という背景もあってか、近代オスマン帝国における種痘事業への関心が高まっている。[51] 本書でもイズミルと周辺地域を事例として種痘の問題を論じるが、一九世紀末期から二〇世紀初頭にかけて予防接種に関する法整備、種痘官の育成、そしてワクチンの国内生産の体制整備が進み、帝国全土への普及が図られたことは、国家的な医療・衛生制度の整備の典型例と言える。

しかし、こうした個々のテーマに関する実証研究が進められる一方で、いくつかの課題も浮かび上がってきた。第一に、国家的な医療・衛生制度の全体像が未だに明らかにされていないことである。オスマン期およびトルコ共和国期における国家的な医療・衛生制度を論じたエルデム・アイドゥンは、オスマン帝国末期からトルコ共和国初期にかけての医療・衛生政策の根幹は、行政医の地方への派遣であったと重要な指摘を行っている。[52] しかし、共和国を主たる対象とするこの研究の中では、オスマン期に関しては法令の条文のみを根拠に、地方医（memleket hekimi）から官医（hükumet tabibi）へという枠組みで医事行政の変遷を捉えている点に大きな問題がある。確かに一八七一年の「医事行政法」にはmemleket hekimiという表現が用いられているが、実際の運用の中で、これは各地の都市自治体（ベレディィエ）において医事行政の任に就く市行政医をほとんど指すようになっていた。[53]アイドゥンの研究においては、「地方医」の職務が法令に依拠して概観されるのみで、その実態が各地の都市自治体で雇用される市行政医であったことも、それぞれの地域での医療・衛生実践の具体像も明らかにされぬまま、それが一九一三年の「州衛生行政法」における官医に継承されたとの理解が示される。さらにこうした前提に立ち、国民の健康を根幹に据えた国家戦略に基づく衛生事業の始まりをトルコ共和国期に求め、オスマン期における一貫した医療・衛生政策の存在には否定的な評価を下している。[54]本書は、こうした地方医療・衛生体制の枠組みを再考し、近代オスマン帝国における医療・衛生政策を、衛生対策を担う実務機関としての自治体の形成と、市行政医の自治体への任官を通じた国家医療の全国的な浸透という文脈から捉えることを提起する。

二つ目の課題として、確かに「新しい医学史」に影響を受け、新たな視座から医療・衛生の問題が考察されるようになった。それでもなお、近代オスマン帝国における医療・衛生政策は多くの場合、その失敗や不十分さを強調する進歩史観的な枠組みに回収されてしまう傾向がある。近代オスマン帝国における医療専門職の形成について包括的な研究を行ったイリカン・ラシムオールは、アイドゥンと同様に、行政医の任命を通じた地方衛生の改善という政策目標を指摘しつつも、給与未払いや医師不足、現地住民との軋轢《あつれき》などネガティブな側面を強調し、その「失敗」を描くことを議論の中心としている。[55]比較的新しい研究でも、例えばイスマイル・ヤシャヤンラルによる論集の導入部分にあたる論考では、税収増と強兵のための健康な国民の創出という視点を踏まえ、コレラ流行に伴う近代的衛生体制の整備が論じられるが、結局財政難により対策が「不十分」であり疫病被害を免れなかったという結論に収斂する。[56] こうした研究は、近代オスマン帝国が国民の健康水準の向上という政治目標を、同時代のグローバルな潮流と共有したことを前提としつつも、財政問題をはじめとする様々な障壁ゆえに所期の目的を達成できなかったと論ずる点で等しい。ヤロン・アヤロンはさらに衛生対策への着手が「遅きに失した」ことが、第一次世界大戦の敗因の一つにさえなったと主張し、近代オスマン帝国の医療・衛生政策の「不十分さ」を強調する議論を展開した。[57]

筆者も同時期のオスマン社会の医療体制や衛生状況が好ましいものであったと主張するわけではないが、それでも現代を生きる歴史家が、何がなされるべきだったかを知っていると思い込んだ上で、その「不十分さ」を断罪することの問題性は指摘せねばなるまい。例えば、コレラ対策には上水道の整備はより迅速であればよかっただろうが、事業者への利権付与という資本主義原理に基づいてインフラが整備される中では、上水道の延伸には元が取れる分の契約数が見込まれる必要があった。さらに都市の地形次第でポンプによる揚水が必要であり、それが難しければ他の方法を考えねばならない。また水道管を新たに敷設するにはすでに存在している建造物を除くなどの対応が必要であり、そのためには土地の接収など、技術的にも法的にも解決すべき問題が山積していた。それでも経口感染症であるコレラの蔓延防止には、上水道の整備の推進以外に選択の余地はないと考えるかもしれないが、第三章で論じるように、その主張を支える科学的根拠自体が論争的なものだった。こうした当時の社会に生きた人々の置かれた現実を明らかにしないままに進められる「不十分論」は、どれほど「新しい医学史」を装っていても、本質的にはオリエンタリズムとホイッグ史観から脱却できないものとなってしまうだろう。

三つ目の課題として、「新しい医学史」と同時期の近代帝国論とが結合して登場した医学・衛生史の近年の潮流が、国家中心的な歴史観に偏重してきたことがある。「近代帝国としてのオスマン帝国」という視点は、確かにオリエンタリズムや近代化論に基づく歴史観からの脱却を促し、近代オスマン帝国を同時代世界史の中に位置づけることに寄与した。しかし、そこで論じられるのは中央政府による諸政策であり、地方社会や地方住民は、支配―被支配という文脈に置かれる傾向にある。換言すれば、オスマン帝国を脱周縁化しようとする試みが今度は地方社会を客体化し、その主体性を閑却してしまっているのである。オスマン帝国史研究に先駆けて近代医学・衛生史研究が進展した北アフリカ諸地域の研究では、こうした課題を乗り越えようとする試みが見られる。例えば近代エジプトにおける近代医学と社会の関わりを検討したハーレド・ファフミーは、近代における医学・公衆衛生の規律・抑圧的な側面を明るみに出したミシェル・フーコーの議論を批判的に継承しつつ[58]、近代エジプトにおける医学と権力の関係を考察している。ファフミーの議論は一九世紀エジプトの衛生改革が国家的利益と密接に関わっていたことを前提にしつつも、その担い手となった医師や、受益者あるいは被支配者である民衆側から近代エジプトにおける医学と権力の関係に着目する。そこでは、カイロに新たに設立された医学校を卒業した医師たちが各地の警察署に配置され、死亡事例の統計収集や検死の任を担わされたことを事例に、国家による住民監視の網に人々が絡み取られる様子が論じられると同時に、検死という制度を住民の側が自らの利益のために積極的に活用していたことが明らかにされた[59]。このように、医学・衛生史の領域では、「医師・医学の歴史」から「患者の歴史」への移行や、帝国医療史への植民地住民の視点の導入という展開にも等しく見られるように、被支配者や客体として定置されてきた側の選択や協力、抵抗などの主体性により重点を置き、実証的な事実の積み重ねと多様な要因の総合的な検証によって、医学を通じた支配―被支配の構造を再考する研究が主流となってきた[60]。オスマン帝国下アナトリアの例では、一九世紀末から二〇世紀初頭のカスタモヌにおける梅毒対策に関するボヤルの研究が興味深い。カスタモヌがイスタンブルへの労働人口供給地であったことを踏まえ、首都イスタンブルを梅毒から守るという目的が強調されているため前提とする議論は異なるが[61]、当局による婚前検査や移動管理など、まさに近代国家による住民の身体への介入が論じられ、それへの住民の抵抗の強さが明らかにされている。

こうした課題を踏まえて本書は、近代オスマン帝国の「国家医療」を、単に中央集権的な国家が一方的に地方に普及させたものと捉えるのではなく、むしろ地方の視点を重視しながら、国家、都市自治体、医師、メディア、そして住民相互の関係を論じていく。イズミルで出版された地方紙を主要な史料として用い、当時のイズミル社会における医療環境、都市が直面した様々な衛生問題、その解決の試みとそこで生じた諸問題、新たな医学知と対策の変化を明らかにしながら、二〇世紀転換期に地方社会への浸透が試みられた国家的な医療・衛生政策を近代オスマン帝国史の中に位置づけたい[62]。

都市自治体の形成と近代都市の公衆衛生問題

一九世紀後半のオスマン帝国諸都市で設立され、都市の公衆衛生問題の実務を担った都市自治体はかつて、西欧近代化の所産として理解されていた[63]。しかし近年では、アラブ地域の研究を中心に見直しが進んでいる。イスタンブルのモデルがそのまま地方に適用されたとする従来の議論を否定した上で、地域の固有性、前近代から続く都市名望家の役割や一九世紀における新興層の台頭などの内的要因を指摘する研究が陸続と現れている[64]。とりわけ評議員の分析を通じて、継続的に評議員を輩出する家柄の存在が指摘され、当該地域における政治文化の理解に大きな貢献をなしている。さらに地方における都市自治体形成のモデルとなったバルカン地域（特にドナウ州）についても、都市自治体の設置状況やベレディィエ評議会の宗教別構成、財政などを明らかにした佐原徹哉による重要な研究がある。[65] 本書が対象とするイズミルについても、一八五〇年代に結成された資産委員会（emlak komisyonu）が先駆的な試みであったことが明らかにされ、イズミルに固有な都市行政の萌芽を見出す可能性が開かれつつある。[66]

近年の研究が明らかにしてきたように、都市自治体制度の創成期における地方の側からの原動力は看過できないものであったが、近代オスマン帝国における都市自治体の導入は、地方自治への完全な移行とは言えない。逆に、中央集権主義が浸透する中で、その一部として現れた。[67] オスマン官僚たちが望んだのは、地方における自由なコミューン的行政の創設ではなく、先進的で衛生的な、清潔な都市を作り出すことであった。[68] 都市自治体に官立医学校を卒業した医師が任命・雇用され、これを拠点として地方への国家医療普及が図られたことも、都市自治体が中央集権的な行政構造に深く組み込まれていたことの証左の一つである。ゆえに、近代オスマン帝国における都市自治体研究は、中央集権国家による地方統治と、地方の多様な利害を背景とした都市政治が交錯する場としてそれを捉えつつ、どちらか一方ではなく、中央と地方間の相互作用を明らかにする方向に進んでいる。

こうした近年の研究の進展により、従来画一的であった理解に地域的な広がりが加わり、都市自治体の多様性が照射されるようになったことは歓迎すべき状況であると言える。設立の時期やベレディィエ評議会の構成に関心が向けられ、域内政治や中央─地方関係の新たな理解に可能性が開かれた。しかし、その活動実態や日常性、そして日々の行政活動が都市生活にもたらした変化や、都市住民が自治体行政に及ぼした影響には、十分に検討が加えられていない。住民生活に密着した行政組織である都市自治体の歴史的価値は、都市の日常的なニーズとの連関から問われるべきであり、中央─地方の関係のみならず、日々の都市行政の実践と都市住民との相互関係のダイナミズムを描く社会史的研究の蓄積が必要であろう。[69]

一九世紀後半のオスマン社会に誕生した都市自治体にとって、公衆衛生問題が最重要課題の一つであったことは、近年の研究の中でも強調されている。[70] コレラに代表される感染症の流行が都市行政の改革と都市インフラの整備の原動力となったことはよく指摘されることであり、[71] 同時期の世界的な潮流とも軌を一にする。それでも、都市の衛生問題に深く立ち入った上での実証が十分になされてきたとは言い難い。確かにコレラはオスマン帝国都市の衛生改革の起爆剤となったが、それだけが衛生行政の方向性を定めたわけではない。本書では、イズミルにおける公衆衛生対策に対象と論点を絞り、近年の都市自治体研究が等閑に付してきた日常性と住民との関係について、具体的な事例を交えつつ検討を加えていく。

本書が特に注目するのは出版メディアを通じた都市行政と住民との相互関係である。一九世紀末のイズミルではオスマン・トルコ語の民間新聞が初めて登場し、出版メディアと社会の関係に大きな変化が生じた。都市自治体はこれを利用して住民に対して公示を発し、衛生規則の遵守を求めた。新聞は市内の都市問題を記事にし、自治体に対応を求めた。住民も新聞への投書を通じて、様々な都市問題の解決を訴えた。それ以前にもギリシア語紙をはじめとする定期刊行物は存在したが、それでも、最大人口を有したトルコ系住民に向けたオスマン語ジャーナリズムの登場は、都市行政と住民の間に大きな変化を及ぼしたと見るべきだろう。[72] 本書では、オスマン語新聞を主な史料として、都市自治体による日常的な衛生対策実践を論ずると同時に、自治体、新聞メディア、医師、都市住民それぞれがいかに都市行政に積極的に関与し、衛生対策の展開に影響を及ぼしたかを考察する。

近代オスマン帝国都市におけるコレラ流行史研究の中では、……

近代オスマン帝国都市における感染症対策と進歩史観——新たな医学知と対策の変容

近代オスマン帝国におけるコレラ流行史研究の中では、コッホによるコレラ菌の発見（一八八三年）やオスマン帝国における細菌学の受容といった歴史的意義や史料の充実から、一八九三—九五年のコレラ流行について特に研究が進んでいる。イスタンブルをはじめとして、イズミルやエディルネ、バグダードなど、各地での流行が研究され、流行の様態や当局によって取られた対策、ヨーロッパから招致した専門家の役割、社会的余波などが明らかにされている[73]。しかしほとんどの研究が一度の流行の詳細な記述のみに終始しているゆえに、それぞれの流行ごとの違いや時期による対策の変化について詳しい分析が行われているとは言い難い。二〇世紀転換期に細菌学がオスマン社会にも膾炙《かいしゃ》するようになり、感染症対策にも何らかの変化があったと予想されることを考えれば、それぞれの流行ごとの対策の比較は、検討すべき課題の一つであろう。

こうした研究の欠落が、進歩史観的な理解によって補われている。つまり、細菌学の受容によって上水道整備の必要性が科学的に明らかになったにも拘らず、財政難と官吏の無理解により、それが十分に果たされなかったオスマン帝国都市はコレラから逃れることができなかった、という理解である。しかし実際には、中央・地方政府、都市自治体、現地の医師など、衛生政策の中心となった諸主体によって、コレラをはじめとする感染症の性質や原因がどう理解され、対策にいかに反映されたかという基本的な問いには十分に検討が加えられていない。例えば第三章で詳しく論じるように、一八九三—九五年のイスタンブルでのコレラ流行の際にオスマン帝国政府は西欧から専門家を招致し、コレラ対策への助言を求めた。各国から招かれた専門家の意見はそれぞれ異なり、上水道への対策は、この時点で選択肢のうちの一つに過ぎなかった。細菌学受容の直接の契機となった一九世紀末のコレラ流行についてはは研究がよくなされている一方で、二〇世紀に入った後の流行とその対策に関心が向けられていないがゆえに、細菌学という新たな学知の受容と理解が、その後の実践にいかに反映されたかについて、十分な検討がなされていない。

病気の原因に対する理解のあり方は、医療・衛生政策にも大きな影響を及ぼしうる問題である。細菌学が登場する以前、感染症の原因への見方は、接触伝染説とミアズマ説に大きく分かれていた。前者は何らかの伝染性物質の媒介によって伝播するという見解である。後者は、動物や人の遺骸、汚物などの腐敗物、淀んだ水や沼、湿地などが発する「毒気・悪い空気」を指し、これに汚染された大気の状態が身体に疾患をもたらすという考え方である。両者の差異は取るべき衛生対策の内容も左右し、接触伝染説は外部からの侵入防止の観点から検疫路線を、ミアズマ説は感染症発生の要因を都市衛生環境に求めて衛生改革を重んじた。[74] それでは細菌学によってもたらされた二〇世紀転換期オスマン帝国の新たな感染症理解の枠組みは、同時期における国家的な医療・衛生制度のあり方をいかに規定し、都市空間や人の身体に対してどのような眼差しを向けるように仕向けたのだろうか。本書ではオスマン帝国における細菌学受容の時期と重なる一九世紀末と二〇世紀初頭にイズミルを襲った二つのコレラ流行から、新たな科学知の受容と感染症対策の変容と継続を探っていく。

衛生政策における中央―地方関係と医療専門職

衛生問題は本来的にローカルな問題であり、近代における中央主導の衛生政策の展開は地方社会との軋轢を生じさせた。例えば中央集権的な衛生政策が推進されたヴィクトリア朝期イギリスでは、国家による介入的政策が、英国政治における自由放任思想や地方自治の伝統の立場から、つまり衛生改革自体の必要性とは直接関係のない次元で反発を招いた。そのことは、一九世紀半ばにイギリスの衛生改革を先導したエドウィン・チャドウィック

Edwin Chadwick の追放と彼の尽力により設置された「中央保健庁」の廃止に象徴される。[75] 一八七一年にプロイセンを中心に統一されたドイツは、中央集権と官治的性格が強いとされるも、各州が地方自治を維持し、それゆえに公衆衛生行政は地域によって多様なものであり続けた。[76] フランスでも高度な衛生行政が発達したパリ、ドイツ式の名残が残るラインラント、強い自治権を有していたマルセイユなどの港湾都市など、各地域それぞれが多様な形で衛生行政を展開していた。[77] 逆に帝政ロシアでは、官立の医学校で医師が養成され、各地のゼムストヴォにおいて雇用される体制のため、地方における衛生政策への中央の管理は比較的強固なものであったと言える。[78] 近代日本では、一八七四年（明治七年）の「医制」において地方衛生行政の素地が作られた。その中心を担った初代内務省衛生局長・長与専斎が「（明治）一九年の頓挫」と述べたように、後に衛生行政は警察の管轄となり、地方自治的な衛生行政は後退した。「自治衛生」が重視された時期もあったとされるが、全般的には国家に主導され、警察主体の強権的な地方衛生行政が展開されたと理解されている。[79]

近代国家による医療・衛生政策と地方との関係は、中央から地方への一方向な普及・強制といった単純なものではありえず、各国・地域それぞれに固有な中央―地方関係や、地方自治・分権の伝統、医療専門職自体の自律性に左右され、また地方社会それぞれの疫学的状況や社会状況、知的環境の影響を無視して論ずることもできない。このことは宗主国から輸出される医療・衛生制度と植民地支配の関係を論ずる帝国医療研究が等しく直面した課題であり、個別の「現場」における諸条件の中での模索、当事者の利害・意識、これらの絡み合いや変化を明らかにすることが求められる。[80]

オスマン帝国史においては、中央レベルでの医療・衛生制度の整備についての研究と、地方における実情を明らかにする研究との間には大きな断絶がある。すでに述べたように、オスマン期の地方社会における国家的な医療・衛生制度の全体像は、法的な枠組みが整理されている程度だが、法は必ずしも実態を表すものではない。それゆえに、種痘や食品管理など、個々の案件を詳細に検討した研究や、各地の都市行政について扱った研究の中では、都市自治体や市行政医の具体的な医療・衛生活動が部分的に紹介されているにも拘らず[81]、国家的な医療・衛生制度の全体像への位置づけがなされていないのが現状である。また、地方史／郷土史の枠組みで、特定の時代・地域の医療や衛生問題を扱う試みもトルコ国内で近年なされているが[82]、こうした研究は往々にしてオスマン近代史やグローバルな近代帝国研究への位置づけが希薄であり、具体的事例の羅列に終始する傾向にある。

他方、中央集権的な統治体制への包摂をめぐる地方の抵抗や協力、外国勢力との対立が最も顕在化した近代オスマン帝国下アラブ地域に関する研究は、医療・衛生問題をめぐる中央―地方関係のダイナミズムを明らかにしてきた。特にメッカの公衆衛生問題や巡礼と海上検疫の問題が、帝国の周縁統治と聖地をめぐる国際的なポリティクスが交錯する場として描かれてきた[83]。ただしこうした研究は先述のように、オスマン統治の正統性の観点からオスマン中央とアラブ地域の関係を明らかにしたものであって、地方における国家的な医療・衛生制度の全国的な普及を通じた人口増、国力の強化、そして住民の生への介入といった視座は必ずしも重視されていない。

以上の問題点を解決するためには、一八六〇年代の州制度改革と並行して導入された都市自治体に任命され、各地の衛生行政において中核的な役割を担った市行政医に着目し、地方への「普及」の局面を明らかにする必要がある。州制度改革とほぼ同時期に新設された文民医学校で育成された新たな医師たちは、同時期に各地に設置された都市自治体などに雇用されることで、地方社会における国家のエージェントとして近代的な医療・衛生体制普及の担い手となっていった。例えば「イズミル最初のトルコ人医師」として記憶されるイズミル・ムスリム慈善病院長ムスタファ・エンヴェル Mustafa Enver（図0―4）や[84]、オスマン帝国の地方都市で初となる一般向け衛生雑誌『衛生 *Hıfzıssıhha*』を刊行したイズミル市行政医タシュルザーデ・エドヘム Taşlızade Edhem は、ともに文民医学校の卒業生である。

エンヴェルは、イズミルでの教育を終えた後イスタンブルに上京し、開校して間もない文民医学校に一八六九年に入学した。七六年に卒業し、軍医を経てイズミルに戻り、七九年にイズミル・ムスリム慈善病院 İzmir Gureba-i Müslimin Hastanesi に赴任した。以後、州の衛生委員会や赤新月協会イズミル支部などで、地方衛生政策の中心的役割を担いつつ、一九二三年まで慈善病院長を四〇年余務めた[85]。エドヘムも同様にイズミルでの教育を終え、文民医学校に入学、一八八八年に卒業、クシャダス市行政医を経て、イズミル市行政医となった。エドヘムが文民医学校を目指したのは、すでにイズミルに赴任していたエンヴェルの影響があったという[86]。エンヴェルはイズミルにおけるトルコ人医師の先駆けであったと同時に、文民医学校を出て出身地で公職に就くというキャリアのモデルともなっていた。エドヘムはイズミル選出の代議員など政治的にも活躍し、コレラ禍の中にあった一九一一年、イズミル市長に選出された[87]。

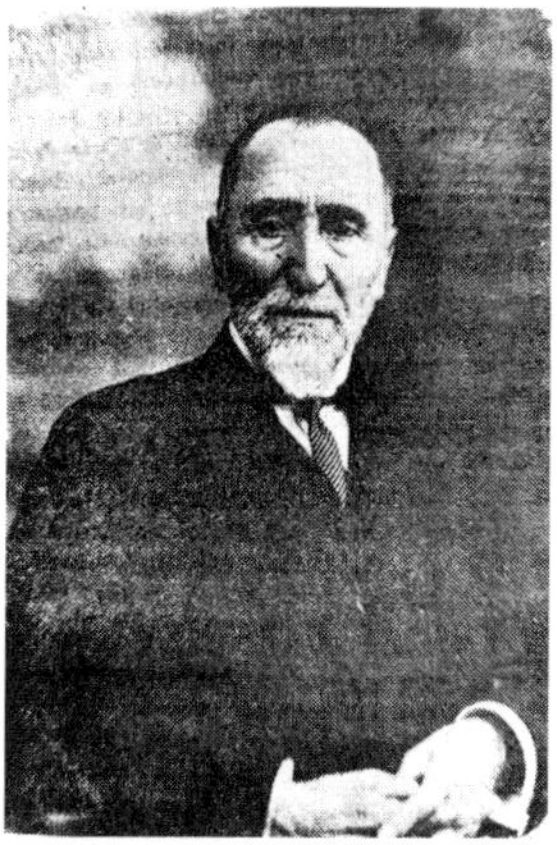

図 0-4　晩年のムスタファ・エンヴェル

このように、イスタンブルで医学を修めた後に出身地域に戻って行政医になるというキャリアパターンが、一八七〇年代後半以降の地方都市で見られた[88]。こうして新たに登場した行政医は、地方社会の医師不足の解消を目的に導入されたが、同時期における新聞や雑誌などのメディアの発達やコレラ流行の中に見られたような疾病理解の変容によって、単なる病人の治療以上の役割を果たすことになった。本書では、現実の地方社会の医療・衛生環境を踏まえながら市行政医の具体的な職務内容に検討を加えることで、国家的な医療・衛生政策がどのような形で実質化していったかを実証的に論じていく。

医療の専門職化

専門職化（professionalization）は、合理化の進んだ近代社会に共通して見られた現象であり、医業はその典型例であった。国家と高等教育機関、そして職業団体間の力関係によって方向づけられたその過程は国ごとに大きく異なり、各国・地域の歴史経路に強く依存した。例えばイギリスにおける専門職化は、自由放任主義を背景とした無免許医の存在と、これに対する国家的干渉、そして無免許医の排除による医療市場の独占を試みた正規医との関係性において論じられてきた。[89] 資格付与と試験が医師団体によって担われ、この自律性が専門職の要件と見なされてきたイギリスに対して、国家試験を通じた資格付与が行われていたドイツでは医師が国家による強い統制下にあったと言われるが、職業団体の側が国家に強く働きかけ、自分たちの要求を実現させていたことも明らかにされている。[90] オスマン帝国と比較的類似するのは日本の事例である。ともに軍事医学や公衆衛生学が重視される国家的事情の中で、従来の医学・医療者が否定され、新たに近代医学が国策として導入された。教育システムの整備も資格・試験制度の確立も、国家主導のもとで進められ、自律的な職業集団が確立する前に国家の統制下に入れられたことは、その後の医療専門職のあり方を強く規定した。急速な方向転換による社会における医療者の絶対数の不足という現実的な事情の中、本来医療の「質」を担保するための試験制度が、実質的には従来開業医を認定して「量」を確保するためのバイパス的制度として機能したという逆説的な事情は[91]、オスマン帝国の場合にも当てはまると思われる。

一九世紀後半以降にオスマン帝国でも医療の専門職化が進んだ。官立医学校における近代医学教育を条件とした医師免許の有無が専門職の要件となり、そうでない場合は医学校に申請し試験を受け、開業許可を受けることになった。イリカン・ラシムオールによれば、一八六一年に前記の医業開業資格に関する法律が施行されたが、実際には医師不足から、多くの場合無免許の医師は黙認されていたという。[92] 医学校を卒業した医師の増加を背景にこの規制が厳格に適用されるようになった一八九〇年代以降、中央政府による無免許医の取り締まりが強まった。[93] 確かにオスマン帝国の場合、前記のように医学の高等教育機関は官立であり、[94] 医師免許は医学校と国が管理していた。第二次立憲政以前における医師団体の一つである帝国医学協会 Société Impériale de Médecine/Cemiyet-i Tıbbiye-i Şahane は職業利益団体というよりも学術団体であり、また外国人医師を中心としていた。[95] 文民医学校開校に先立つ医学書の翻訳事業に端を発するオスマン医学協会 Cemiyet-i Tıbbiye-i Osmaniye もまた、翻訳活動を主とする学術貢献を目指した団体であったが、[96] これは一八九七年にアブデュルハミト二世によって活動が停止された。[97] このように、医療専門職に対する国家の影響力は強く、自律的な職業集団が確立されていたとは言い難い。そのことに筆者も異論はないが、「正規」と「非正規」の境界策定における国家の役割を強調するあまり、「正規」の医師たちの主体性が等閑に付されていることも同時に指摘せねばならない。

革命期前後のフランスにおける「非正規」医療の研究で知られるラムゼイは、近代における「正統」医学が、競合する施療者や医療文化の正統性を否定することで確立されたと論じた。「近代医学は真空地帯に誕生したのではなく、競合する医学者や文化の正統性を否定することでその地位を確立した」という言葉に象徴されるように、医療専門職の形成のボトムアップのプロセスとしての検証を試みている。[98] すなわち、様々な非正規の医療者との競合に晒された医師たちは、競合する非正規の医療者と自らを区別する中で、医療の科学性や医師倫理、長期の教育と訓練などを自らの正統性を担保する条件として定義していったのである。このことは近代オスマン帝国の場合にも当てはまる。本書で検討するように、公的な医学教育による免許の取得か、試験による開業免状取得が公的な条件になってはいたものの、現実の社会においてはその条件を満たさない医療者も依然存在し、相応の需要があった。そうした社会的文脈の中で、長期の教育・訓練を経た医師たちは、医療市場において自らが独占的に活動すべきと主張し、無免許医の排除を主張した。したがって、無免許医の排除は、医療の質の向上という側面と同時に、医師たちにとっては顧客の獲得と経済的な安定という意味も持っていたことに注意せねばならない。医療の専門職化は、国家と医師がそれぞれ別々の動機に基づいて、同じ方向に向かって進めていったのである。本書では市行政医をはじめとする「正規」の医師たちの直面した様々な苦難や、それに抗おうとする主体的な抵抗に着目しながら、近代オスマン社会における医療の専門職化を検討していく。

四　オスマン帝国の国家医療と近代イズミル

イズミルとその周辺地域に関する具体的な議論に入る前に、二〇世紀初頭のオスマン帝国全土における行政医の普及状況に関する数字を参照しながら、全体の傾向および、イズミルの所在するアイドゥン州の相対的な位置を見ていきたい。ベスイム・オメル[99]の『保健年鑑』にまとめられた州ごとの行政医[100]の情報によると、オスマン帝国全土における行政医の数は、一九〇〇年に二七二人、一九〇四年に三〇三人、一九〇六年に三二三人であった（表０―２）。アラブ、アナトリア、バルカン、その他特別県の四つに分けてそれぞれ割合に直すと、最も数が多いのはアナトリア諸州で五七―五九％、次にバルカン諸州が二二―二六％、次にアラブ諸州の一一―一五％、そ

表 0-2　オスマン帝国各州の行政医数および人口 10 万人あたりの数（1900-06 年）

	1900	1904	1906	人口 (1906/7)	行政医 /10 万
ヒジャーズ	3	4	4	3,500,000	0.1
イエメン	1	1	1	5,000,000	0.02
バスラ	1	1	1	10,270	10
バグダード	3	2	3	178,178	1.7
モスル	1	2	4	161,748	2.5
アレッポ	3	9	14	867,679	1.6
シリア	8	12	12	478,775	2.5
ベイルート	8	7	7	562,719	1.2
トラブルスガルブ	3	3	4	449,623	0.9
アラブ諸州	31 (11 %)	41 (14 %)	50 (15 %)	11,208,992	1.3
コンヤ	22	16	20	1,249,777	1.6
ヒュダーヴェンディギャール	31	36	36	1,691,277	2.1
アンカラ	13	15	14	1,1571,31	1.2
アイドゥン	35	38	38	1,727,581	2.2
アダナ	9	11	14	504,396	2.8
カスタモヌ	16	18	19	1,121,516	1.7
スィヴァス	8	10	11	1,194,372	1.0
ディヤルバクル	3	4	3	392,705	0.8
ビトリス	2	2	3	297,660	1.0
エルズルム	2	4	5	675,855	0.7
マームレットゥルアズィズ	3	7	5	473,324	1.1
ヴァン	1			113,954	1
トラブゾン	10	12	12	1,342,778	0.9
ジェザーイル	4	6	5	364,223	1.4
アナトリア諸州	159 (58 %)	179 (59 %)	185 (57 %)	12,306,559	1.4
エディルネ	25	21	20	1,133,796	1.8
セラーニキ	19	18	18	921,359	2.0
コソヴォ	8	8	15	671,653	2.3
ヤンヤ	6	7	7	516,766	1.4
イシュコドラ	5	3	4	89,848	4.5
マナストゥル	9	9	8	824,828	1.0
バルカン諸州	72 (26 %)	66 (22 %)	72 (22 %)	4,158,250	2.1
イズミト県	3	5	5	290,517	1.7
カレイスルターニエ県	4	4	5	186,455	2.7
チャタルジャ県	2	2	2	78,529	2.5
イェルサレム県	1	3	4	229,812	1.7
マクリキョイ、アダラル、ゲブゼ		3		82,434	4
特別県など	10 (4 %)	17 (6 %)	16 (5 %)	867,748	2.4
合計	272	303	323	28,541,549	1.7

して特別県が四―五％を占めた。ただし人口比で見ると、バルカン諸州が平均して人口一〇万人あたり二・一人の行政医がいたのに対して、アナトリア諸州は一・四人でアラブ諸州とほぼ同等の数字となっている。これは、アナトリアと一口に言っても「西高東低」の傾向が顕著であり、地域格差が大きいことによる。

アナトリア諸州に任命された行政医が全体の五〇％以上を占めたことは、人口が多く面積が広かったことに単純に起因するとも考えられるが、同時に一八六七年に設立され、行政医を輩出した文民医学校がトルコ語による医学教育を柱としたことにも関係する。文民医学校を卒業した医師たちにとって、言語的にも文化的にも馴染みがない遠方に派遣されることはあまり望ましいことではなかった。[101]ここでの数字には反映されていないだろうが、一九〇三年にダマスクスに二校目の文民医学校が開校し、一九一八年までに五二九名の医師・薬剤師が卒業した。[102]このことは、オスマン帝国がアラブ地域出身の行政医の育成に乗り出したことの表れである。[103]

州ごとの数字では、すべての年度においてアイドゥン州が最も行政医の多い地域である（三五、三八、三八人）。二番目はヒュダーヴェンディギャール州（三一、三六、三六人）で、次点は年度によってコンヤ州やエディルネ州が続き、セラーニキ州やカスタモヌ州も近い数字となっている。これを各州の人口比で見ると、人口一〇万人あたりの行政医数の平均が一・七人に対してアイドゥン州は二・二人であり、上記のヒュダーヴェンディギャールやコンヤ、エディルネ、セラーニキ、カスタモヌを上回っている。イシュコドラ州が四・五人と突出しているが、行政医の絶対数が四人の州を「先進地域」と見なすわけにはいかないだろう。行政医の数および人口比の観点から総合的に見て、本書が扱うイズミルおよびアイドゥン州は、国家的な医療・衛生体制の普及が最も進んだ地域の一つであると言っていいだろう。

さらに、このことを裏付ける次の二つの事実も注目に値する。第一に、オスマン帝国の地方都市で初めてとな

表 0-3　行政医数および人口 10 万人あたりの行政医数

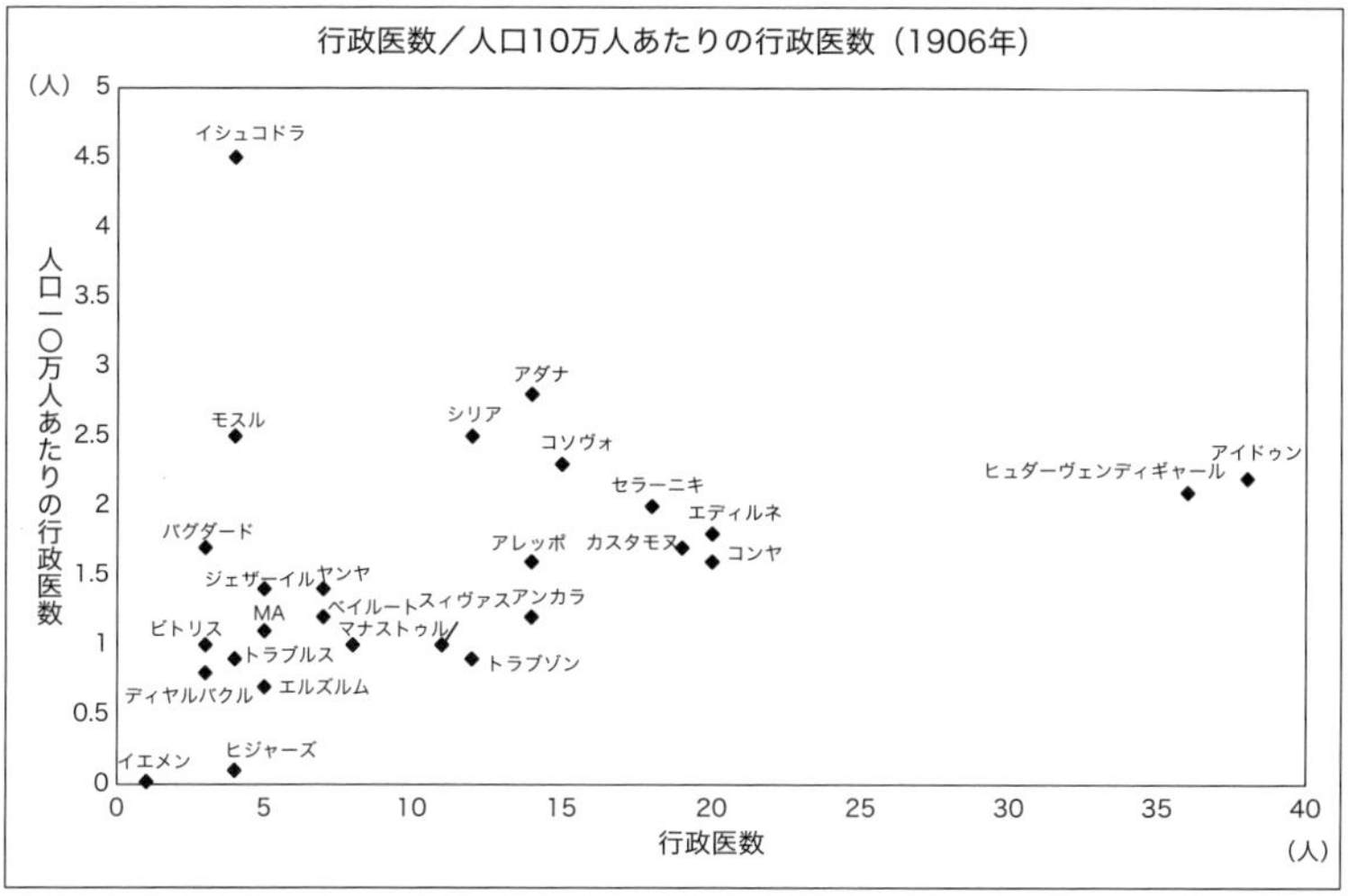

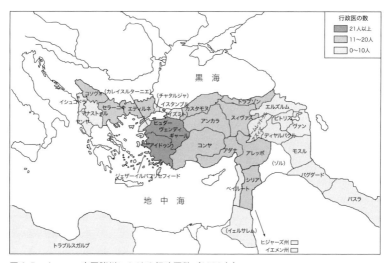

図 0-5　オスマン帝国諸州における行政医数（1906 年）

る一般向け衛生雑誌『衛生』は、イズミルの市行政医によって刊行された。本書で論じるように近代的な衛生知の啓蒙が市行政医に期待された役割の一つであったことを考えると、イズミルがこのような取り組みの先駆けとなったという事実は重要な意味を持つ。第二に、本書の第五章で検討するように、第二次立憲政の幕開けともに職業利益団体としての医師会が誕生したが、地方の行政医（文民医）の団体である地方文民医師会 Taşra Etibba-yı Mülkiye Cemiyeti は、イズミルの行政医により設立され、イズミルを拠点とした。以上の事実は、帝国全土における医療・衛生行政におけるイズミルの先進性・中心性を示すものである。この背景を理解するために、次に港湾都市イズミルの概要を公衆衛生の視点を交えながら確認しておきたい。

一七世紀頃に国際貿易港として台頭したイズミルは、チェシュメやクシャダス、キオスなどの周辺の港を包摂しつつ、西アナトリアの後背地と世界市場とを結ぶ帝国随一の港湾都市として発展を遂げた。[104] オスマン帝国市場と世界経済との関係がさらに緊密化した一九世紀を通じて、イズミルも近代都市として大きく発展・拡大した。[105] 港にはコルドン Kordon と呼ばれた新たな埠頭が建設され、[106] 多くの蒸気船が寄港する帝国随一の国際貿易港として活況を呈した（図0—6）。内陸部に向かう鉄道線が二路線開通し、豊かな後背地が国際市場と結びつけられた。同時にこうした経済的な繁栄は、都市人口の大幅な増加をもたらした。一七世紀には五万人ほどであったと言われるイズミルの人口は、一九世紀初頭に約一〇万人、一八五〇年頃に約一五万人、一八九〇年頃には約二〇万人へと急増した。[107] ヒジュラ暦一三〇八年（西暦一八九〇—九一年）のアイドゥン州年鑑によれば、その宗教別の内訳は七万九二八八人のムスリム、五万三〇八六人のギリシア正教徒、五万一五二〇人の外国人、一万四九〇九人のユダヤ教徒、六八一〇人のアルメニア教徒であり、その他少数のカトリック教徒、プロテスタント、ラテン・カトリック教徒、ブルガリア正教徒が居住していた。[108] こうした宗教共同体が各々まとまって生活し、都市の北側にはギリシア正教徒、アルメニア教徒、外国人の地区が、南側にはムスリムとユダヤ教徒の地区が存在した（八〇頁の図2—1参照）。

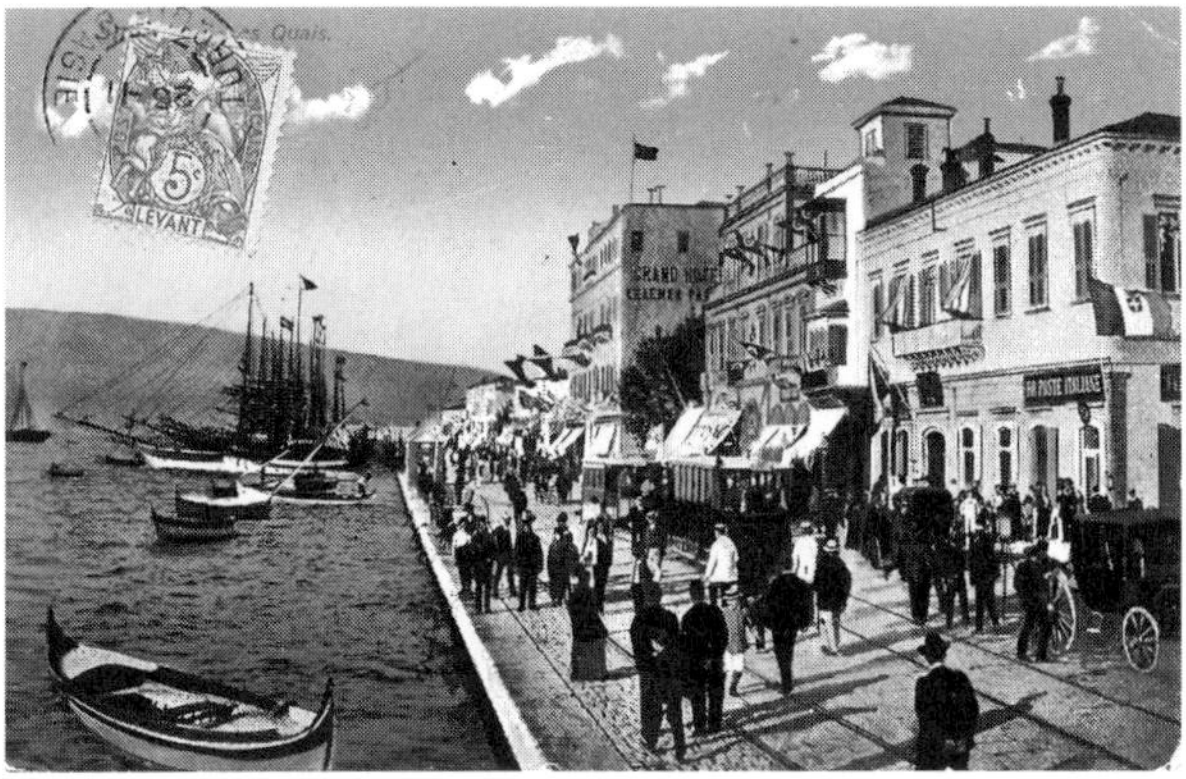

図0-6　イズミル埠頭（ポストカード）

こうした世界経済との結びつきの強化と都市の拡大は、公衆衛生に関する負の側面も生じさせた。第一に蒸気船や鉄道の導入による「交通革命」は、交易や巡礼による人の移動を爆発的に増加させた。人の移動が決定的な役割を果たす感染症の伝播において、世界各地から人と物が集まる港湾都市は最も甚大な影響を受けると同時に、感染の「ハブ」として、周辺地域への拡大にも大きな役割を果たした。[109] 第二に、都市の拡大と人口の増加は、過密や非衛生的な居住環境だけでなく、都市の許容量を超えるゴミや排泄物を生じさせ、都市サービスやインフラの整備がそれに追いつくまでの間、深刻な公衆衛生問題を引き起こした。中でも一九世紀後半以降のオスマン帝国の領地喪失は多くの移民・難民を生み、イズミルにもその多くが押し寄せた。こうして増加した人口は市街地の範囲を拡大させ、特にバルカンからの移民・難民は都市南部に位置するカディフェカレ Kadifekale に連なる斜面に新たな地区を形成した。急激な人口増にインフラ整備が追いつかなかったことは、同時代の多くの都市で様々な都市・社会問題の原因となったが、近代イズミルにおいては、「高台地区（yukarı /dağ mahalları）」[110]と総称された地域が、従来の上下水道網よりも標高の高い場所にまで拡大したことにより、公衆衛生上の深刻な問題を引き起こした。このように、近代イズミルに生じていた公衆衛生問題は、国内外の人の移動の動態変化と不可分の関係にあった。こうした活発な国際商業都市であるがゆえの感染症への脆弱性と、同時期の急速な拡大を一因とした公衆衛生問題は、近代イズミルの特徴の一つをなす。

また帝国第二の港湾都市であったイズミルは、その経済的な重要性のみならず、外国の商人や旅行者がまず目にし、好奇の視線を向け、その土地への第一印象を抱く帝国の玄関としての性格も有していた。一九世紀半ば、クリミア戦争直前のイスタンブルを訪れたフランス人小説家ゴーティエは、狭く曲がり、舗装が荒れ果て歩きにくい、野良犬と駄獣で溢れたイスタンブルの路地を目の前にし、「どのようにしてこの醜い家畜小屋が、遠くから見るとあのような魅惑的な様子で、優しくぼんやりとした色を帯びるのだろうか」と書き残している[111]。帝国主義時代の外圧の中で、「文明国」の一員たるべく様々な改革を試行したオスマン帝国にとって、帝国の玄関の一つであるイズミルの公衆衛生は、国家のイメージ戦略の上で、単なる健康問題以上の重要性を持っていたはずであろう。オスマン帝国下の近代バルカン地方について研究した佐原も、都市自治体による清掃事業について、都市景観の「美化」と、それによる近代化諸改革の「視覚化」という効果を指摘している[112]。こうした外部の視線に晒される帝国の玄関としての性格もまた、近代イズミルにおける公衆衛生を論ずる際に欠くことのできない点であろう。

五　史料と各章の構成

本書で用いる史料は、イズミルで発行されたものを中心とするオスマン・トルコ語新聞や雑誌[113]、タンズィマート期以降にオスマン政府によって編纂された法令集 *Düstur*、そこに掲載されない通達などが収録されているオスマン・ヌーリー・エルギンの『市政大全』、一八六〇年代以降各州で出版された地方行政の基本史料である州年鑑を中心に、大統領府オスマン文書館（Cumhurbaşkanlığı Devlet Arşivleri Başkanlığı Osmanlı Arşivi: 以下、BOA）やヨーロッパ各国の文書館所収の未刊行の行政文書、オスマン帝国議会の議事録、医師の伝記や感染症流行記、その他の同時代の種々の刊行史料である。

第一に、本書が主要史料として用いるのがイズミルの定期刊行物である。イズミルにおけるオスマン・トルコ語ジャーナリズムの画期は、一八八六年にイズミルの二人の青年、ハリト・ズィヤ・ウシャクルギル Halit Ziya Uşaklıgil（一八六五―一九四五年[114]）とテヴフィク・ネヴザト Tevfik Nevzat（一八六四／五―一九〇五年[115]）による『奉仕 *Hizmet*』の創刊であった[116]。それ以前にもオスマン・トルコ語新聞出版の試みはあったが、いずれも短命に終わり、社会に定着したわけではなかった[117]。ウシャクルギルが自伝の中で、「このときまでイズミルにはフランス語とギリシア語の新聞は多くあったが、州の官報以外にトルコ語のものは一切なかった。初めて非公式の新聞が出版されたことは、誰にとっても特別な出来事として見なされた」と述懐するように[118]、この後トルコ共和国期に至るまで断続的に計二六六九号発行した本紙の登場は、一九世紀末のイズミル社会に大きなインパクトを与えた。『奉仕』は一八八六年一一月に創刊され、一九三三年一二月に廃刊となったが、その間多くの時期で刊行が停止し、また現存しない号も多く存在する。本書ではイズミルに所在するAPİKAM（Ahmet Piriştina Kent Arşivi ve Müzesi）所蔵の一八八六年一一月から一八九四年一二月の号までを利用した。

その後ウシャクルギルはイスタンブルに拠点を移したが、ネヴザトは一八九五年二月二一日に新たに日刊紙『調和 *Ahenk*』を創刊した。『奉仕』が週二日の発行だったのに対し、日刊紙となったことでオスマン・トルコ語ジャーナリズムはさらに密度の濃いものとなっていった。ネヴザトが『調和』から離れた後、イスマイル・ストク İsmail Sıtkı（一八六四―一九三五年）[119]やアリー・ナズミー Ali Nazmi（不明―一九二〇年）[120]など様々な人の手に『調和』の運営・編集は移ったが、その後継続的に一九三〇年一月までに一万九六九号を発行し、イズミルを代表する新聞となった。本書では『調和』の一八九五年から一九一四年の号までを参照した。

一九〇八年に第二次立憲政が成立すると、統一と進歩委員会の広報紙として創刊された『統一 *İttihad*』や一九〇九年の選挙でアイドゥン州の代議士に選出されたストクが出版名義人となって、簡易なオスマン・トルコ語表現を用いた新聞を標榜し多くの読者を獲得した『村人 *Köylü*』など、短期間に複数の新聞がイズミルでも新たに登場した[121]。『統一』は一九〇八年一〇月から一九一二年一二月、『村人』は一九〇八年八月から一九二二年九月まで続いたとされるが、本書では一九一〇年から一九一一年のコレラ流行に関する報道を中心に参照した。

こうした地元紙は、都市自治体にも活用されていた。自治体は都市行政・生活に関わる様々な公示・知らせや警告、統計、募集を地元紙に掲載し、それを通じて都市住民に周知していた。当然新聞側も、必要があれば自治体側に取材を行い、必要な情報（例えば予算案や事業計画など）を引き出し、記事にしていた。このように前記の各地元紙は都市自治体の広報的な性格を有していたが、他方、都市自治体批判の先頭に立っていたことも見逃せない。各紙は、都市生活において生じた様々な不便・不備、公共空間における不和・諍《いさか》い、都市の社会問題について記事にし、都市自治体の対応の不十分さを批判した。本書でも論じるように、新聞は都市住民の声を代弁し、都市生活・行政全般に関する世論形成において重大な役割を果たしていた。そのため、都市行政や医療・衛生問題を地方社会の側から検討する際に、地元紙は極めて有力な史料と言えるのである。それ以外にも、各紙の広告欄には様々な事業者が広告を掲載したが、その中でも医師と薬局の広告は種類・頻度ともに最も多い広告の一つであったことから、都市社会の私立医療の実態を明らかにする上でも、有力な情報源となる。本書ではこうした現地社会に密着した報道主体、都市や地方行政に関する世論形成の場、都市医療の広告媒体など多様な側面を有した地元紙を活用することで、イズミルとその周辺地域の医療・衛生問題について多角的に検討していく。

イズミルの地元紙以外の定期刊行物としては、二〇世紀初頭の地方社会に登場した一般向け衛生雑誌も利用した。オスマン帝国地方における初の一般向けオスマン・トルコ語衛生雑誌『衛生 *Hıfzıssıhha*』（一九〇六、一九〇八年）および、トラブゾンで発行された『医師 *Hekim*』（一九一〇―一一年）である。いずれもその出版に市行政医が関わっているが、前者が医や衛生、健康に関わる啓蒙的指南を基本内容としている一方、後者はそれ以外に医師の社会的地位や診療報酬の問題というような、社会性の強い主題もよく取り上げられる点に特徴がある。いずれもより詳しい内容については、本論の中で紹介する。その他、近代オスマン社会に登場し、特に青年トルコ人革命以後再興した諷刺雑誌も適宜活用し、理解の助けになるように努めた[122]。イスタンブルで出版されたものに限られるが、当時のオスマン社会の中でどのような事柄が衛生問題の焦点であったかを、諷刺画のユーモアはよく伝えてくれる。

第二に法令集である[123]。タンズィマート以後のオスマン帝国の統治体制を特徴づけたのは、帝国全土に画一的に適用される法令であった。官報への掲載などを通じて公布された法令は、一八六三年以降法令集として編纂・出版されるようになり、地方の行政官もこれを参照していた。そのため法令集は、地方医療・衛生制度を含めた一九世紀後半以降の制度史研究の最重要史料の一つである。本書は、医療・衛生行政に関わる法令を適宜参照し、制度的な枠組みを整理して提示しつつ、地方社会における実際の運用のあり方を地元紙などから論じていく。また、オスマン帝国期の都市行政研究の嚆矢とも言うべき著作として、オスマン・ヌーリー・エルギンの『市政大全』がある。同時代のイスタンブル市に勤めた官吏による研究であることから高い史料的価値を有する本書には、法令集に掲載されない「通達（talimat）」などが収録されており、法令集と合わせて適宜参照する。

第三にアイドゥン州年鑑である。オスマン帝国では、一八六〇年代の州行政改革に伴い、各州で年鑑が発行されるようになった。アイドゥン州ではやや遅く、ヒジュラ暦一二九六年（西暦一八七八—七九年）に初めて出され、第二次立憲政期に停止されるまで全二五号が刊行された。州年鑑では各州の行政単位（州・県・郡・郷）に沿って各行政組織を構成した官吏の情報が網羅されているため、各地の市行政医や州衛生監察官について年ごとの在職者を知ることができる。各地の地理・自然条件や人口、産業なども記載されたほか、州庁にあたるイズミルについてはより詳細な情報が掲載され、本書に関わるものでは医師・薬剤師の一覧、沿革を含む各病院の情報、都市の様々な施設の数などを知ることが可能である。

第四に、大統領府オスマン文書館所蔵文書および関係各国の未刊行行政文書である。近代オスマン帝国の地方社会に関する研究において、地方当局と中央の間で交わされた文書を中心に、文書史料は多く活用されてきた。他方、文書史料の中では財政的な問題をはじめとする行政上の様々な不備・不足が言及される機会が多いがゆえに、そのことを強調する歴史像が形成される一因にもなってきたと思われる。本書ではこうした問題意識ゆえに、地方紙を主たる史料とし、オスマン語の行政文書をあくまでも補助的な史料として位置づけて限定的に利用した。

また、各国の未刊行行政文書については、コレラの流行などの際に各国領事や領事館所属の医師によって本国になされた報告類を中心に利用した。

各章の構成と内容は以下の通りである。

第一章では、一九世紀後半以降に整備された公的な医療・衛生制度とその法的な枠組みを整理する。まず一八六〇年代以降の新たな州制度と、これと並行して進んだ都市自治制度の導入について概観し、医療・衛生に関する職務が法律の中でどのように規定されたかを確認する。そして、こうした地方行政制度を基礎として、官立医学校で新たに育成された医師たちが各地方に任命されることで、国家主導の医療・衛生制度が地方に普及したことを論ずる。

第二章では、都市における公衆衛生問題の実務を担った都市自治体について論じる。近代イズミルにおける公衆衛生問題とそれへの自治体の対策のあり方を、地方紙を参照しつつ具体的な事例から見ると同時に、衛生問題の対応がいかに都市住民や出版メディアによる「下からの」要請に後押しされて実践されていったかを論じる。

第三章では、一八九三年と一九一〇―一一年にイズミルを襲ったコレラ流行への対策を事例に、病気に対する新たな知識と感染症対策の変容の関係について論ずる。二〇世紀転換期における細菌学という新たな医学知の受容が、オスマン帝国都市における感染症対策に変化をもたらした一方で、従来の対策が、新たな枠組みに位置づけ直されて継続したことを論ずる。

第四章では、国家的な医療・衛生体制の地方普及において核心的な役割を果たした市行政医の職務を、無料診療、食品偽装、種痘、そして住民の啓蒙に焦点を当てて明らかにする。

第五章では、国家のエージェントとして地方社会の医療・衛生問題の改善に奔走した市行政医が、他方では薄給と激務、医療に対する社会の認識の溝、非正規医との競合など、様々な困難に直面していたことを明らかにしつつ、そのことが「正規の」医師というカテゴリーの主体的な形成につながったことを論じる。

第一章

一九世紀後半における地方医療・衛生行政の改革

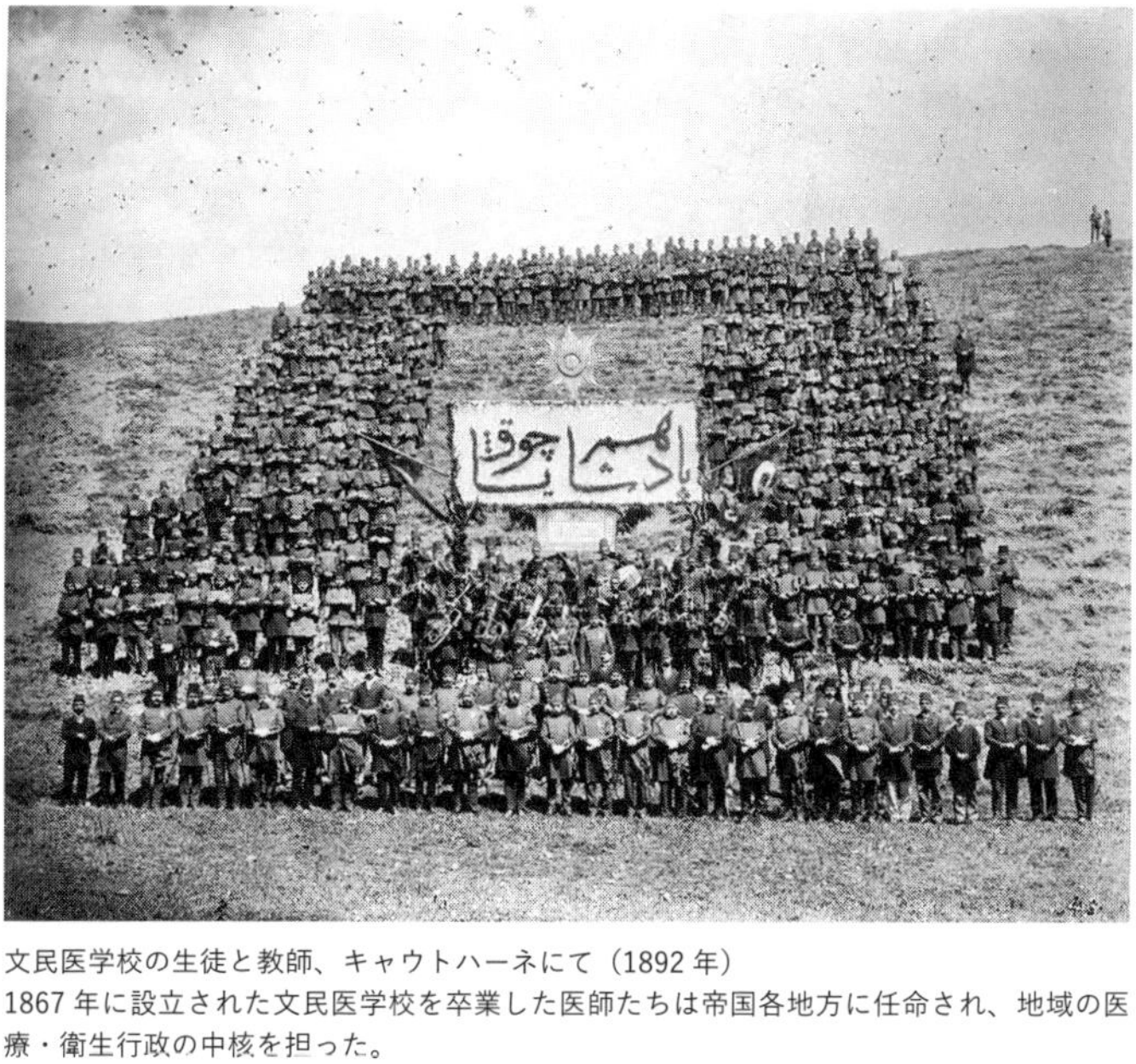

文民医学校の生徒と教師、キャウトハーネにて（1892 年）
1867 年に設立された文民医学校を卒業した医師たちは帝国各地方に任命され、地域の医療・衛生行政の中核を担った。

本章では、タンズィマート期（一八三九－七六年）からアブデュルハミト二世期（一八七六－一九〇九年）にかけて整備された地方医療・衛生行政の関連立法および組織、人材育成の仕組みを概観する。第一節では地方医療・衛生行政の前提となる、地方行政改革と都市自治体の形成を整理しつつ、公衆衛生に関わる法規を確認する。第二節では市行政医となる「文民医（etibba-yı mülkiye）」養成を目的に開校した文民医学校について論ずる。第三節では文民医学校を卒業した医師たちの地方の都市自治体への任官を骨子とした地方医療・衛生行政法規を一通り確認しつつ、その職務規定の特徴と変化を検討する。第四節では、中央レベルでの医療・衛生行政組織を整理する。第五節では、アイドゥン州内の各自治体における市行政医雇用数の変遷から、一八九〇年代以降が国家医療の地方普及の転機であったことを示す。第六節では、各州レベルでの衛生行政を指導し、州内各地の市行政医を監督する立場にあった州衛生監察官の役割について整理する。

一　地方における行政制度の再編

新たな州制度と都市自治体の設立

地方行政の刷新は、タンズィマートの最重要課題の一つであった。それに先立つマフムト二世の時代から、地方名士の権力基盤であった徴税請負制度の廃止と中央集権的支配の確立を目指す改革が紆余曲折を経て進んだ。[1]最終的に近代オスマン帝国における地方行政は、一八六〇年代前半に始まる改革により、州（vilayet）―県（sancak）―郡（kaza）―郷（nahiye）を基本的な行政単位とする階層構造に再編された。州から郡までに設置された評議会に地方有力者が参加したことで、中央政府にとっては地方勢力の体制への取り込みを、地方有力者にとっては自らの地位の保全と政治的な要求を行う場の提供を可能にした。[2]

州から郡までの各行政単位の中心地には、公選の議員からなるベレディイェ評議会を中核とする都市自治体が設置され、都市のインフラ整備や公衆衛生の維持などを担った。オスマン帝国都市における近代的都市行政整備の試みは、首都イスタンブルではクリミア戦争後に、ガラタ・ベイオール地区からなる「第六区」でまず始まった。[3]ただしイスタンブルの都市行政改革は、地方普及のモデルとはならず、地方行政制度に関してはドナウ州が改革のモデルとして重要な位置を占めた。[4]地方における都市行政関連法規の先駆は、地方行政改革のモデルとなったドナウ州の州都ルセに関する一八六五年の法令に求められる。一八六七年には同法令をもとに全国への適用を定めた通達が公布された。[5]一八七一年の「州行政法」を経て、一八七七年の「州ベレディイェ法」では内容が一層詳細化してトルコ共和国期までの基本法規となった。なお、こうした全国一律の法整備がなされる以前、ベイルートやイズミルといった大都市でも、個別に都市行政の萌芽的な動きが見られたことが知られている。[6]

医療・衛生に関する都市自治体の職務と規定

次に、地方における都市行政を定めた法規から、都市自治体が実施すべきとされた公衆衛生対策の内容を確認する。都市自治体導入の初期の段階から、公衆衛生に関わる職務は法令の中に明記されていた。すでに触れたように、イスタンブルに第六区自治体が誕生した直後の一八五九年に「街路に関する法」が公布され、そこにはイスタンブルの都市衛生に関わる規則が含まれていた。地方の都市行政については、一八六七年法の第八条において、舗装と上下水道の整備、食品の管理と調査、公衆衛生に有害なものの禁止および改善、公立病院(memleket hastanesi)の管理が列挙されているほか、同法の細則を定めた部分では、舗装の修理と整備(第二条)、ゴミ収集車の準備と運用(第四条)、監察員を通じた市内の衛生管理と違反者への罰金(第六条)、貧しい病人の病院への搬送(第七条)、食品の品質管理(第八条)、市場の清潔維持の奨励(第一三条)が挙げられている(表1—1)。ただし、「さらに他になされる、実施の必要な諸事を現時点で完全に挙げることは不可能であり」と述べられるように、運用開始後に明らかになったニーズや必要予算に応じた適宜追加を示唆する文言も見られる。[7]

他方、帝国全土における州制度の大枠を定め、その中に都市行政を位置づけた一八七一年の「州行政法」では、第七節においてベレディィエ評議会についての規定が見られるが、その具体的な職務に関しては第一二四条の中で水に関する諸事と地域の清掃・美化が列挙されるのみであり、[8]一八六七年法や後述の一八七七年法に見られる細則は存在しない。

帝国諸州における都市行政の詳細を定め、トルコ共和国期に至るまで基本法規となった一八七七年の「州ベレ

表 1-1　医療・衛生をめぐる都市自治体の職務と規定

	1867 年法	1877 年法
インフラ	舗装と上下水道の整備	舗装と上下水道の整備と修繕 上下水道の設置許可
市内衛生	公衆衛生に有害なものの禁止および改善 ゴミ収集車の準備と運用 監察員を通じた市内の衛生管理と違反者への罰金 市場の清潔維持の奨励	市内清掃 ゴミの郊外への移動 トイレの設置と清掃 水や汚水の廃棄の禁止 悪臭を発するものの保管の禁止 通りでの糞便の禁止 職人の工房の清潔維持
特定の施設		公衆浴場の備品の衛生状態の管理 墓地の衛生状態の管理
統計		出生・死亡の記録
食品衛生	食品の管理と調査	パンや小麦、食肉など食品衛生 屠畜場建設による食肉処理の管理 食器の錫鍍金 病弱な羊や牛の屠畜禁止 肉や魚、果物の衛生管理やコーヒーや油の混合、腐ったパンの販売の禁止 食肉の保管方法の監督
医療	公立病院の管理 貧しい病人の病院搬送	公立病院の設立

ディエ法」においては、公衆衛生に関わる実務の詳細な規定がある。都市自治体の職務全般を定めた第三条の規定のうち公衆衛生に関わるものを抜粋すると、舗装と上下水道の整備と修繕、地域の清掃、収集したゴミの地域外への移動、出生・死亡の記録、パンや小麦、食肉など食品衛生の管理、屠畜場の建設による食肉処理の管理、都市内でのトイレの設置と清掃、慈善病院の設立が挙げられる。[9]

都市自治体によって禁止される事項を列挙した第八章第六二条では、食堂で利用される銅製食器に鍍金《メッキ》を施さないこと、公衆浴場のタオルが汚れていること、家屋や店舗から街路に水や汚水を流すこと、許可なく水道や下水を引くこと、病弱な羊や牛が屠畜されること、傷んで腐り悪臭のする肉や魚、未熟過熟の果物、混合されたコーヒーや油、腐ったパンの販売、宿や店舗において公衆衛生に有害な湿った皮革や骨、角、襤《ぼ》褸《ろ》などの悪臭のする物資を置くこと、通りや壁に糞をすること、地下や市の許可のない場所におが屑《くず》や乾物など臭いのするものを置くこと、許可のない場所で家畜を放置することが禁止されている[10]。また、都市自治体によって取られるべき対応を定めた第九章第六三条では、工事などの理由で開かれた上下水道が速やかに閉じられること、墓が市行政医の承認により公衆衛生に適合した形で掘られること、職人の工房における清潔が維持されること、食肉がハエの入れない程度の網の容器に入れられるか布がかけられることが挙げられる[11]。

法的に定められた都市自治体の公衆衛生関連の職務は以上のようなものであったが、公選の評議員は一部の例外を除き医学や衛生の専門家ではなく、衛生行政の効果的な運用にあたっては顧問役の医療専門職を必要とした。その役割を担ったのが、各自治体に雇用された市行政医であった。この市行政医は地方における医師不足を背景に設立された新たな官立医学校で育成され、都市自治体に任命された医師たちである。次節ではこの新たな官立医学校について見ていこう。

二　文民医学校の設立

オスマン帝国における近代医学教育は、軍事改革の一環として始まった。ヨーロッパの医学教育を模範として一八二七年に開校し、後に改組を経て帝国医学校 Mekteb-i Tıbbiye-i Şahane の名で呼ばれた軍医学校ではフランス語で授業が行われ、西洋医学への転換が図られた[12]。この新たな近代医学校は主に軍医を輩出したため、近代医学を修めた新たな医師層は一般社会、特に地方社会においては依然として希少であった。一九世紀後半になると、度重なる戦争により医師が徴用されたことで、地方における医師不足にさらに拍車がかかった。そこで、新たに

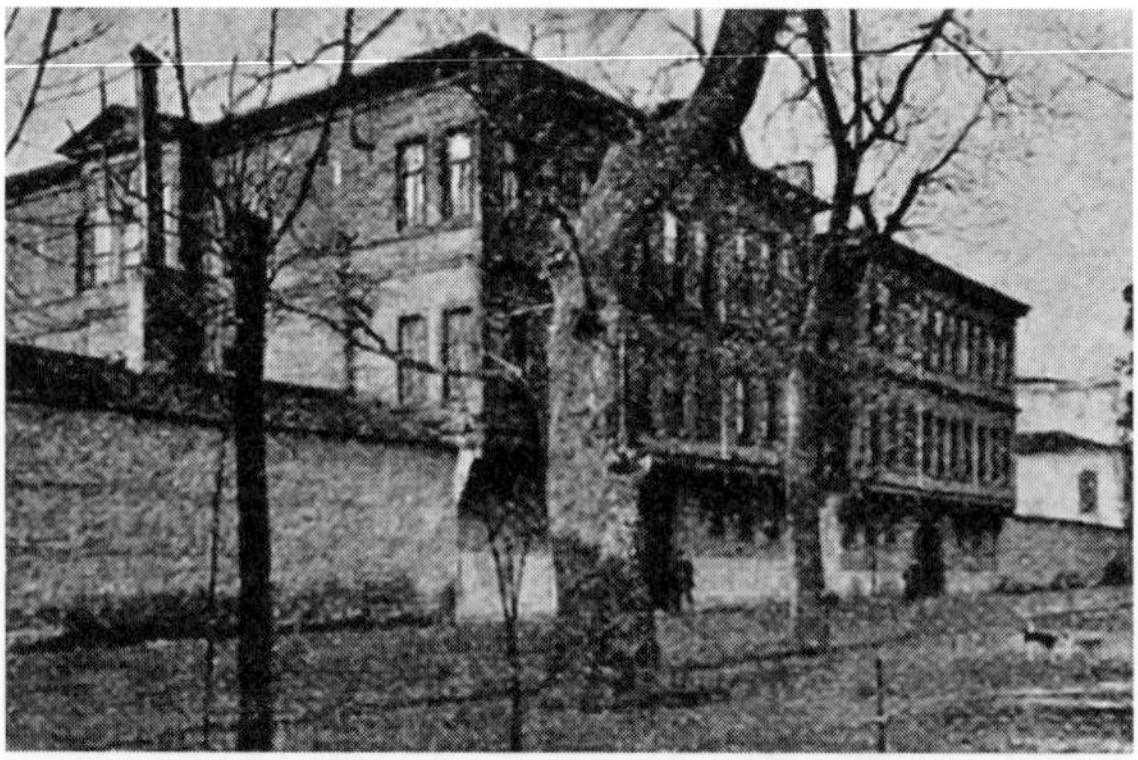

図 1-1　カドゥルガの文民医学校校舎

軍医ではない「文民医」を養成し、各地の自治体に任命することで地方における医師不足解消が図られた。一八六七年、イスタンブルに文民医学校 Mekteb-i Tıbbiye-i Mülkiye が開校した（図１―１）。

文民医学校の産科学教師ムスタファ・ミュニフ・パシャは『文民医学校小史』の中で、オスマン領内で医学の専門家が求められていると聞いた外国人が、数ヵ月だけ医学組織に通って証書を得たやぶ医者（şarlatan）となって帝国各地に跋扈《ばっこ》していたことを、開校の背景としている。[13] 同様に、文民医学校設立において重要な役割を果たした当時の帝国医学校校長が大宰相へ宛てた文書の中でも、戦争により医師が招集されて地方に医師がいなくなり、正規の資格を有さない外国人がこの不足を埋めている現状が記されている。[14] 一八七六年に文民医学校を卒業し、後にイズミル・ムスリム慈善病院に勤めることになるムスタファ・エンヴェルは、実際には卒業後すぐ軍医としてムーラの予備隊に配属され、地方行政医職に就くまでバルカン方面で約三年間従軍していた。[15]

既存の帝国医学校の校舎を間借りして出発した同校は、一九世紀の終わりまでの二五年間で五八四人の医師と四二二人の薬剤師を輩出し、[16] 一九〇八年の帝国医学校との統合により大学（darülfünun）の医学部となった後も、帝国各地に近代医学を修めた医師を送り出し続けた。文民医学校では、好条件によって地方から入学希望者を募って医学生を確保するとともに、卒業後に各地の行政組織で勤務させることで、[17] 医師不足解消が図られた。医師免許（diploma）を取得した地方出身者の徴兵免除、行政医としての階級に応じた叙勲、博士試験の免除が待遇として挙げられる。入学の条件は、宗教宗派を問わず、一九世紀後半に整備された新式学校の教育課程における中等教育機関であるリュシュディエ校（rüşdiye）卒業か相当の知識を有する一六―二五歳のオスマン臣民とされた。修学期間は当初五年だったが、臨床教育の追加などを理由に間もなく七年間に変更された。その後も何度か変更があり、一八九八年の時点では四年間の基礎教育と二年間の臨床実習からなる六年制となっている。地方から入学希望者を募ったものの、経費削減のため、寄宿制でなく通学制であった。[18]

フランス語医学教育による修学期間の長期化が医師育成の遅れの一因と認識されたことから、同校ではトルコ語医学教育が導入され、また一八七〇年には軍医学校における教育もトルコ語に切り替わった。[19] 外国語医学書・医学用語のトルコ語化そのものは、文民医学校設立の前から始まり、一八五七年に帝国医学校内に開設された「選抜クラス（mümtaz sınıf）」における翻訳事業が嚆矢と言われている。外国人講師らの反発により、一八五九年にこの学級は廃止されるも、一八六二年には医学知協会 Cemiyet-i İlmiye-i Tıbbiye という非公式な組織が設立され、医学校の外で翻訳作業は続けられた。一八六七年に文民医学校が設立されると、翻訳作業を担う組織の設立が再び提起され、同年にオスマン医学協会が公的に設立された。[20] 当協会は、一八七三年に仏土の医学辞典を出版するなど注目すべき成果を挙げている。[21]

三　地方医事行政に関する法整備——一八七一年「医事行政法」と市行政医の位置づけ

文民医学校から最初の卒業生が出るのに先立ち、一八七〇年の「文民医学校法補遺」[22]では、各地に任じられる卒業生の処遇が定められた。それによると文民医（etibba-yı mülkiye）は県医（liva etibbası sınıfı）、州医（vilayet etibbası sınıfı）、監察（teftiş sınıfı）の三つの階級に分けられ、それぞれに一〇〇〇、一五〇〇、二〇〇〇クルシュの月給と勲章が与えられる（第三条）。県医から州医、州医から監察への昇級は、各階級における三年間の勤続を条件に、該当者の中から勤続年数と能力の順とされた（第四条）[23]。一八八八年の「行政医・薬剤師に関する法」において文民医の階級は、新たに郡医（kaza tabibi sınıfı）、県医（liva tabibi sınıfı）、州医（vilayet tabibi sınıfı）、監察（müfetriş sınıfı）の四つに分けられ、それぞれ六〇〇、八〇〇、一二〇〇、二〇〇〇クルシュの月給と勲章、昇級規則が設定された（第三―一五条）。また、この一八八八年法では文民医学校卒業者について、郡医として二年、県医として三年の計五年間の勤続義務が明記された（第一〇条）[24]。

このような階級に分けられた文民医たちの一部は、州全体の衛生問題を管轄する州衛生監察官職や公立病院の常勤医職に就いたが、州衛生監察官は各州に一人であり、各地の公立病院の医師職は市行政医が兼任の場合も少なくなかった[25]。そのため大多数の実際の就職先は、各地の都市自治体における市行政医職であった。こうして、文民医学校による行政医の育成と各地への任官を通じた医療・衛生政策の普及という、地方における医療・衛生体制の骨格が形成された。新たな州制度の中に組み込まれた各地の都市自治体が地方衛生行政の核をなしたことから、地方医療・衛生体制は、第一節で見た地方行政制度の再編とも不可分の関係にあると言える。地方行政改革のモデルとなったドナウ州の州都ルセに関する一八六五年の法令において、ベレディエ評議会の顧問として地方医（memleket tabibi）がすでに含まれた点は重要である。[26] 帝国全土における州制度および都市自治制度の大綱を定めた一八七一年の「州行政法」においても、ベレディエ評議会への地方医の参加が定められている（第一一二条）[27]。つまり、一八六七年の文民医学校の設立や後述の一八七一年の「医事行政法」以前において、地方行政への医療専門職の参画がすでに想定されていたことになる。

各都市自治体での働き口に対して卒業生の数は到底足りていなかったので、現地の医師、ときには無免許の医師[28]の現地採用はよく見られることであった。[29] 一八八八年法において、帝国内で雇用される市行政医は文民医学校を卒業したオスマン臣民でなければならないと定められたことは、現実がそうでなかったことを示している。同時に、すでに市行政医としての勤務歴が長く勤務良好な者について、オスマン臣民であることを条件に文民医階級に含まれうるという例外規定（第一九条）[30]が存在したことも、同じ文脈から理解される。

地方医事行政の嚆矢となる法律が一八七一年の「医事行政法」である。[31] これにより市行政医の職務が定められ、国家的な医療・衛生制度の方向性が法的に明示された。同法によれば、市行政医の任地は一般医事局 Umur-ı Tıbbiye-i Mülkiye Nezareti との相談の上で州知事によって決定され、市行政医の給与は雇用した自治体の予算から支払われる（第一一二条）。同法で定められた職務は、①病人の無料診療および種痘の実施、②感染症への対応および任地における疾患発生要因の調査、③法医学の三つに大別できる。一つ目の病人の治療は、週に二度決まった場所での無料診療の実施のほか、患者の求めに応じた訪問診療も義務とされた（第五条）。二つ目の感染症の対応については、感染症発生の地方当局への報告と必要な対策の実施、さらに一般医事局への報告も義務づけられたほか（第一〇条）、中央からの指示に基づき地方当局に対して警告を行う権限が付与されている（第一五条）。三

表 1-2 『職務』（1909 年）における行政医の職掌

	州衛生監察官	市行政医
職務	衛生議会や委員会の委員職 行政官の顧問 行政医の管理監督 開業医の医業が科学的に適切であるかの監督 州内の定期的な巡回 中央への種々の報告 感染症発生報告の取りまとめ 州内の梅毒流行状況と原因調査 州内の沼地の調査（場所、数、広さ、近隣への距離、有害性） 鉱水・泉水の調査（成分、効能） 各学校の衛生管理 種痘実施状況の監督 労働者の衛生環境の査察	貧民の無料診療・種痘 軍人の診療（軍医がいない場合） 法医学上の検分 刑務所の囚人の診療 重大な手術への協力 食品衛生の管理 梅毒の感染源となる物（髭剃りや食器、入浴道具など）への注意 母子衛生への注意（特に産褥熱や新生児眼炎） 都市自治体への感染症発生の報告 救急搬送用備品の準備
共通の職務	無免許医療行為の取り締まり、感染症流行時の対応、 飲料水の衛生管理、医学地誌の調査と地図の作成・提出、 官報や民間新聞への科学啓蒙記事の掲載、保健衛生に関する講演会の実施	
地域の衛生委員会	ゴミ処理、消毒所・噴霧器の確認、病院の視察、新たに建設される施設の衛生条件の確認、動物感染症対応、遺体の埋葬法の管理、統計の作成	

つ目の法医学については、裁判の際に必要な医学所見を述べること、例えば殺人事件における検死がそれにあたる（第一六条）。

一八七一年の「医事行政法」では、州衛生監察官と市行政医の職掌は明確にされていなかったが、一九〇九年の『職務』においては、州衛生監察官、公立病院医、市行政医、そして地方衛生委員会（heyet-i sıhhiye ve mecalis-i sıhhiye-i mahalliye）[32] 各々の職務が列挙されているほか、内容面にも違いが見られる（表1—2）。例えば第四章で検討する食品衛生の管理や飲料水の衛生管理、ゴミ処理、遺体の埋葬などの都市の公衆衛生に関わる問題についての役割が明確に定められた。一八七一年の「医事行政法」が定めた役割が病人の治療や感染症発生時の対応など、いわば事後的なものであったのに対し、一九〇九年の『職務』においては公衆衛生に関する様々な職務が詳細に定められ、むしろ病気の発生を事前に防ぐことに重きを置いた内容となっている。これは治療から予防へという当時の医学の焦点の変化、そして国家の医療政策の方向性の双方を反映したものと考えられ、市行政医の役割の変化が窺えよう。

また一般住民に向けた科学啓蒙記事の掲載や講演会の実施など、近代医学知の普及も役割の一つとして挙げられている。この『職務』の序文の写しはイズミルの地方紙『調和』の一九一〇年一月一八日付の号にも掲載され[33]、その翌日の号において同紙の主筆シナースィー Şinasi は、医師に期待する役割を論じている。彼によれば、その役割を端的に言えば「衛生知識の普及（malumat-ı sıhhiyenin neşr ve tamimi）」であった。彼は衛生学の活用には難解な専門知は必ずしも必要ではなく、その点において医学とは本質的に異なると正しく指摘した上で、これまでの衛生学の書物は難解な言語で書かれてきたために、子どもはおろか、教師ですら理解できなかったと批判し、医師たちがより平易な表現で、『職務』に示されたような衛生知の啓蒙に取り組めば、人口増加（tezayüd-i nüfus）と国土と国民の繁栄（saadet-i mülk ve millet）に大きな貢献をするだろうと論じている[34]。トルコ共和国初期における地方医療・衛生の政策立案者たちは、住民の説得・啓蒙を通じた協力の獲得の重要性を特に意識して、啓蒙的パンフレットの無料配布や衛生映画の上映、衛生展の巡業といった様々な衛生キャンペーンを展開したが、近代医学・衛生知の普及による国や地域の繁栄という考えは、二〇世紀初頭のイズミルの論壇でもすでに共有されたものであった[35]。

四　中央の衛生組織

ここで、医事行政を管轄したオスマン帝国中央の医学・衛生関連の組織についてまとめておきたい。オスマン帝国全土の医療・衛生行政に関わる中央の組織は、検疫行政、行政医の任免を含む医業の監督、帝国全体の医療・衛生政策の三つに分けて整理できる。

一つ目に、検疫行政を管轄した検疫議会は、[36] 一八三八年の検疫制度の導入とともに設立された。同議会は、イスタンブルに近代都市行政が誕生するまでの一時期の間、皮なめし場や屠畜場の衛生問題や街路衛生など、市当局が後に管轄する領域も担ったことで知られる。[37] その最大の特徴は、外国人議員が多くを占めたことである。例えば一九〇〇—〇一年の国家年鑑に掲載されたリストには、一三人(国)の外国人メンバーの名が見られる。[38] 当然このことは、オスマン帝国にとって検疫自主権の問題を意味し、その是正が課題となっていた。例えば一八九五年から一九〇八年の間に検疫議会の副議長であった近代オスマン文壇の重鎮の一人アフメト・ミドハトは、同議会における諸外国の影響力の削減に努めた。[39] 第一次世界大戦中にオスマン帝国がカピチュレーション(不平等条約)の破棄を一方的に宣言すると検疫議会も廃止され、検疫行政は内務省の所管となった。

二つ目に、市行政医などの任免、異動、叙勲を管轄したのが、帝国医学校内に設置された一般医事委員会 Cemiyet-i Tıbbiye-i Mülkiye である。同委員会は、一八七一年の「医事行政法」に先立ち制定された一八六九年の「一般医事行政法」に基づき、帝国医学校内の一般医事・公衆衛生局 Umur-ı Tıbbiye-i Mülkiye ve Sıhhiye-i Umumiye Nezareti に属し、週二日会合を開いた。[40] 一人の委員長と八人の委員からなり、委員のうち六人が医師、二人が薬剤師であった。設立時の委員長は帝国医学校法医学教授セルヴィチェン・エフェンディ Serviçen Efendi、その後衛生学教授フェルディナンド・パシャ Ferdinand Paşa(図1—2)、解剖学教授マズハル・パシャ Mazhar Paşa が歴任した。同法制定時点での委員会の役割は、公衆衛生問題の討論と決定、他国の医学議会との情報交換、民間医・薬剤師による医業の監督、[41] 法医学上の調査・通達、帝国各地の感染症の拡大防止、各地の公立病院の管理、各地に任命される行政医および各地の衛生議会の管理、各地への衛生調査団の派遣であった。

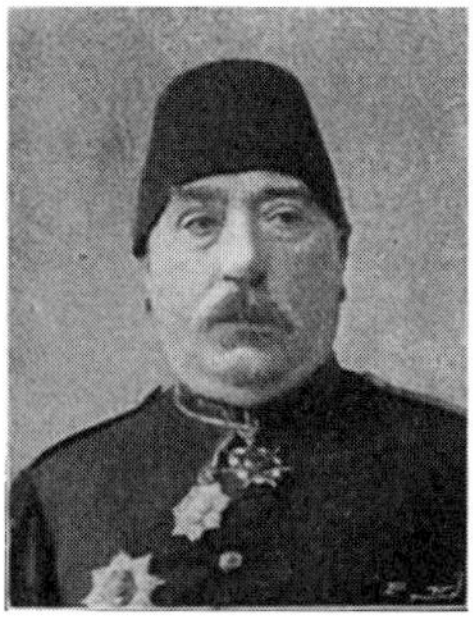
図 1–2　フェルディナンド・パシャ

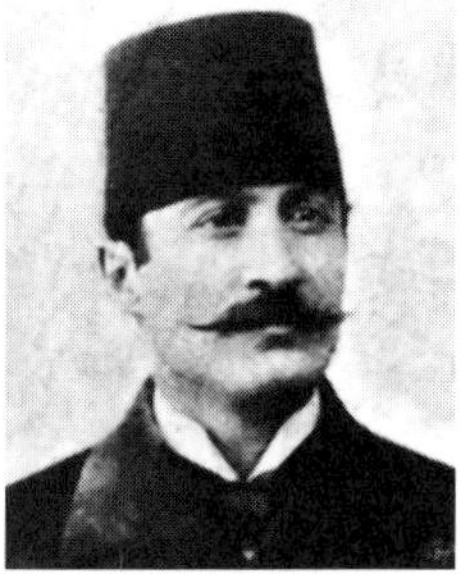
図 1–3　ルザー・テヴフィク

後述の一般医事・公衆衛生議会（前記の局とは別）が設立され、帝国全体の医療・衛生行政を管轄するようになると、委員会の職掌も変化した。ベスィム・オメルの『保健年鑑』によれば、一八九九年時点での委員会の役割は、①各地の都市自治体への医師、薬剤師、種痘官、助産師の選出、任命、異動および叙位、②外国の医学校卒業者などを対象とした資格試験の実施、③法医学上の重大案件の調査、④地方の医師からの年金要請の調査であった。[42]同時期には委員の数も増加し、一三人からなる委員会となっていたが、この大半が軍医であり、文民医はルザー・テヴフィク Rıza Tevfik（図1―3）ただ一人のみであった。同委員会が軍医学校内に設置されたという点を差し引いても、文民医の人事全般を軍医を中心とする組織が担っていた事実は、オスマン帝国における軍医と文民医の関係を考える上で重要と思われる。

三つ目に、帝国全体の医療・衛生問題を管轄する組織として、一般医事・公衆衛生議会 Meclis-i Tıbbiye-i Mülkiye ve Sıhhiye-i Umumiye が一八八三年に帝国医学校内に設置され、内務省のもとで活動するようになった。[43]議長を内務大臣が、副議長を帝国医学校校長が務めた。同議会はイスタンブルおよび諸州の衛生問題についての調査・対策の実施、感染症拡大の原因の議論と必要な科学的・予防的対策の通達・警告の実施、輸入食品や医薬品に関する係争の解決などの審議を行うものとして設置された。[44]一九〇六年に、アブデュルハミト二世の側近として知られる砲兵工廠長・陸軍士官学校校長ゼキ・パシャ Zeki Paşa の指示によって一時的に

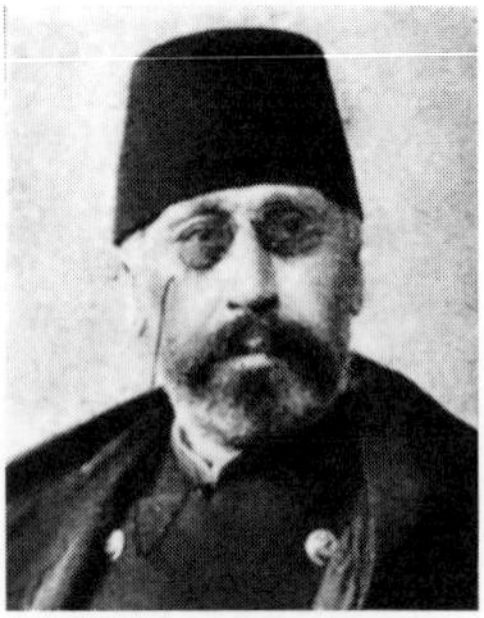
図 1-4　ゾエロス・パシャ

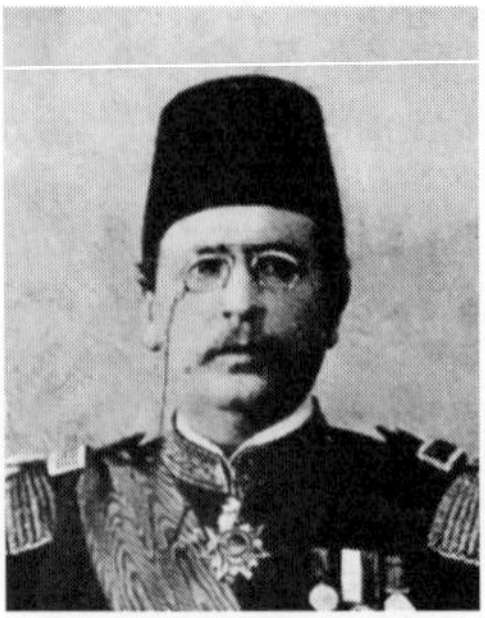
図 1-5　ベスィム・オメル・パシャ

閉鎖された後、帝国医学校内に設置された医学教育議会 Meclis-i Maarif-i Tıbbiye という名の組織がその業務を引き継いだ。[45] 内務大臣が議長職を退き、議長職を帝国医学校の倫理学教授マズハル・ベイが務め、ゼキ・パシャがメンバーに加わっていることを国家年鑑からも確認できる。[46] 一九〇八年に第二次立憲政が成立すると、再び一般医事・公衆衛生議会が復活し、帝国医学校臨床内科学教授のゾエロス・パシャ Zoeros Paşa（図1―4）が議長に任命され、一九〇九年からは『保健年鑑』をまとめたベスィム・オメル・パシャ（図1―5）が継いだ。ここにおいて初めて帝国医学校の医師が、医事・衛生行政の長となったことは注目に値する。ただし革命後の学校行政の混乱の中、この議会は一時的に医事行政を担ったに過ぎず、その後医事行政の再編が着手された。[47] 一九一三年に内務省に付属する衛生総局 Sıhhiye Müdüri-yet-i Umumiyesi が誕生し、これにより一般医事委員会および一般医事・公衆衛生議会は廃止され、帝国各地の衛生組織、細菌学研究所や狂犬病治療所、帝国種痘所、化学研究所、准保健官学校など、従来一般医事・公衆衛生議会の管轄下にあった組織も衛生総局のもとで一元的に束ねられる体制となった。衛生総局長および副局長は医師の中から内務省によって任命されると定められ、医療専門職が医事・衛生行政の長を担う体制が法的にも確立された。

さらにこの衛生総局に加え、諸外国の影響力の強かった検疫行政[48]、メッカ巡礼時期における聖地の衛生維持を目的としたヒジャーズ衛生局 Hicaz Sıhhiye İdaresi の三つの組織を束ねる衛生省 Sıhhiye Nezareti が一九一六年に設立され、大臣職を内務大臣が兼務する体制となった。しかし、すでに戦時中のことであり、大きな成果は見られなかった[49]。

以上のように、元来オスマン帝国の中央の医療・衛生行政は、帝国医学校を中心に運営されていた。地方の行政医の人事を行った一般医事委員会も、帝国全体の医事・衛生行政を管轄した一般医事・公衆衛生議会も、そのメンバーのほとんどを帝国医学校の教授陣が占める組織であった。しかし第二次立憲政期になると、医学校から独立した形での医事・衛生行政の一層の組織化が進められ、一九一三年に衛生総局が誕生すると、オスマン帝国の医療・衛生行政は帝国医学校から内務省に中心を移した。医療専門職が医事・衛生行政の中心を担ったことは共通するが、帝国医学校校長が医事・衛生行政の長を兼務し、また大半のメンバーを教授陣が占めていた従来の体制に対し、第二次立憲政期に確立された新体制では、医系技官としての衛生総局長が長を務める組織となった。また帝国医学校の教授たちが中心であった時期には議会は隔日開催であり、そのことが急を要する衛生対策の停滞の原因となっていた[50]。そのため新たな衛生総局は医学校から独立した常設の、日々衛生行政業務に専従する組織として設置された[51]。以上の改革は医事・衛生行政の組織化の進展と評価できよう。

五　アイドゥン州市行政医雇用状況

序章で確認したように、全国的に見てイズミルの属するアイドゥン州は、二〇世紀初頭の時点で最も市行政医の雇用が進んだ地域であった。アイドゥン州年鑑の記録をもとに、アイドゥン州内における市行政医の雇用状況

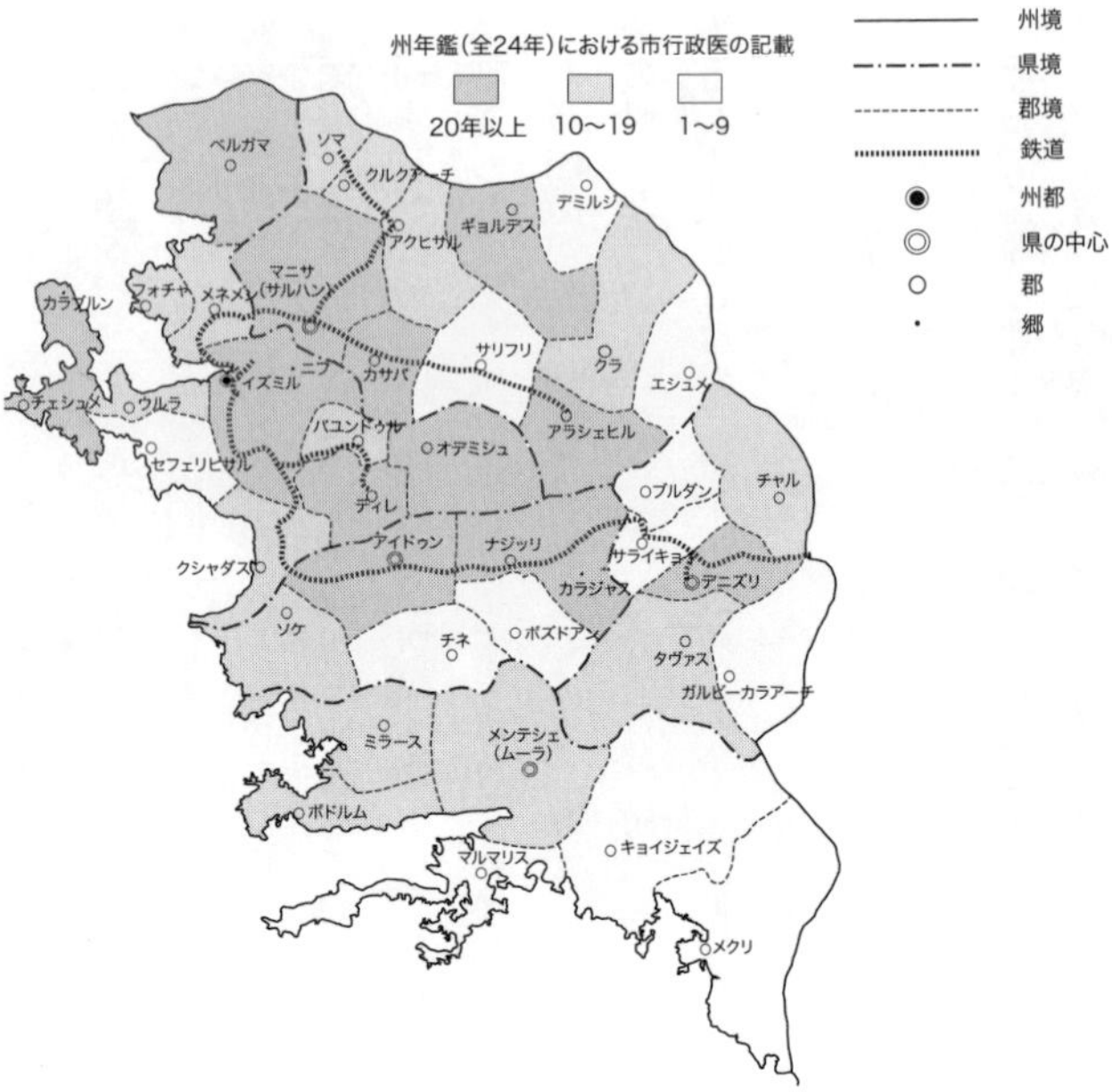

図1-6　アイドゥン州における市行政医雇用状況

をまとめたのが図1—6および表1—3である。アイドゥン州年鑑が発行されていないヒジュラ暦一二九六年以前と一三二六年以降については断片的な情報しかない。他地域の事例では、例えばベイルートには一八六〇年にすでに衛生議会（majlis al-sihha）が設立され、公的な種痘キャンペーンが行われており、一八七一年の「医事行政法」後すぐに自治体によって二名の医師が雇用された。[52] マレク・シャリフによれば、ベイルートの市行政医職に就いた医師の多くはカイロのカスル・アル=アイニー医学校を卒業した医師であり、彼らにとってオスマン帝国の市行政医職は安定した収入と社会的な地位を得られる魅力的なポストだった。[53] トラブゾンでは一八六九年、すでに外国人医師が市行政医として雇用されていたことが州年鑑に確認できる。[54] 一八七〇年代前半のスィヴァス州では多くの県、郡において都市自治体が設置されたが、そのうちアマスヤ、ズィレ、ギレスンで市行政医が雇用されていた。[55]

表 1-3　アイドゥン州における市行政医および医系官吏雇用状況

		1879	1880	1881	1882	1883	1884	1885	1886	1887	1888	1889	1891	1893	1894	1895	1896	1897	1898	1899	1901	1902	1903	1905	1908
イズミル県	イズミル	○	②	②	②	②	○	○	○	○	○	○	○	④	④	③	②	③	②,a,k	②,a,k,f	②,a,k,f	②,a,k,f	③,a,k	⑥,a,k	④,a,a,k
	オデミシュ	—	○	○	○	○	○	○	○	—	○	○	○	○	○	○	○	○	○	○	○	○	○	○	○
	ウルラ	—	—	○	○	○	○	○	○	○	—	—	○	—	—	—	—	○	○	○	○	○	○	○	○
	バユンドゥル	—	○	○	○	—	—	○	○	○	—	—		○	○	○	○	○	○	○	○	○	○	○	○
	ベルガマ	○	—	—	○	○	○	○	○	○	○	○	○	○	○	○	○	○	○	○	○	○	—	—	②
	ティレ	—	○	○	○	○	○	○	○	○	○	○	○	○	○	○	○	○	○	○	○	○	○	○	○
	チェシュメ	—	○	—	○	○	—	—	○	○	○	○	○	○	○	○	○	○	○	○	○	○	○	○	○
	セフェリヒサル				○	—	—	—	—	—	—	—	○	○	○	—	—	—	○	—	○	○	○	○	○
	フォチャ	—	—	—	—	—	—	—	—	—	○	○	○	○	—	○	○	—	○	○	○	○	○	○	○
	カラブルン																				○	○	○	○	○
	クシャダス	○		—	○	○	—	○	—	—	—	—	○	—	—	—	—	○	○	○	○	○	○	—	—
	メネメン	—	—	○	—	○	—	○	○	—	○	○	○	○	○	○	○	○	○	○	○	○	○	○	○
	ニフ																				○	○	○	○	○
	小計	3	5	6	9	8	5	8	8	6	7	7	10	9	8	8	8	9	11	10	13	13	12	11	12
アイドゥン県	アイドゥン	○	○	○	○	○	○	○	○	○	—	—	○	○	○	○	○	○	○	○	○	○	○	○	○
	ボズドアン	—	—	—	○	—	○	○	○	○	○	○	○	—	—	—	—	○	—	—	—	—	—	—	—
	チネ				—	—	—	—	—	—	—	—	—	—	—	—	—	—	—	—	○	○	○	○	○
	ソケ	—	—	—	—	—	○	○	○	○	○	—	○	○	○	○	○	—	○	○	○	○	○	○	○
	カラジャス																	—	—	—	○	○	○	○	○
	ナジッリ	—	○	○	—	—	○	○	—	○	○	○	○	○	○	○	○	○	○	○	○	○	○	○	○
	小計	1	2	2	2	1	4	4	3	4	3	2	4	3	3	3	3	3	3	3	5	5	5	5	5
デニズリ県（1884 年以降）	デニズリ	○	○	○	○	○	○	○	○	○	○	○	○	○	○	○	○	○	○	○	○	○	○	○	○,a,a,e
	ブルダン	—	—	—	—	—	—	—	—	—	—	—	—	—	○	—	—	—	—	—	—	—	—	○	○
	チャル							○	○	—	○	○	○	○	○	—	○	○	—	○,a	○,a	○,a	○,a	○,a	○
	サライ（サライキョイ）						—	○	○	—	—	—	—	—	—	—	—	○	○	○	○	○	○	○	—
	タヴァス	—	○	○	○	—	—	—	—	—	—	—	—	—	○	○	○	○	○	—	○	○	○	—	○
	ガルビーカラアーチ										—	—	—	—	—	—	—	○	—	—	—	—	○	○	—
	小計	1	2	2	2	1	1	3	3	1	2	2	2	2	4	2	3	5	3	3	4	4	5	5	4
サルハン（マニサ）県	サルハン（マニサ）	—	○	○	○	②	②	②	②	②	②	②	②	②	②	②	②	②	②,a,k	②	②	②	②	②	②,e
	エシュメ	—	—	—	—	—	—	○	○	—	—	—	—	—	—	—	—	—	—	—	—	—	—	—	—
	アクヒサル	—	—	—	—	—	—	—	○	○	○	○	○	○	○	○	○	○	○	○	○	○	○	○	○
	アラシェヒル	○	○	○	○	○	○	○	○	○	○	○	○	○	○	○	○	○	○	○	○	○	○	○	○
	デミルジ	—	—	—	—	—	—	○	○	—	—	—	—	—	—	—	—	—	—	—	—	—	—	—	○,k
	サリフリ	—	—	—	—	○	—	—	—	—	—	—	—	—	—	—	—	○	○	○	○	○	○	○	○
	ソマ						○	○	—	—	—	—	—	—	—	—	—	○	○	○	○	○	○	○	○
	クルクアーチ		○	○	○	○	○	—	—	—	—	○	○	○	○	○	○	○	○	○	○	○	○	○	○,a,k
	カサバ	—	—	—	○	○	○	—	○	○	○	○	○	○	○	○	○	○	○	○	○	○	○	○	○
	クラ	—	○	—	—	—	○	○	—	○	○	○	○	○	○	○	○	○	—	—	—	—,k	○,k	—	—
	ギョルデス	—	—	—	—	○	○	○	○	○	○	○	○	○	○	○	○	○	○	○	○	○	○,a,k	○,a,k	○,a
	小計	1	4	3	4	6	7	7	7	6	6	7	7	7	7	7	7	9	8	8	8	8	9	8	9
メンテシェ（ムーラ）県	メンテシェ	○	—	—	—	○	○	○	○	—	—	—	○	○	○	○	○	○	○	○	○,a	○,a	○,a	○,a	○,a
	ボドルム	—	—	—	○	○	○	—	—	—	—	—	—	○	○	○	○	○	○	○	○	○	○	○	○
	キョイジェイズ	—	—	—	—	—	—	—	—	—	—	—	—	—	—	—	—	—	—	—	—	—	○	○	—
	マルマリス	—	—	—	—	○	—	—	—	—	—	—	—	—	—	—	—	—	—	—	—	—	—	—	—
	メクリ	—	—	—	—	—	—	—	—	—	—	—	—	—	—	—	—	○	○	○	○	○	○	○	○
	ミラース	—	—	—	○	—	—	○	○	○	○	○	○	○	○	○	○	○	○	○	—	—	—	—	○
	小計	1	0	0	2	3	2	2	2	1	1	1	2	3	3	3	3	4	4	4	3	3	4	4	4
	合計	7	13	13	19	18	19	24	23	18	19	19	25	24	25	23	24	30	29	28	33	33	35	33	34
	自治体数	29	31	32	33	34	36	37	37	37	37	37	36	38	38	38	38	40	40	40	42	42	42	42	42
	雇用割合（%）	24	42	40	58	53	53	65	59	49	51	51	69	63	66	61	63	75	72	70	79	79	83	79	81

* 年度は便宜上ヒジュラ暦から西暦に換算した。行政区分は 1908 年時。

凡例：空欄：データなし（郡の設立以前も含む）　○：市行政医雇用あり　白丸数字：2 名以上の市行政医の雇用　—：市行政医雇用なし　a：種痘官　k：助産師　e：薬剤師　f：梅毒専門医

アイドゥン州では一八七九年には、二九のうち七つ、翌一八八〇年には三一のうち一三の地域で市行政医が雇用されていた。なお一八八三年四月までの約二年間、イズミル市第一区の市行政医はトルコ語で報告書を書ける医師がほかにいなかったため、イズミル・ムスリム慈善病院長ムスタファ・エンヴェルが兼任したが、病院業務に支障をきたすため辞任し、以後第一区の市行政医職は空席となった（表1―4）[56]。雇用割合は少しずつ増加し、一八八〇年代には一〇程度の地域のみだったが、二〇世紀に入ると三〇以上で市行政医が雇用されている。割合に直すと一八八〇年に四割、一八九〇年に五割、一九〇〇年に八割の地域で市行政医が雇用されていたことになる。この数字は、近代医学教育を受けた医師が増え、免許を持たない伝統的な施療者との入れ替わりが一八九〇年頃に加速したとする先行研究の見解とも一致する[57]。

県ごとに見るとイズミル県は一八九八年の時点で、県内すべての郡において市行政医が雇用されており、最も体制整備の進んだ地域と言える。他方メンテシェ県は一八九〇年代に入るまで市行政医が雇用されていた地域が一つしかない年もあり、比較的後《おく》れをとったが、それでも一八九〇年代以降は安定して半数以上の地域で市行政医の雇用が確認できる[58]。

郡ごとに見ると、州庁であり最も人口の多いイズミル郡（二〇万七五四八人）[59]、イズミルに次ぐ二番目の人口を有したサルハン（マニサ）郡（八万八〇九一人）[60]には継続的に二名以上の市行政医が在職し、人口規模と市行政医の雇用状況には一定の相関が見られる。ただし比較的多い人口を有したタヴァス郡（五万二九二五人）[61]やチャル郡（四万二三二六人）[62]において市行政医が確認できない年がある一方、それより人口の少ないアラシェヒル（二万八三三三人）[63]には一貫して市行政医が存在するなど、個々に比較すると当てはまらない例もある。州年鑑の名簿から確認できるだけでも、アラシェヒル郡の市行政医は一八七九年から一九〇八年の間に一〇名の医師により引き継がれ

表 1-4　イズミルにおける市行政医および医系官吏雇用状況

年	第1区	第2区	計
1879	Çapan		1
1880	Nalbandoğlu Nikolaki	Savriyo	2
1881	Nalbandoğlu Nikolaki	Savra	2
1882	Mustafa	Savra	2
1883	Mustafa	Savrapon	2
1884	—	Savraki	1
1885	—	Savraki	1
1886	—	Savraki	1
1887	—	Savraki	1
1888	—	Savraki	1
1889	—	Savraki	1
1891		Savra	1
1893	Fano Edhem Hüsnü İsak Toledano		4
1894	Fano Edhem Hüsnü İsak Toledano		4
1895	Fano Edhem Hüsnü		3
1896	Edhem Hüsnü		2
1897	Edhem Hüsnü Aşı Memuru Süleyman		2 (1)
1898	Abdürrahman Edhem Etüv Makine Memuru Arif Aşı Memuru Süleyman Aşı Memuru Erdaş Kabile Olympia Papatoplu		2 (4)
1899	Abdürrahman Edhem Frengi Tabibi Enstaş Vasiliyadi Etüv Makine Memuru Arif Aşı Memuru Süleyman Kabile Olympia Papatoplu		2 (4)
1901	Abdürrahman Hüsnü Frengi Tabibi Enstaş Vasiliyadi Etüv Makine Memuru Arif Aşı Memuru Süleyman Kabile Olympia Papatoplu		2 (4)
1902	Abdürrahman Hüsnü Dikran Etüv Makine Memuru Arif Aşı Memuru Süleyman Kabile Olympia Papatoplu		3 (3)
1903	Abdürrahman Hüsnü Moskos Dikran Etüv Makine Memuru Arif Aşı Memuru Süleyman Kabile Olympia Papatoplu		4 (3)
1905	Abdürrahman Hüsnü Nikolaki Danon Yani Moskos Dikran Etüv Makine Memuru Ömer Aşı Memuru Süleyman Kabile Olympia Papatoplu		6 (3)
1908	Hüsnü Abdürrahman Danon Nikolaki Kabile Olympia Etüv Makine Memuru Ömer Aşı Memuru Süleyman Aşı Memuru Celal		4 (4)

* 年度は便宜上西暦に換算した。
* 網掛け部分は市行政医以外の医系官吏、括弧内の数字はその数。
種痘官（Aşı Memuru）、燻蒸消毒機作業員（Etüv Makine Memuru）、助産師（Kabile）、梅毒専門医（Frengi Tabibi）

ており、アラシェヒル郡の雇用状況は、一人の市行政医による継続的な奉職によって実現されたものではない。こうした雇用状況には人口規模のみならず、都市自治体の財政状況や感染症の大きな流行、立地や産業、市行政医の辞任や解雇、異動、死去による一時的な空職状態など、様々な個別的事情が関わってくるものと考えられる。

イズミル、デニズリ、チャル、サルハン、デミルジ、クルクアーチ、クラ、ギョルデス、メンテシェでは種痘官や助産師、薬剤師の雇用事例も散見される。ただし第四章で見る種痘の例からも明らかなように、非常勤や臨時雇用などにより、州年鑑に記載がなくても実際には該当の衛生官吏が活動していた可能性はある。特に種痘官は、自治体の種痘キャンペーンにより一時的に雇用・増員されるケースが多い。薬剤師についても第四章で見るように、自治体に直接雇用された薬剤師がいなくても、提携した私立薬局がその役割を果たした場合もあったことには留意すべきだろう。

軍役を経てイズミル・ムスリム慈善病院に赴任したエンヴェルを例外として、イズミルの市行政医は赴任前にアイドゥン州内の別地域の市行政医職を経験していることが多い。例えばエドヘムはクシャダス[64]、ヒュスニュ[65]とダノン Danon[66] はティレ、ニコラキ Nikolaki はデニズリ[67]の市行政医職を務めた後、昇格してイズミルに任じられた[68]。

六　アイドゥン州衛生監察官

州全体の医事行政を統轄する役職として、オスマン帝国内の各州には州衛生監察官 Vilayet Sıhhiye Müfettişi が置かれていた。オスマン期アイドゥン州の州衛生監察官は、アリー・ルザー Ali Rıza（在職 不明―一九〇三）、メフメト・アリー Mehmet Ali（在職一九〇三―〇六年、図1―7）、ゼキ（在職一九〇六―〇九年）、ヒュスニュ（在職一九〇九一〇年）、シュクリュ・オスマン（在職一九一〇―一九年）が歴任した。このうち少なくともヒュスニュとシュクリュ・オスマンは文民医学校の出身である。ヒュスニュはイズミル市行政医からの昇格であり、シュクリュ・オスマンは各地の市行政医職を務めた後、イズミル・ムスリム慈善病院に配属され、その後にアイドゥン州衛生監察官となった。[69]

文民医の中でも最も高い職階であった州衛生監察官の基本的な職務は、州全体の医療・衛生行政の取りまとめであった。すなわち、医療・衛生関連の委員会の委員職、州内各地の市行政医の管理・監督、州内の巡回と衛生関連の調査、衛生統計などの報告の取りまとめと中央への報告、無免許医や違法営業薬局の取り締まりなどである（表1―2参照）。必ずしも州内すべての地域で市行政医が雇用されていたわけではなかったので、州衛生監察官が自ら医療関連の実務を行うこともあった。例えばサルハン県でチフスが発生した際、アイドゥン州衛生監察官アリー・ルザーがエシュメ郡で一二〇人、セリンディ郷で二五人の病人を治療した。[70] また一八八八年には一ヵ月間アイドゥン州内各地を周り、合計一九〇〇人の診療を行うとともに、デニズリで鉄道労働者の健康状態の調査を行ったと報じられている。[71]

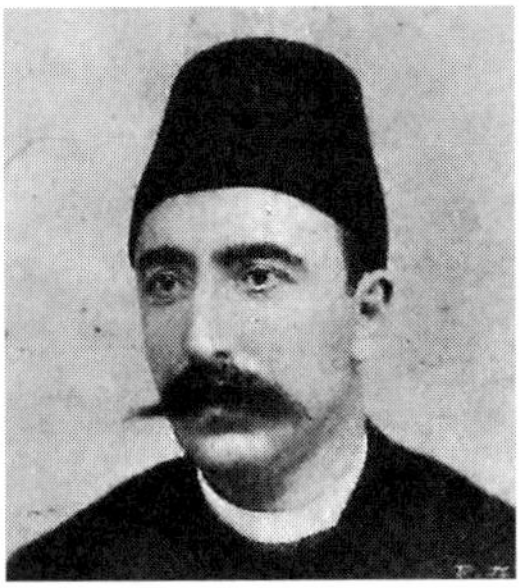
図1-7　アイドゥン州衛生監察官（1903–06年）メフメト・アリー

アイドゥン州全体の衛生政策を統轄する立場にあった州衛生監察官は、様々な機会に設置された議会・委員会でも中心的な位置を占めた。例えばアイドゥン州内の衛生調査・改善を目的とし、一八九二年に州知事によって招集された衛生議会（meclis-i sıhhiye）には、諸病院の院長や市行政医、開業医[72]・薬剤師、化学者など、都市の主要な医療関係者が名を連ね、当時の州衛生監察官アリー・ルザーが議長を務めた。[73] ヒジュラ暦一三一一年（西暦一八九三―九四年）以降のアイドゥン州年鑑には、州知事を長とする常設の衛生委員会Sıhhiye Komisyonuの記載があり、イズミル軍事病院の院長やムスリム慈善病院長、検疫所医務官、市行政医などとともに州衛生監察官が委員を務めていたことがわかる。[74] 第三章で見るような感染症流行の際には、多くの場合臨時の専門家委員会がその都度設立されることになったが、そうした際にも州衛生監察官は中心的な役割を果たした。

一九〇七年には当時の州衛生監察官ゼキの主導で、市行政医と開業医の協議の場が設けられ、結核（verem）や梅毒（frengi）などの慢性の感染性疾患への対策強化が図られた。[75] その背景には二〇世紀に入ってイズミルでも健康に関わる統計が取られ始めたことがある。一八九九年九月、検疫所あるいは都市自治体によって死亡数と死亡原因をまとめた表が月ごとに作成され提出されるよう、中央政府から指示があった。[76] 例えば一九〇二年の死者数三五二六人に対し、一九〇三年は四七四五人であったが、この死者数の増加は天然痘（çiçek）の流行が主要因であると統計をもとに分析されている。[77] 財務暦一三二一年第二カーヌーン月（西暦一九〇六年一月一四日―二月一三日）の死亡者が四九〇人であり、これは平均的な死者数である三二〇―三五〇人を大幅に超えるものであったが、その原因は気候の変化によるインフルエンザ（enfüanza）と麻疹（kızamık）の流行に帰されている。[78] 最もまとまった記録のある一九〇七年の統計を見ると、イズミルではこの年三七四五人が死亡し、これは前年よりも九六〇人多い数字であった。[79] このうち結核による死亡者が七六三人に上り、およそ五人に一人は結核で死んでいた計算となり、急性感染症を含むその他の死因よりも突出して高い。月別に見ても、毎月七〇人前後が結核で死亡していた。こうしたことから、例えば自治体による市内清掃は夜間から早朝に行われるか、水を撒いた後に行うべきとされていた。[80] これは清掃によって生じる埃が結核の蔓延につながると考えられたためである。当時認識されていたように、実際に結核による死亡者がこの時期に増加したのか、あるいは診断され、届け出がなされたことによって増加したように見えるのかは判然としないが、二〇世紀初頭のイズミルで結核が公衆衛生対策の焦点の一つとなったことは間違いない。

　死亡者数や死因の統計は、結核などの慢性疾患への関心を高め、住民と地域の衛生状態について専門家間での意見交換の場となる常設の組織の設立を促した。州衛生監察官ゼキによれば、アイドゥン州に設置されていた常設の衛生委員会の基本的な職務は法務関連の報告書の調査に限られており、都市の衛生行政を推進する上で必ずしも有効ではなかった。そこで一九〇七年七月、ゼキは、イズミルの検疫局による死亡統計を根拠に結核による死者の割合が高いことを示し、今日では結核や梅毒こそが人の健康の最大の敵であると強調した上で、医学議会(encümen-i tıbbiye)の設立を州知事に提案した[81]。この提案は同年八月に州行政議会で承認され[82]、九月には内務省にも州から上げられた[83]。同議会は、週に一度ムスリム慈善病院で開催され、市行政医と開業医の意見交換の場となった。結核拡大の要因が居住環境と生活習慣にあると目されていたことから、翌年二月には宿泊施設や集合住宅の調査と対策強化が[84]、三月には結核対策として公共の場所への痰壺(tükürük hokkaları)の設置と喀痰《かったん》の有害性の周知や古着の消毒と認証後の販売、酪農場の調査とミルクの煮沸の重要性の周知などからなる六ヵ条の基本原則の実施が決定された[85]。

　このようにオスマン帝国内の各州には、州全体の衛生行政を管轄する役職である州衛生監察官が置かれており、前記の例に見られるように州衛生監察官が主導して各地域の衛生対策を推進する場合もあった。州衛生監察官は、各地の自治体や市行政医と協力して地域の公衆衛生の維持に努めたが、より詳しい事例は以下の各章で見ていくことにしたい。

一九世紀後半以降整備された地方医療・衛生体制は、都市自治体への市行政医の任命・雇用を軸として、新たな州制度と都市自治制度の一部として組み込まれた。同時期に設置された文民医学校を卒業した「文民医」の職階のヒエラルキーも、州衛生監察官を頂点として、州庁であるイズミルの自治体、各県の自治体、さらに郡の中心地の自治体という順に、州制度に沿って秩序づけられ、医師の増加とともに徐々に下位の行政区分にも市行政医の雇用が進んだ。その結果、アイドゥン州においては一九世紀末から二〇世紀初頭にかけて市行政医が雇用される自治体の割合が増加し、二〇世紀初頭には約八割の自治体において市行政医が雇用されている状態となった。各自治体に任命・雇用された市行政医は、官立の医学校において養成され、近代医学知に基づく医療・衛生行政の普及を目的として、各地に派遣された。つまり、市行政医は国家医療を地方に浸透させる国家のエージェントとして、各自治体組織と国家による医療・衛生政策とをつなぐ存在であった。この点に、近代オスマン帝国の地方社会における医療・衛生の問題を、国家医療の観点から分析する所以を見出すことができる。

このように、官立の医学校を卒業した行政医の各地方への自治体への任命は、近代オスマン帝国における地方医療・衛生行政の展開における国家のイニシアティブの強さを示しているが、これが定着し実際に運用されていく中でどのような特徴が見られただろうか。次章ではイズミルにおける都市自治体の公衆衛生対策に焦点を当て、国家的な医療・衛生制度が地方に普及した後、地方社会・住民との相互関係の中、いかに近代都市の空間と生活を変容させていったかを検討したい。

第二章　清潔で近代的な都市へ
——近代イズミルにおける都市行政と公衆衛生

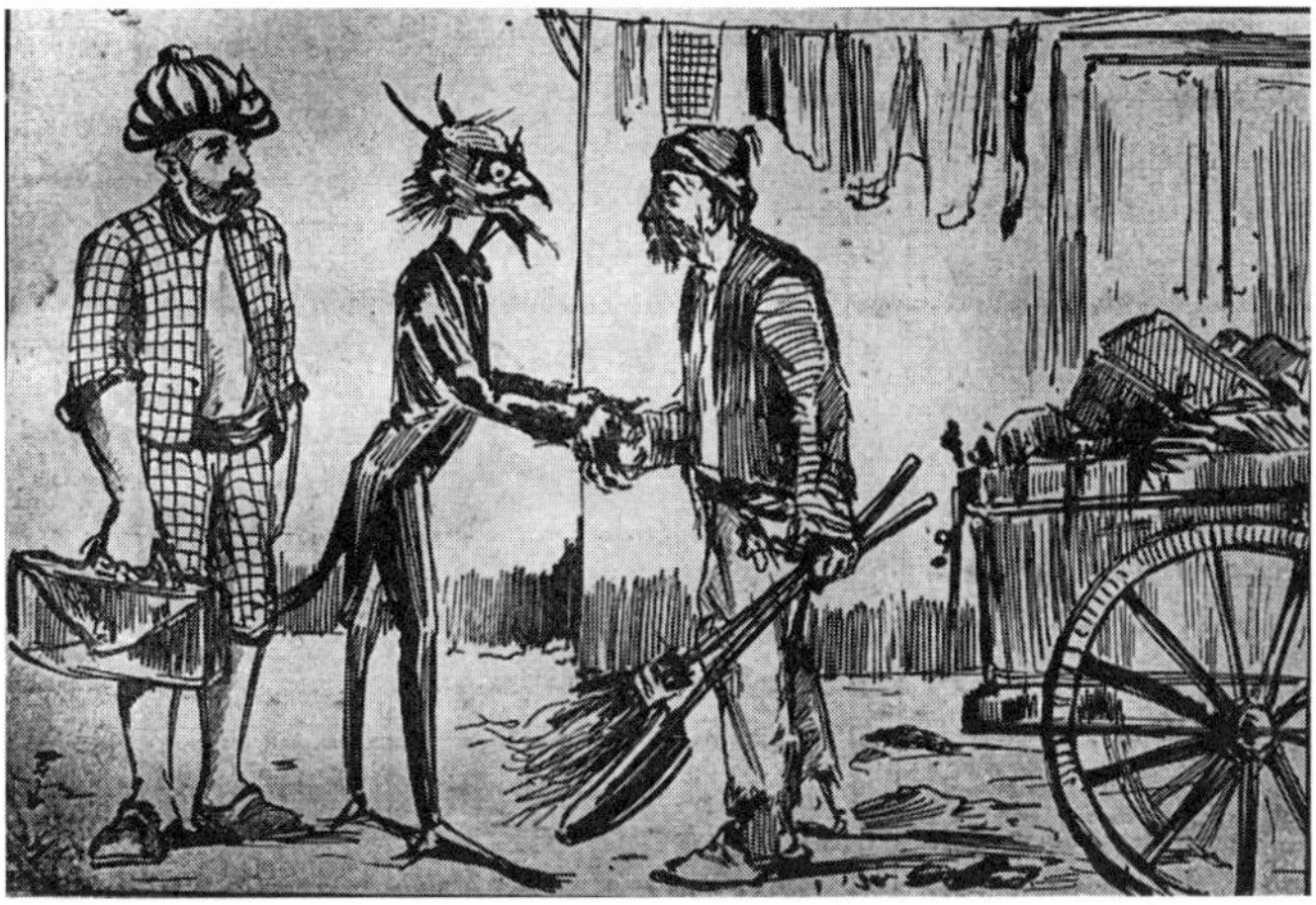

「そろそろおいとましたいと存じます。しかしあなたがたの清潔さと、自治体の活動のせいではございません。歓迎して頂き感謝申し上げます。またお会いしましょう。」
コレラ流行の責任を自治体に問う諷刺画。感染症の流行時に限らず、自治体の活動は新聞による批判の格好の対象となった。

本章は、近代イズミルにおける都市自治体による公衆衛生対策を検討する。第一章ですでに論じたように、一九世紀後半の地方行政改革の中で帝国各地に導入された都市自治体には市行政医が任命・雇用され、医療・衛生制度の地方普及の拠点となった。本章では、市内清掃や貧民の居住環境への介入といった具体的事例から自治体による公衆衛生対策を検討するが、特に公衆衛生対策をめぐる住民と自治体の関係に着目する。近代オスマン都市においては、全国に導入された都市自治体制度を通じて衛生問題の解決が図られた。そのことは一方では近代医学と衛生知に基づく衛生行政を通じた、都市空間からの非衛生的な要素の排除や、人々への衛生規則の遵守要求といった、住民生活に介入する権力という視点から考察されうる。[1] 他方、こうした自治体による衛生業務は、住民や新聞が形作る世論によって突き動かされていた。本章ではこのことを市内清掃や上水道の整備といった具体的事例から検討し、近代医療・衛生の地方普及が、都市自治体と住民、インフラ企業、そして同時期に現れた出版メディア間のダイナミズムを通じて形となったことを明らかにしたい。[2]

第一節ではまずイズミルにおける都市自治体形成の経緯を確認し、財源や区分け、選挙、州との関係性について検討する。第二節では、下水道を中心にイズミルの都市衛生環境についての概観をつかんだ後、都市自治体による市内清掃業務と貧民の非衛生状態への対応について論じる。第三節では、マラリア流行時の新聞と自治体間のやり取りや「高台地区」における上水道延伸運動を事例に、都市自治体による公衆衛生対策が新聞や住民による世論の要求の影響を受け、住民の主体的な関わりを通じて実現していたことを論じる。

一　イズミル市の誕生

自治行政をめぐる初期の試み

イズミルにおける近代都市の自治行政は、課税問題を背景とする萌芽的な取り組みが一八五〇年代に見られたことに端を発する。一八五〇年代に都市部への課税強化が中央政府によって進められると、イズミルでも資産調査を実施し適切な課税を行うために、オスマン臣民と外国人からなる混合の資産委員会が設置された。ザンディ・サイエクによると、課税強化の見返りとして、住民の行政参加、インフラ整備や市内清掃などの都市サービスへの要求が高まり、その結果、中央政府は当委員会に自治的な都市行政を行う権限を与えた。つまりイズミルにおいては、一八六〇年代以降の州行政改革と並行した国家主導による都市行政の導入以前に、課税問題に端を発した都市行政形成の動きが見られた[3]。しかしロンドンに拠点を置くスミルナガス会社 Smyrna Gas Company との街灯整備交渉の際、外国人を多く含む当委員会の中立性が疑問視され、この先駆的な都市自治組織は解散に至った[4]。

一八六〇年代後半に再び都市行政を求める声が高まり、設立に向けて準備が進められた。中央政府はイズミルに多くの資産を有する外国人を都市行政に含む必要があると考え、イスタンブルの第六区を参考に評議会を設立するよう指示する一方で、イズミルの各宗教共同体からも評議員を出すことで均衡を図り、一八六八年に評議会が正式に設立された。しかしこの六八年の評議会も利害対立に翻弄され、再び解散する結果となった[5]。解散の原因はイズミルの新埠頭建設（一八六七―七五年）[6]をめぐる対立とされるが、都市行政との関係についての詳細な事情は、先行研究の中でも明らかではない。いずれにせよこの一八六八年から一八七七年の「州ベレディエ法」までの間、政治的な利害競争に翻弄されたイズミルの都市自治体は、事実上存在していたとは言い難い状況にあったと言われる[7]。

とはいえ、都市自治体の活動が本格化する以前にも、公共サービスへの需要は当然存在した。例えば一八六五年にイズミルでコレラが流行した際、『アマルティア *Amalthea*』などのギリシア語新聞によれば、イズミルの行政官ラシト・パシャが各国の領事や医師を集め対策を模索し、貧民支援や街路の清掃などが決定されたという。ラシト・パシャはフランス領事とともにユダヤ教徒地区に向かい、イスタンブルから取り寄せたテントへの遺体や住民の移送、街路清掃、病人治療、死者の埋葬といった感染症対策の組織化に取り組んだとも報じられている。また、都市の富裕層や軍による貧民救済事業や治療薬の配布も行われた[8]。このように、イズミルのような大都市では、地方行政官が地方有力者や各国領事、軍などと協力して必要な対策を講じていた点も、都市の公共性を検討するにあたり見逃せない事実であろう。

イズミル市の誕生

一八七七年の「州ベレディエ法」施行以降のイズミルの都市行政について、まずは財源の観点から見てみよう。同法によれば、都市自治体の財源は①政府によって割り当てられた税および勅旨にしたがって課せられる市税、

②都市整備事業の受益者からのシェレフィエ（şerefiye）[9]、③罰金、④市場諸税（rüsumat-ı ihtisabiye）およびその他の税、⑤寄付からなっていた（第三九条）[10]。表2―1は、一八八八年五月一日の『奉仕』に掲載された各収入をまとめたものである。これによると、例えば重量税（kantar rüsumu）や屠畜税（zebhiye rüsumu）は④の市場諸税にあたり、後述の市内清掃税（tanzifat rüsumu）は①の市税に該当すると思われる。独立財源とはいえ、その割り当ては政府の方針に左右される部分もあり、例えば一八八八年には、従来は自治体の収入であった屠畜税、重量税、家畜税（hayvan rüsumu）、穀物計量税（kile rüsumu）が国庫に向けられると決められ、財政が急激に悪化した[11]。

前記収入は当該年度の収入の半分近くを占め、地元紙『奉仕』も「自治体に残された収入では、ただガス灯にかかる支出を支払うのにも十分でない」と苦言を呈した[12]。これを受けて、州行政議会と自治体は対策を協議し[13]、このうち家畜税と穀物計量税は自治体に戻されると中央から通達があった[14]。翌年三月には、前述の税収額の半分が自治体に属すると財務省から伝えられた[15]。ヒジュラ暦一三〇八年（西暦一八九〇―九一年）のアイドゥン州年鑑には「イズミル市の年間収入は三万リラ以上であったが、重量税・屠畜税・家畜税が国庫に入れられたことで前述の収入は二万五〇〇〇リラに減少した」とあり[16]、少なくともガス灯料金さえも支払えない状況は回避された。一三二五年（一九〇九年）の自治体予算（収入）をまとめた表2―3を見ると、重量税の割合が二四%から一二%へと大幅に減少した代わりに荷車税（araba, karoça, el ve köy arabaları ve velocipede vergisi）や市内清掃税などの占める割合が上がり、国の方針によって増減した市場諸税への依存度の低下が読み取れる。

「州ベレディエ法」の第二条の規定では、大都市の場合人口四万人を基準として必要に応じた複数の区（daire）への分割が定められていた。イズミルでも一八八〇年頃から一八九〇年頃までの約一〇年間は第一区と第二区の二つの別々の市政が存在していた。この市政を二分した境界はおよそイズミルの地区の境界線と重なる。すなわ

表 2-1　1303 年（1887 年）イズミル市第 2 区の収入

収入項目	収入額（クルシュ）	割合
重量税	379,438	24.0 %
屠畜税	368,679	23.4 %
市場税	20,606	1.3 %
石灰税	19,095	1.2 %
荷車税	77,900	4.9 %
市内清掃税	164,834	10.4 %
建築・改修税	58,073	3.7 %
罰金からの収入	22,539	1.4 %
襤褸と骨からの収入	27,740	1.8 %
下水・舗装・ナポリ石敷設地区の住民から	258,383	16.4 %
オスマン銀行からの借入	31,046	2.0 %
前年度繰り越し	37,523	2.4 %
その他	97,366	6.2 %
総計	1,578,615	100 %

* 割合が 1 %以下の項目は省略した。

表 2-2　1303 年（1887 年）イズミル市第 2 区の支出

支出項目	支出額（クルシュ）	割合
給与	174,197	11 %
ガス灯料	356,250	22.6 %
市内清掃・消毒費	237,821	15.1 %
道路整備を行う技師の給与と危険建造物の解体費	21,004	1.3 %
難民の貧困解消のための支出	31,046	2.0 %
下水道、舗装、ナポリ敷石新設のための支出	571,903	36.2 %
下水道・舗装の修繕費	35,232	2.2 %
夏に発生した病気に罹患した貧民の治療費	17,212	1.1 %
その他	118,255	7.5 %
総計	1,578,615	100 %

表2-3　1325年（1909年）イズミル市予算案・収入

収入項目	収入額（クルシュ）	割合
荷車税	300,000	8.6 %
重量税	420,000	12.0 %
屠畜税	861,360	24.7 %
家畜売買税	180,000	5.1 %
市内清掃税	600,000	17.2 %
燃料輸入税	66,500	1.9 %
有料橋からの収益	70,319	2.0 %
襤褸と骨などの収益	124,000	3.5 %
建築・改修税	220,000	6.3 %
ガス会社から純利益の10 %	110,000	3.1 %
屠殺税の追加分	162,240	4.6 %
雑収入	279,600	8.0 %
総計	3,479,619	100 %

表2-4　1325年（1909年）イズミル市予算案・支出

支出項目	支出額（クルシュ）	割合
ガス灯費	877,800	25.0 %
給与	611,600	17.8 %
恒常費	44,436	1.3 %
臨時費用	113,400	3.3 %
市内清掃費	552,111	16.1 %
工業学校への割り当て	66,124	1.9 %
取り壊す建物の保証費用	50,000	1.4 %
橋の建築費	70,319	2.0 %
追加の屠畜税として支払われるもの	162,240	4.7 %
道路の整備費	532,400	15.5 %
上水道の修繕	50,000	1.4 %
貧民と難民への支出	160,000	4.6 %
総計	3,416,840	100 %

ち、二つの地区の境界は、第一コルドン、サマン埠頭、バルクパザル・ハマム、マルプチュジュラル、パルマクカプ、ペシュテマルジュラルバシュ、ハリリエ通り、バスマネ駅、ケメル通りをなぞる現在のフェヴズィパシャ通りと重なるものだった。[17] 換言すれば、トルコ系ムスリム地区とユダヤ教徒地区が第一区、ギリシア正教徒地区、アルメニア教徒地区、外国人地区が第二区の範囲に含まれた（図2―1）。エルカン・セルチェはこの二分について、第二区の外国人居住者と、彼らと経済的結びつきの強い非ムスリム住民の意向が強く反映されたと指摘している。[18] しかし、この地区に沿った分割は両区の財政格差につながり、結果的に一元化の要因となった。自治体は住民からの税を主な財源としたため、地区住民の納税能力が自治体の財政力へと反映されたからである。[19] 外国人やギリシア正教徒など、国際商業の場で活躍する裕福な住民を含む第二区は、第一区に比べ財政的に恵まれていた。[20] 結果として、財政難から一八九〇年頃に第一区が活動を停止し、イズミル市は都市全体を管轄する単一の自治体として統合された。[21] 州年鑑には年間一一万四四三〇クルシュの支出削減になったと記録されている。[22] 一八九一年には新市庁舎へ移った（図2―2）。

参政権については、犯罪歴や公職歴などの例外規定はあったが、原則として、選挙権は二五歳以上で年間五〇クルシュ以上納めるオスマン臣民、被選挙権は三〇歳以上で年間一〇〇クルシュ以上納めるオスマン臣民とまとめられる（第一九条）。[23] 選挙権・被選挙権ともに外国籍住民の参政権は認められなかった。この規定は国籍よりも納税額が重視されたそれ以前と対照的であり、イズミルという都市の性質を考えると重要な意味を持つ。[24] ただし自治体の恒常的な財源不足ゆえに、実際には特定の街区から前払い金を受領し、道路整備などを実施することも少なくなかった。[25] つまり、評議会の構成に関わらず富裕な街区ほど都市サービスが充実していたとも考えられ、有権者と都市サービスの受益者は必ずしも一致しないことを考慮に入れる必要がある。ベレディィエ評議会を構成

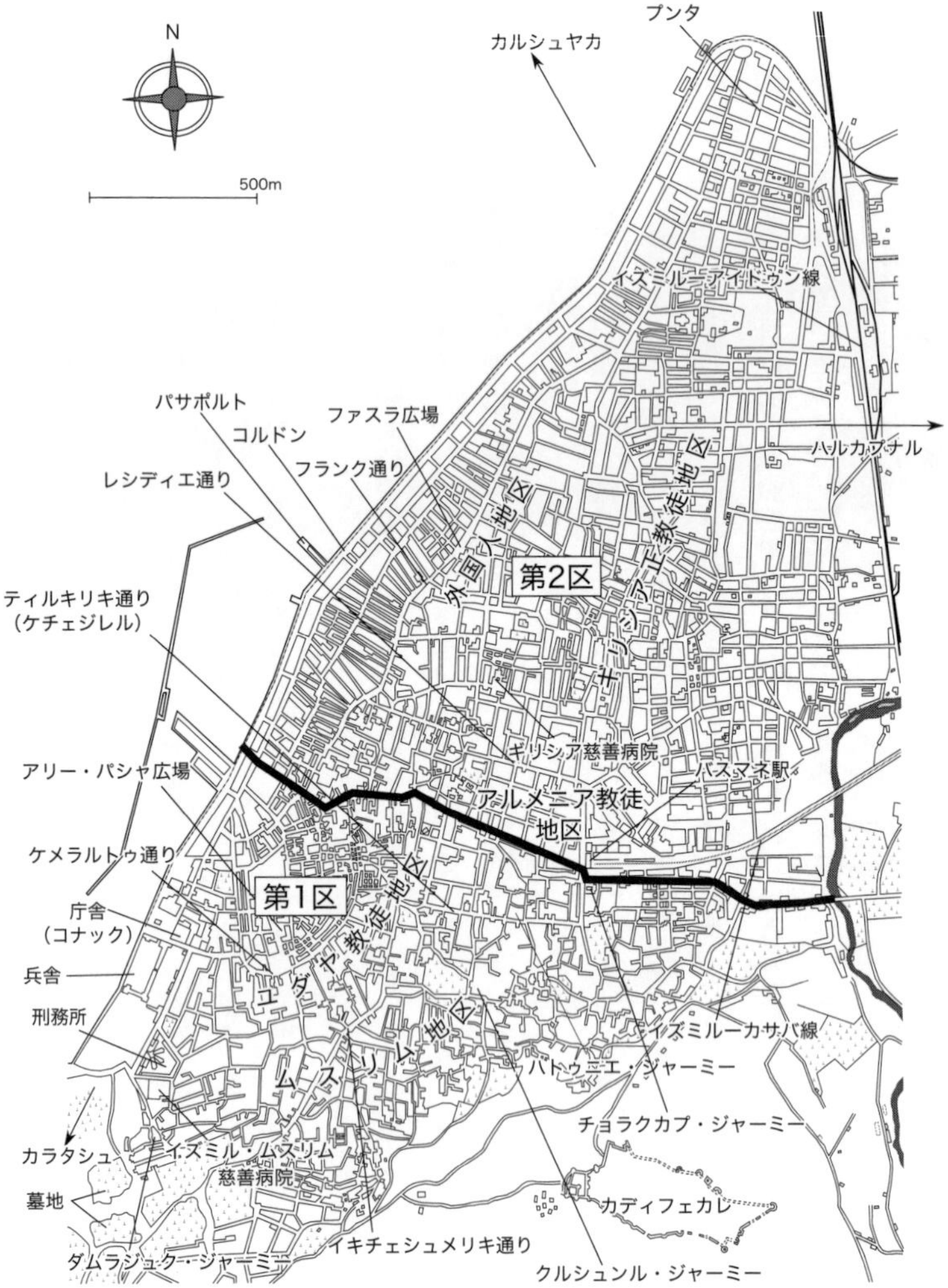

図 2-1　イズミルの第 1 区と第 2 区（1890 年頃）

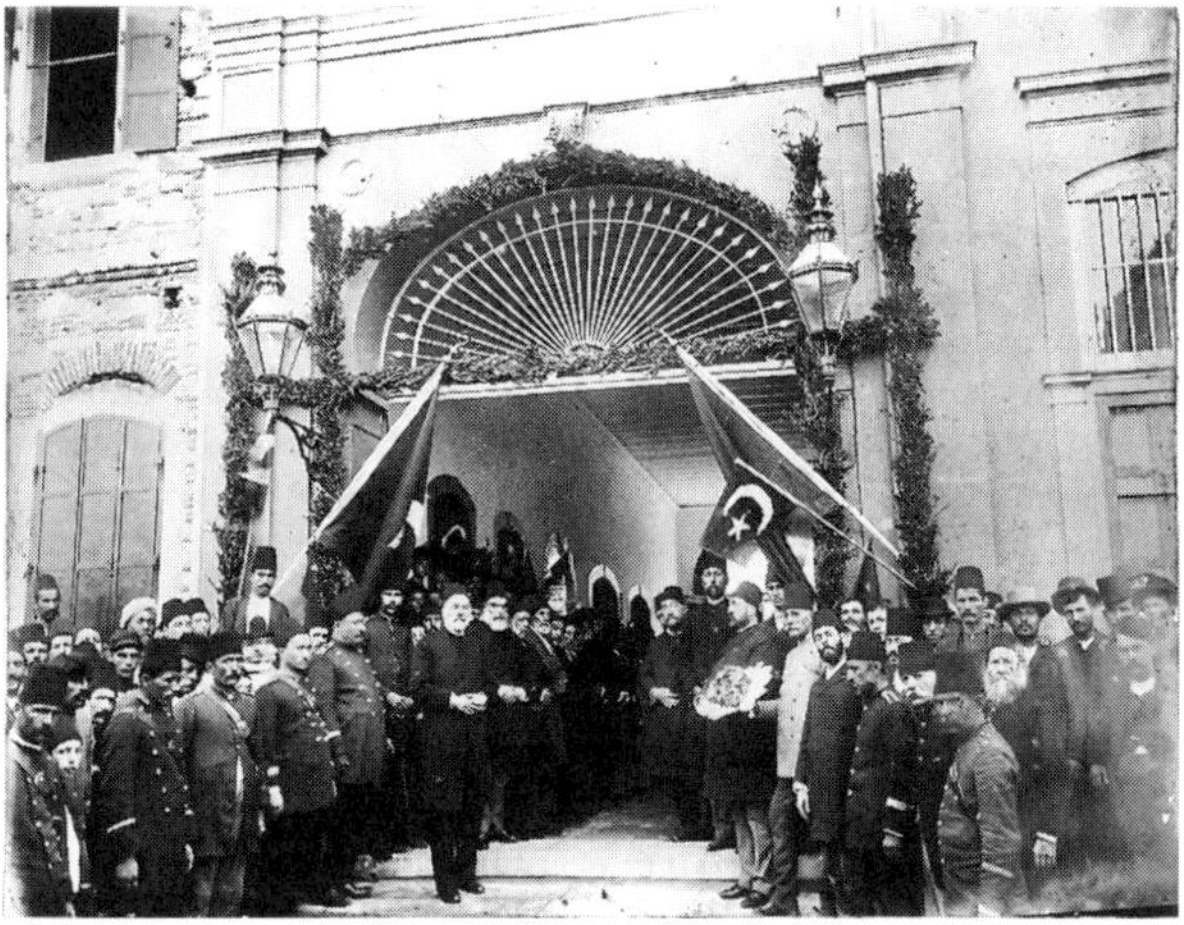

図 2-2　イズミル市庁舎

する議員定数は、六人以上一二人以下と定められていたが（第四条）[26]、イズミルのベレディエ評議会の人数は第一区と第二区の統合前にそれぞれ九人、統一後に一一人であった[27]。総数では一八人から一一人になり、ここからも統合による都市自治体のスリム化が見て取れる。

なお、この時期の都市自治体が実際にどれほど自治的であったかは論争的である。まず、州行政議会 Meclis-i İdare-i Vilayet との協議の場として、市政協議会 Cemiyet-i Belediye が年二回開かれ、予算や事業計画の州との協議が法的に定められていた（第五〇—五五条）[28]。また都市自治体制度導入の初期には、市長職は地方官によって兼任されていた。次第に自治的な側面が強化され市長職も公選化されたが[29]、統合以降のイズミル市はアイドゥン州知事との結びつきが強くなり、自治の面では後退した。例えば一八九五年に市長となったエシュレフ・パシャ Eşref Paşa は公選ではなく、州知事キャーミル・パシャ Kâmil Paşa が州行政議会のメンバーから任命した[30]。これは法規に反する手続きであり、州行政の影響力の増大を意味する。しかしエシュレフ・パシャ期（一八九五—一九〇七年）にイズミル市政が大きく発展したことも事実である。同時期には、市の職員が増え、年金制度も整備された。都市交通事業への投資が行われ、市内のトラムのうち、ハルカプナル―プンタ線とカルシュヤカ線が開通した。[31] 市営パン屋が開業し食品価格の安定化が図られた。公衆衛生政策は最も注力された部分であり、ムスリム慈善病院の拡張、燻蒸《くんじょう》消毒機の調達、市行政医の増員、ワクフによる水道の運営の市への移譲など、重要な施策が同時期に行われた。[32]

二　都市公衆衛生問題

本節では自治体による公衆衛生対策を検討する。まずは主要な役割であった市内清掃を見ていきたい。一九世紀前半まで、日常的な都市活動や住民生活から出たゴミや汚物を回収して処分する仕組みは、都市行政官としての顔を併せ持ったカーディー（イスラーム法官）を中心に機能していた。カーディーのもとで、イエニチェリのうちスバシュ（subaşı）やチョプルックバシュ（çöplükbaşı）などと呼ばれた役職が公衆衛生の管理を行い、それ以外にも、ゴミ収集を行う業者（arayıcı esnafı, çöpçu esnafı）が、市内のゴミを集めていた。[33] 彼らは「ゴミの回収人（çöp çıkaran, çöp çıkaran）」と叫びながら街路を歩き、ゴミを背負った籠に入れ、一杯になったら海に捨てた。[34] ただしイスタンブル以外の都市にも同じことが言えるかは定かではない。ほかにも、街区共同体ごとに衛生維持がなされたとも、[35] 野良犬がゴミ処理の一端を担っていたとも言われる。[36] また一八世紀のアレッポの都市社会に関する研究では、公衆浴場に雇われたゴミ収集人（zabbālīn）が集めたゴミを燃料として利用し、公衆衛生の維持に結果的に貢献していたという。[37] いずれにせよ、当時の社会のあり方が、都市化の一層進んだ近現代の都市社会が求めるほどには、整然とした衛生事業を必要としていなかったことも事実であろう。

近代的都市行政の形成は、それらを一元的な都市行政のもとに管理する仕組みを確立して機能させることを意味した。その仕組みは、路上や市場、各店舗、そして家庭というように、徐々にその対象領域を広げていくが、まず対策の中心となったのが人の往来する路上や広場の衛生維持であった。以下では、清掃業務と密接に関係する都市の下水について考えたい。

都市の下水

市内清掃業務は、下水道の普及状況とも密接不可分である。予算全体の中で大きな割合を占めた舗装および下水道の敷設は、自治体の主要な役割の一つであった（七七頁の表2―2参照）。例えば一八八七年の『奉仕』の記事では、「私たちの自治体のあらゆる努力と尽力の結果として、イズミルではかなりの多方面に下水道（lağım）が設置されている」とある。しかし続いて、「しかしティルキリキ Tilkilik からチョラクカプ Çorakkapı に至る大通りには未だに下水道が設置されていない」[38]と記事が展開するように、下水道網のさらなる普及はイズミルの課題の一つであった。経済発展や移民・難民の流入を背景に都市が拡大を続ける中、従来の市街地を越えて居住地域が広がり、新たな街区に上下水道が及んでいなかった。例えばイズミルは南に向かって小高い丘状の地形をしているが、要塞跡カディフェカレに向かう斜面は、急速な人口増加に伴い居住が進んだ地区であった。一八九三年のコレラ流行の半年後、カディフェカレから海へ向かって流れる下水道の新設が計画された。それによると、新たに四―五の下水道が整備され、カディフェカレやダムラジュク Damlacık から海へ流されるという[39]。また同年の七月には高台地区（dağ mahalları）での下水道整備の遅れを受け、州知事が自治体の書記と建築士を同行させて都市全体を調査し、自治体に下水道整備を指示した[40]。この結果まとめられた整備計画では、先述のティルキリキやチョラクカプ周辺を含む合計一七四七メートルの下水管設置と四六四九アルシュン（約三四八七メートル）の舗装工事が決まった。[41]

下水道が未整備の地区では、住民による排泄物や汚水の投棄が都市問題となっていた。都市自治体や州衛生監察官は、未整備地域の住民に対して糞尿溜めを用意して、通りに流さないことを徹底するよう指示していた。例えば一八九九年のマラリア流行中に自治体から公示された衛生規則の第一条では、以下のように注意を促している。

　未だに下水が設置されていない通りの建物から道に汚水が流されてはならず、すべて家屋の適切な場所に排水井戸（kör kuyu）を掘って、そこに流さねばならない。なぜならゴミが通りに捨てられ、汚水が通りに流されると空気を害する原因となるため、公衆衛生維持のための地域の清掃担当者による努力を無益にする上に、この問題に費やす多くの支出を無駄にしてしまうからである。[42]

また一八九〇年の州衛生監察官による衛生規則の第一条では、糞尿溜め（hela kuyu）を用意した場合、満杯になったら郊外の風通しの良い場所で空にすること、第二条は毎日洗浄後にさらし粉（kireç kaymağı）、石炭酸（asid fenik）、石灰（kireç）のような消毒剤（muzadd-ı taaffün）を注ぐこと、第四条は野外で用をたす者への罰則が述べられている。[43]しかし一九一一年の『調和』の記事では、住民が汚物を通りに流す「習慣」について、以下のような言葉がある。

その隣人、同じ地区の住民を尊敬することを知らない何人かの人は、トイレ（hela）のすべての汚物を通りに流し、雨水に任せて流すのに強い雨が降るのを待つ。これは、私たちの街で、もはや慣習としきたりとなっているが、どれほど不快なことだろうか！[44]

フランス都市社会史において「すべてを道路へ tout à la rue」と言われるように、こうした慣習は衛生インフラが十分に整う以前の時代の都市でよく見られた。[45] この時代を代表する感染症であるコレラは患者の吐瀉物からの経口感染症であり、こうした慣習が同時期のコレラやチフスなどの急性感染症の拡大に影響したことは間違いない。コレラがインフラの整備などの都市衛生改革の動因となったとよく言われる所以でもある。こうしたイズミルの都市環境の現状を踏まえ、次に自治体による市内清掃業務について見てみよう。

市内清掃

自治体による市内清掃は塵芥《じんかい》収集車（tanzifat arabasi）[46] 引きや掃除夫を雇用して行われた。アイドゥン州年鑑の記録を見ると、ヒジュラ暦一三〇八年（西暦一八九〇―九一年）において自治体は三六人の塵芥収集車引き、四人の手押し塵芥収集車引き、三四人の掃除夫、八人の運搬夫を雇用していた（表2―5）。

人材募集の方法の一つとして新聞への募集広告掲載があった。一八九一年七月の『奉仕』に掲載された求人広告は以下のようなものである。

ベレディエ評議会から

イズミルの都市部において、一三〇七年八月初頭から来年の二月末までの七ヵ月間、請負人（müteahhid）によって毎日公道のゴミが集められ清掃される。通りで生じたゴミ、また家や店舗、商店などから通りに捨てられるゴミは、専用の塵芥収集車によって、塵芥収集車が入れない通りにおいてはロバにバスケットを背負わせるか掃除夫によって取り除かれる。そして空気を害さない適切だと思われる形で、自治体によって割り当てられた郊外の場所に捨てられる。捨てられたゴミは肥料やその他の形で、あるいはどのような名目でも、その販売に請負人が介入することはなく、これについての権利はすべて自治体に属する。自治体の清掃業務において四〇の塵芥収集車（araba）と四〇人の塵芥収集車引き（arabacı）、四〇人の掃除夫（süpürgeci）、九人の運搬夫（küfeli hamal）、四人の手押しの塵芥収集車引き（el arabacı）、四人の仕分け人（bölücü）が雇用される。〔……〕自治体によって清掃される下水道、修理・修繕される道路から生じたゴミと排泄物、石、土の除去は自治体が受け持つ。契約した下水工とガス会社から生じたゴミなどは、前述の会社と下水工が受け持つ。建物の建設と修理から出るゴミなどもその所有者が受け持つ。

一つが自治体の所有物であり、もう一つが賃借の馬屋は、委託期間貸し出される。自治体は所有の塵芥収集車と動物に相当するものを与える義務がある。毎月末に分割で自治体の予算から請負人に支払われる。一五日以上支払いが滞ることはない。以上の決定が七月一五日に実行されるため、これに関し請負人に保証人がたてられるか、自治体に保証金として二〇〇リラ以上預ける条件で、競争入札（münakasa）にかけられる。[47]

市内清掃業務に限らず、このように自治体はしばしば入札を通じた業務の委託を新聞の広告欄で募集した。広

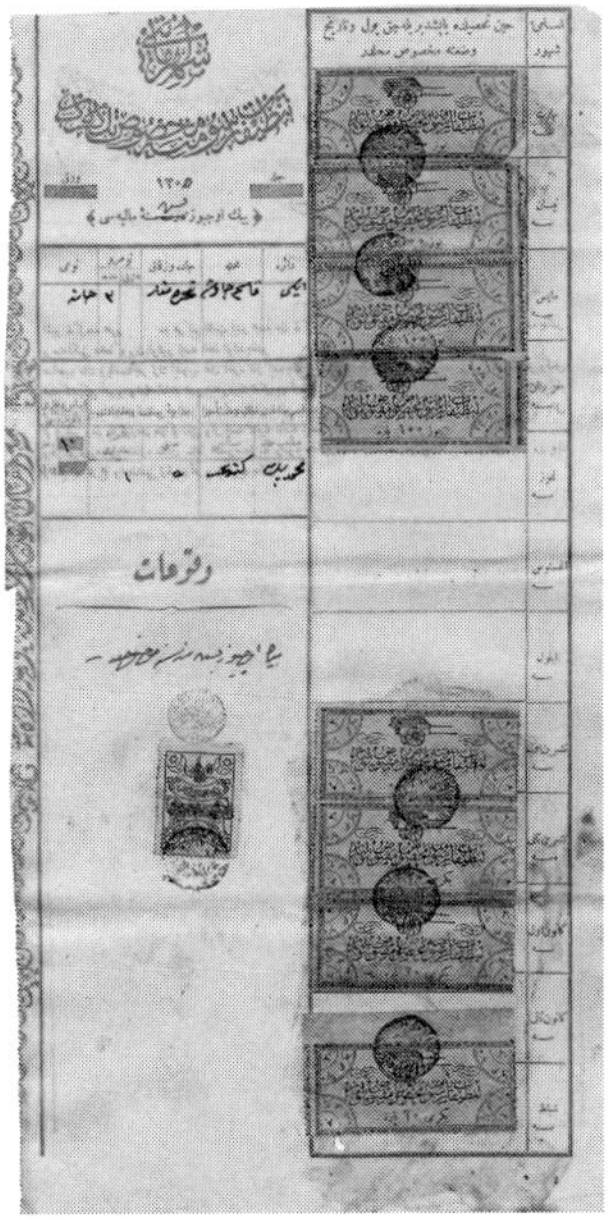

図 2-3　市内清掃税の収入印紙（イスタンブル、1889 年）

表 2-5　自治体の役人と使用人（1890-91 年）

役人	人数
監察官	1
副監察官	1
警視	5
一等巡査	13
二等巡査	6
荷車税徴収人	2
罰金徴収人	2
市内清掃官	1
市内巡回清掃官	3
市内巡回清掃官補助	5
荷車移動管理官	1
合計	40
使用人	**人数**
塵芥収集車引き	36
手押し塵芥収集車引き	4
掃除夫	34
運搬夫	8
馬具職人	1
消防隊員	4
合計	87

告には業務内容、次いで契約条件、最後に入札期間を提示した上で、保証人を用意して市役所まで申請に来るように求めた。入札期間内に申込者が現れなかった場合には、再び新聞で告知が出され、入札期間を延長して再度募集した。

市内清掃は、住民から徴収する「市内清掃税」という特定財源によって実施されていた[48]（図2―3）。例えば一三二五年（一九〇九年）の予算案では、総支出額三四一万六八四〇クルシュのうち、五五万二一一一クルシュが市内清掃費にあてられているが、これに対し市内清掃税からの収入は六〇万クルシュが見込まれている（表2―3、2―4）[49]。一三二〇年（一九〇四年）の予算案では市内清掃税として四二万クルシュの収入が見込まれ[50]、また後述のように一三二八年（一九一二年）には一〇〇万クルシュに達したことから、その額は増加傾向にあることがわかる。

しかし市内清掃税の徴収に関しては未納・滞納が問題となっており、この予算通りの額が得られるとも限らず、そのことが衛生業務実施の阻害要因となっていた。セルチェの指摘するように、一九〇八年の第二次立憲政の成立後から、「州ベレディイエ法」の問題点が公に批判されるようになり、市長の選出や議員の選挙のあり方に加え、自治体収入や罰則規定の改善が盛んに議論され始めた。[51] 市内清掃税の問題もその一つであり、市による清掃業務の停滞が税収の不安定さと結びつけられて論じられた。一九〇九年六月の『調和』では、主筆シナースィーが市内清掃税の未徴収について、「州ベレディイエ法」の不備によって多くの不動産所有者が税を滞納していることを非難した。[52] こうした問題を踏まえ、同月にアイドゥン州行政議会は市内清掃税の徴収官に対する手数料（aidat）の一五％への増額を決定し、税徴収の強化に乗り出した。[53] その二年後には、イズミルを襲ったコレラの流行の最中に、市内清掃税が他地域の事例と比べて低額であることを踏まえ市内清掃税増額の議論が行われ、[54]「第二波」が到来した一九一一年の五月に増税が行われた。自治体から公示された市内清掃税の料金表を見ると、通常の家屋から月額一―一〇クルシュ、コーヒー店や居酒屋、小売店、カジノ、食堂、公衆浴場、工場、商館、パン屋、集合住宅、倉庫、厩舎、その他のエスナフの店舗からは、その規模に応じて月額最大三〇クルシュの市内清掃税の徴収が定められた。[55] 翌年の一三二八年（一九一二年）の予算案を見ると、市内清掃税からの一〇〇万クルシュの収入が見込まれており、[56] 一九〇九年と比較しても大幅な増加が確認できる。

貧民の居住環境と「屑屋《くずや》」

自治体が重点的に監視対象としたもう一つの場所が、集合住宅や宿泊施設であった。州衛生監察官による一八九〇年の衛生規則の第二条においては、以下のように述べられる。

宿、公衆浴場、店舗、ヤフードハーネ（yahudhane）、モルタキア（mortakia）[57]のような公の居住に開かれた部屋と庭を常に掃除し、清潔にし、ゴミが収集車に渡されなければならない。宿の部屋は混雑させてはならず、一部屋に過度に居住してはいけない。部屋は新たに漆喰《しっくい》で塗られなければならない。宿や公衆浴場にあるトイレと、外にある公衆トイレの水道が修繕され、下水の流れがよくされなければならない。トイレは新たに漆喰で塗られ、毎日、あるいは洗った後に塩化カルシウム、石炭酸、消石灰のような消毒剤を糞尿溜めに注がねばならない。[58]

特にユダヤ系の貧民が暮らす集合住宅ヤフードハーネには注意が向けられた[59]（図2―4）。一般にイズミルのユダヤ教徒は貧しく劣悪な居住・労働環境にあり[60]、次章で検討するコレラ流行の際にも著しく多い死者を出した。このヤフードハーネに対しては、トイレの非衛生やゴミの山積、その対策としての清掃と消毒といった一般的な衛生対策に一層の注意が払われ、市行政医による視察が定期的に行われていた。必要に応じて住民の身の回り品が燻蒸消毒器（etüv）に通され、消毒された[61]。都市自治体から出される感染症統計や衛生報告の中でもヤフードハーネの衛生状態は典型例に言及される箇所の一つである。

自治体が衛生対策上の焦点として重視したのは、過密な居住環境であった。第三章で論ずるように、過密状態は一八九三年のコレラ流行の際にも原因の一つと見なされ、混雑の解消が対策の焦点となったが、一九〇六年の『調和』の記事では、ギリシア語紙『アマルティア』の論説を引用しつつ、コレラ収束後に自治体によるヤフードハーネの衛生対策が停滞したと批判されている[62]。批判的な世論の高まりに対して自治体は、二〇世紀の初頭には都市の拡大に伴い、高台地区やテペジキ Tepecik、ダルアージュ Darağacı、そしてカルシュヤカやバイラクル

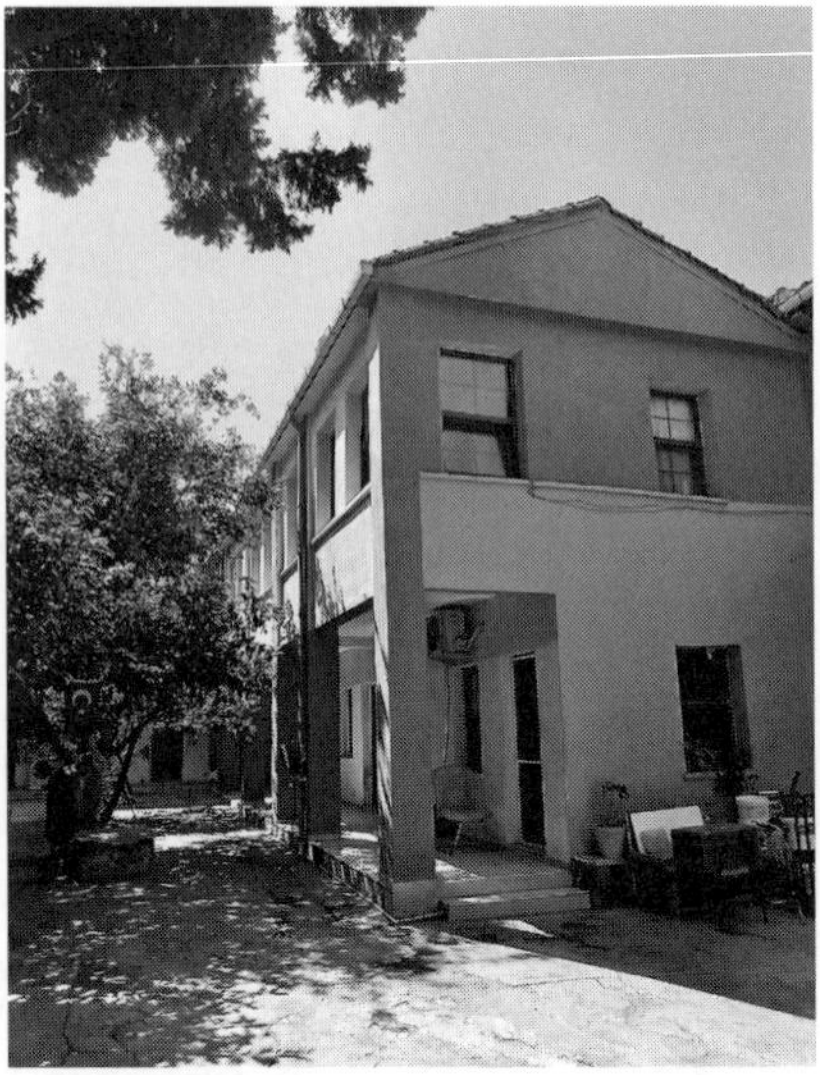

図2–4　イズミルのヤフードハーネ（現在はホテルとして運用）

Bayraklıといった地域に住宅が新設され（図2―5）、住民が移されたことで過密状態はある程度解消されたと反論したが、[63] 同時期に増加の一途をたどった移民・難民を背景に、貧困層の過密居住の問題は衛生対策の焦点であり続けた。[64] 一九一一年のコレラ流行の際には、所有者の増収のために「理論上二〇〇人を収容できないヤフードハーネに七五一人が居住」しているとして、過密状態がコレラ流行の一因に挙げられている。[65]

また、ヤフードハーネに居住した貧困層の職業の一つであった屑屋も衛生対策の焦点となった。シェムセッディン・サーミーの辞典で「通りやゴミ山で襤褸《ぼろ》（paçavra）や布（bez）などの切れ端を集め、紙工場への納品のために売る人」[66] と定義される「襤褸屋（paçavracı）」については、紙の原料としての襤褸の国際的な需要の高まりが先行研究で指摘されている。それによると、一八世紀中葉から一九世紀前半の製紙工程の機械化が紙の生産量の飛躍的な増加をもたらした結果、原料となる襤褸の需要も高まった。襤褸は国際的に高い需要のある物資となり、欧米諸国が競って襤褸供給地としてオスマン帝国に進出を試みた[67]（図2―6）。同時に、中古品であり、ときにゴミ山から収集される廃棄物である襤褸は、素性の不明さやそれが発する悪臭から、当然ながら衛生上の懸念があり、自治体や医師、そして住民によって危険視された。例えばアイドゥン州衛生監察官による衛生規則では、以下のように言及されている。

ヤフードハーネにおいて襤褸や骨（paçavralar kemikler）を集めて乾かした後、ほかの場所にある商店に持って行かれ、襤褸が嫌な臭いを常に街区の中で発している。コレラなどの伝染病は概して襤褸によって速く容易に拡散するため、街中で襤褸や骨を集めることは決して認められない。[68]

同様に、一九〇六年の『調和』に掲載された自治体からの公示でも、「一部の人が些細な個人的利益を確保」するために、「あちこちから集めえた襤褸、骨、これに類する腐敗物（paçavra, kemik ve buna mümasil mevadd-ı müteaffüne）を地域内のあちこちに作った倉庫に保管・搬入しており、これらから発せられる腐臭によって地域の公衆衛生を破壊していること」が述べられ、これの禁止と物資の接収が告知されている。[69]

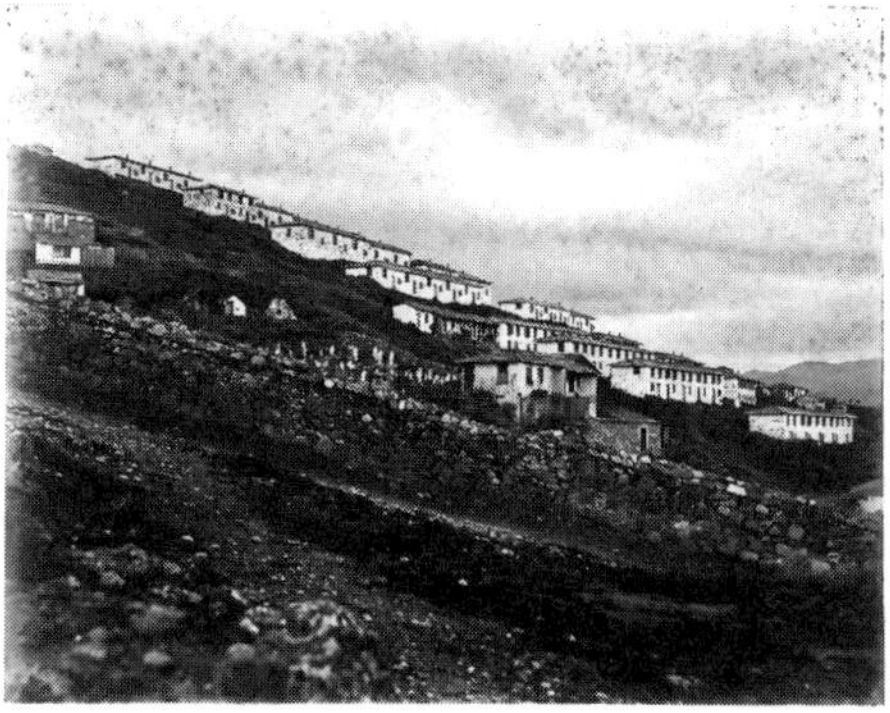

図2-5　ハリル・リファト・パシャ州知事期（1885–86, 1889–91年）にカディフェカレ周辺に新設された72棟からなる移民用の住宅

しかし自治体にとって襤褸は、単に衛生上の脅威というだけではなかった。市内清掃に責任を負った自治体は、回収物の転売から収入も得ていた。市内清掃業者の募集広告でも、「捨てられたゴミは肥料やその他の形で、あるいはどのような名目でも、その販売に請負人が介入することはなく、これについての権利はすべて自治体に属する」とある。[70] 一三〇三年（一八八七年）の第二区の収入表においては、「襤褸と骨からの収入（paçavra ve kemik hasılatı）」が二万七七四〇クルシュで全体の一・八％を占めた（表2―1参照[71]）。一三二五年（一九〇九年）の予算案では、「襤褸と骨、その他の収

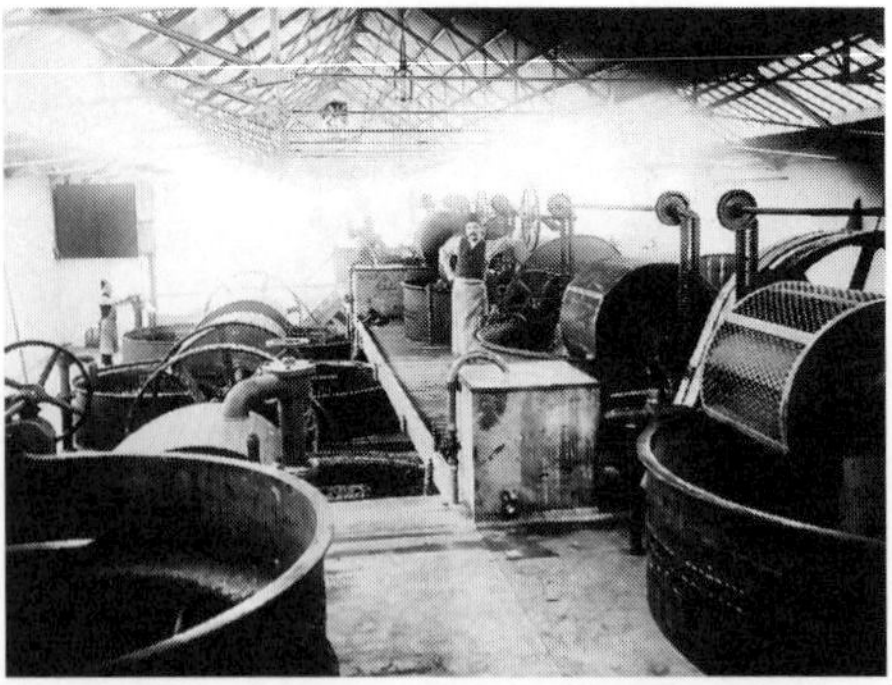

図2-6　イスタンブル・ベイコズの襤褸加工工場
（Hamidiye Kağıt Fabrikası）

入（paçavra ve kemik ve saire hasılatı）」が一二万四〇〇〇クルシュで全体の三・五％というように、軽視できない割合となっている（表2―3参照）[72]。一三二八年（一九一二年）の予算案では、「襤褸と骨からの収入（paçavra ve kemik hasılatı）」が四〇〇〇〇クルシュで全体の約〇・八％と減少したが[73]、前年のコレラ流行の影響を受けたと見るのが妥当だろう[74]。

イズミルの襤褸は、自治体と外国商人の間の抗争も招いた。例えば、オーストリア国籍のエミル・ロレンツという人物が、「都市の中の通りで骨と襤褸を集めさせ、自身の店に貯蔵している件について、自治体によって妨害が行われている」との苦情を、領事館を介して行った[75]。イズミル市が襤褸と骨の取引の独占的権利をアフラレティなる人物に与え、それを根拠にロレンツの倉庫に保管されていた襤褸と骨を押収したと主張するオーストリア領事は、自由貿易の原則に反するとして抗議した[76]。他方で自治体側は、ゴミの回収は法的に自治体が負うべき職務であり、これによって得た物資の転売からの収入は市内清掃費の補塡に充てられること、自らの雇用人あるいは委託業者を通じてこの職務を行っていること、そして自治体や委託業者からの襤褸や骨の購入を妨げるものではなく、あくまでも外国の商人による自身の雇った労働者を使った襤褸や骨の回収を禁止するものと反論した[77]。

このように、自治体にとって無視できない収入源となっていた襤褸は、その輸出で儲けようとする外国商人との奪い合いとなっていた。そのことを踏まえると、襤褸や骨などの廃棄物を収集する屑屋業とヤフードハーネでの保管の禁止を命じた衛生規則も、国際市場において需要のある商品の仕入れ競争の文脈に位置づけることもできるだろう。自治体の重要な収入源であった襤褸や骨は、単に衛生上の脅威であっただけでなく貴重な収入源でもあるという、自治体にとって両面的な性格を持つものだった。

三　自治体・住民・ジャーナリズム――公衆衛生と世論

新聞による清掃の要請

これまで論じたように、都市自治体の職務の中でも公衆衛生対策は特に重要な位置を占めた。それは、都市自治体の設置と各自治体への医療専門職の任命を通じて、地方社会に近代医学に基づく医療・衛生行政の普及を図る近代オスマン帝国の政策と不可分の関係にあった。自治体行政は、住民に衛生規則を守らせ、公共空間や住宅、市場の衛生管理を行い、第四章で見るように市行政医は、ときに強制力を伴って、予防接種を普及させた。地方自治体は市内清掃や居住環境の改善を通じて、都市を清潔で近代的な空間に変容させるとともに、さらに新聞などを通じて発せられた公示や衛生規則は、市民生活全般を衛生という規範に適合させていった。しかし、一旦《いったん》社会にこうした仕組みが誕生すると、自治体による公衆衛生対策はむしろ住民の側から強く要求され、新聞を通じて度重なる批判を受けるようになった。ときには新聞上で展開された公論がインフラ整備を促すことさえもあった。つまり、近代オスマン社会における医療・衛生体制の整備の問題は、単に上から押しつけられて普及したと見るだけでは十分とは言えず、住民側の要求がその実施を急がせた点にも注目すべきであろう。例えばイズミルの地元紙は、特定の街区の不衛生状態と清掃の必要性を述べた上で、以下の例に典型的に見られる自治体への対策要請の記事を日常的に掲載していた。

（要求するのが）これで四回目だが、ナマーズギャーフ Namazgah 地区にあるクルシュンル Kurşunlu ジャーミーのトイレ（hela）は未だに清掃されていない。このトイレのある場所は、一方はジャーミーに、他方はマドラサに隣接する。このようなジャーミーとマドラサの間に腐敗した場所があることも、当然適切ではない。聞くところによれば、このトイレ（abdesthane）の清掃のために周辺の組合から集金したのにも拘わらず、仕事を放置しているとのことである。自治体が清潔さに気を使うように注意を促す[78]。

こうした自治体の衛生業務への批判の一例として、一八八九年にイズミルでマラリアが流行した際の新聞と自治体との応酬を見てみたい[79]。一八八九年八月一三日の『奉仕』において、自治体は以下のように批判され、感染症拡大への責任を問われた。

今から三、四ヵ月前に自治体に不満を述べた際、あちこちで見られたゴミや汚物が周囲で病気を引き起こすだろうと書き、この責任を自治体に求めた。〔……〕初めに述べたように、伝染病の発生は地面の汚物が何ヵ月も悪臭を発していること、街路や隊商宿にあるトイレの不潔さに起因しているのは疑いようがない。このような場所では鼻をふさがずに通行することは不可能である。イキチェシュメリキ・ジャーミーの中庭のトイレが溢れ一帯の空気が我慢ならないほどに腐っていて、それ自体が病気を引き起こすと書いたのに、未だに掃除がなされていない[80]。

記事によれば、自治体から「管区内では取るに足らない日常的な熱病（adi sıtma）以外は存在しないが、有志の医師を任命することで必要な治療を提供している」と返答があった。これに対して新聞は、何千人もの人が発熱で倒れているにも拘らず感染症が存在しないと主張するのは不適当であり、また、そうであるなら医師の任命自体も矛盾すると反論した。[81] 地元紙は感染症であるマラリアの流行を指摘するが、自治体は「日常的な」発熱を主張する構図である。自治体の説明を調査し対策を講じるため、州知事の命で州衛生監察官とムスリム慈善病院長、その他の医師からなる臨時の委員会が設立された。[82] こうした中で、自治体は住民に対するマラリア予防規則の新聞および街区への掲載、市内清掃への注力、新たに有給の医師の雇用と診療所として薬局の指定を行った。[83] この応酬は、自治体が市内清掃に乗り出したことで収まり、最終的に新聞は自治体の対応を称えた。

自治体は日曜日以来、市内清掃を〈高い熱意で〉継続している。多くの塵芥収集車がイズミルの中に広がり、ゴミが即座に消え始めている。昨日の夕方、ケメラルトゥ通りは本当に清潔だった。また、病気への対策として〈石炭酸〉が散布された。何と感謝すればよいか！　常に地域清掃にこのように注意を払っていれば、批判されないというのに。私たちは誰かと敵対したいわけではない。私たちの目的は正しさ（doğruluk）である。[84]

この事例に見られるように、新聞は自治体による対策の不十分さを非難し、対策の強化を要求した。無論自治体への批判は衛生対策に限られないが、公衆衛生に関わる批判は最もよく見られる論点である（図2―7）。結果として自治体による市内清掃業務が一時的にでも徹底されたことは、「下からの」要求によって公衆衛生対策が強化された典型的な例と言えよう。

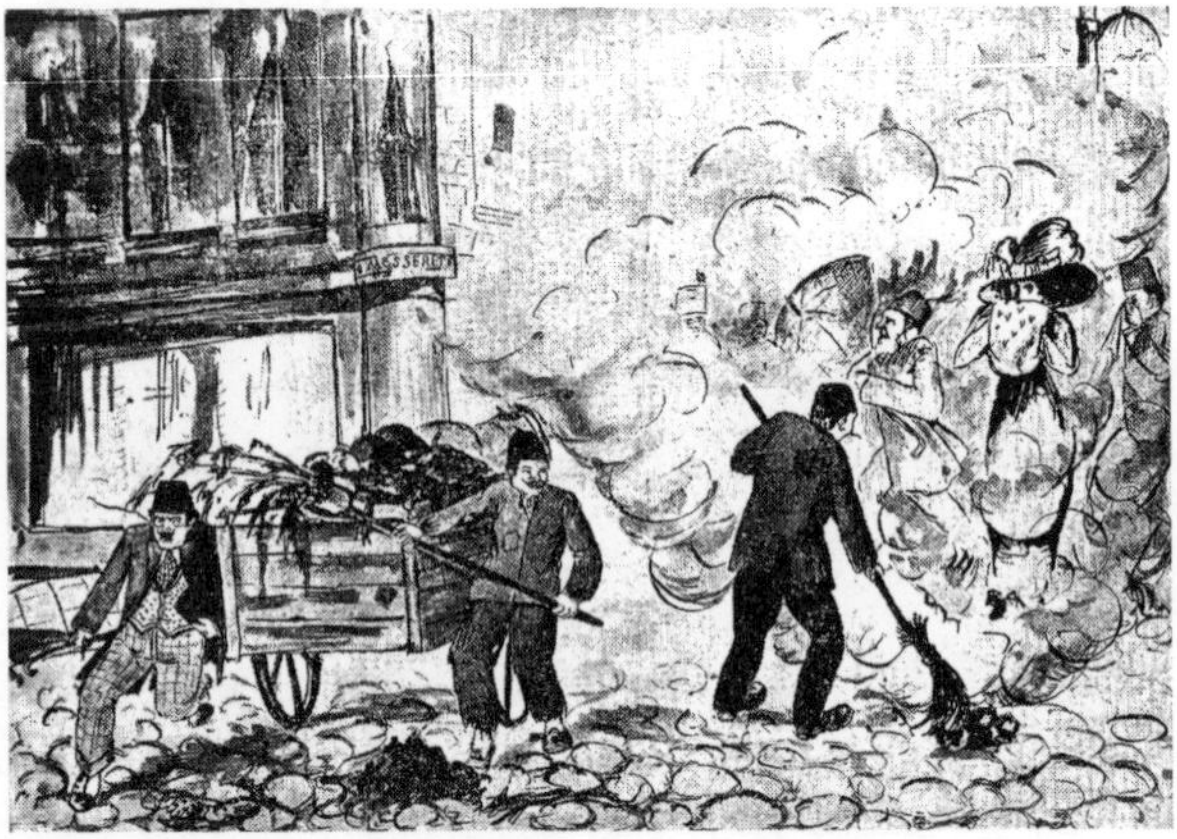

図2-7　自治体の清掃方法を非難する諷刺画（イスタンブル）
自治体は平等（müsavat）を最大限尊重する。ゆえに、地面と同じくらい空中にも埃と細菌がなければならない。

上水道整備をめぐって

近代イズミルにおける都市インフラは、多くの場合ヨーロッパの企業家の利権争いの場となり、これを通じて整備された。[85]上水道も例外ではなく、一八九〇年代にイズミル東部のハルカプナルを水源とする近代的上水道整備計画が立ち上がり、最終的にベルギー資本の手に渡った（図2―8）。しかしここでは、近代オスマン都市において近代的上水道が整備される過程を時系列的に紹介することはしない。[86]そうではなく、二〇世紀初頭に新たに形成された「高台地区」の水不足問題に対する住民の行動に着目し、清潔な水インフラ整備という近代都市を象徴する事業において、組織的な運動を展開した住民側からの強い働きかけや新聞を通じた世論の後押しがあったことに注目したい。

すでに述べたように、二〇世紀転換期のイズミルは、ヨーロッパ側の旧オスマン領からの移民・難民を中心とした大規模な人口移動により、都市人口の大幅な増加を経験した。新たにイズミルに移り住んだ人々の一部は要塞跡カディフェカレへと連なる斜面部分に新たな居住区を形成し、都市域が拡大した。少なくとも一八九五年頃までは、カディフェカレ方面はパシャメザルルーウ、ムムジュヌンカフヴェシ、メヴレヴィーデルギャーフ、セラティンオール、カラクユ各地区が都市の周縁領域を形成しており[87]、ワクフによって整備された上水道（以後、ワクフ上水）が水需要を満たしていた。しかしそれ以降、バルカン半島などからの移民の激増によりさらに上部に居住地域が拡大し、短期間のうちに二〇もの地区が新設され、それらは「高台地区（yukarı/ dağ mahalları）」と総称される一帯の一部を形成した（図2―9）。一九一二年頃にはこの諸地区の人口は三万人に及んでいたという[88]。こうした新地区には、ハルカプナルを水源とする近代的上水道どころか、旧来のワクフ上水すら通っていなかった。また標高の高さゆえに配水が困難であり、生活用水の不足が深刻な問題となった。この地域の住民は、わずかな井戸水から水を得るか、わざわざ一時間の距離にある取水口から水を得て生活せねばならなかったという。

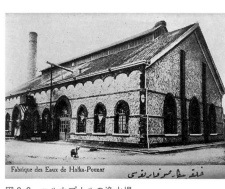

図 2-8　ハルカプナルの浄水場

一九一二年、元イズミル市長アリー・ナズミーが（図2―10）、自身が出版名義人である『調和』の三月二八日の紙面に掲載した高台地区の水問題についての論説に端を発し[89]、自治体と州政府および水道会社に対する上水道延伸運動が同地区で始まった。翌二九日には同地区の住民三〇〇名の署名入りの嘆願書が州知事に提出された。それによれば、同年の干ばつが原因で乾季を迎える前に井戸が干からび、多くの住民が水を入手できる場所への移住を余儀なくされているという[90]。翌月四日には、前日にアイドゥン州衛生監察官が同紙に掲載した各職種向けの衛生規則（第四章第三節参照）に反応する形で、高台地区の住民から州衛生監察官への投書が掲載された。その要点は「この地区にはこれほど掃除をすることはおろか、飲むための水すら――しかもこの時期には――ないので

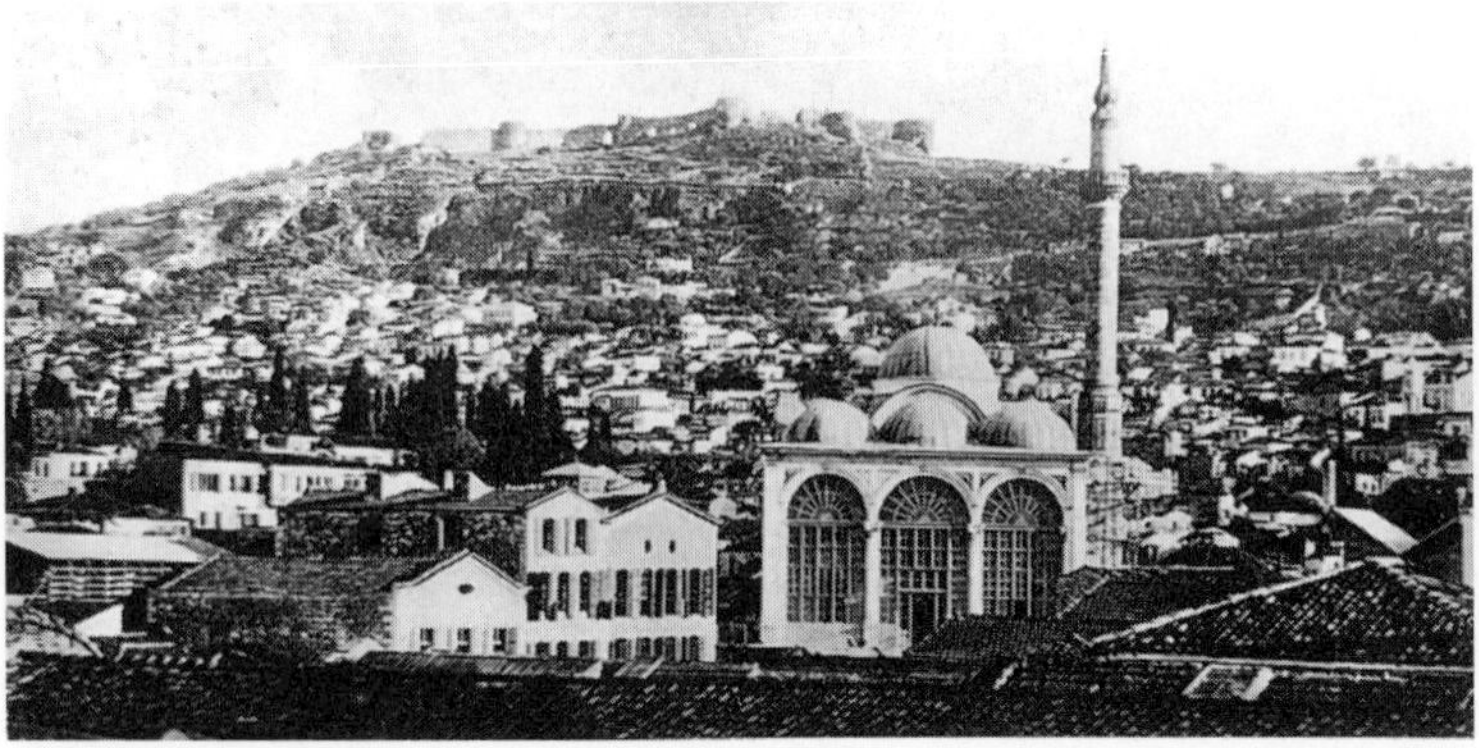
図 2-9　ケメラルトゥのケスターネパザル・ジャーミー方面から見たカディフェカレ

す」という一文に集約される。[91]

高台地区への上水道延伸の最初の障害は契約口数の問題であった。イズミル水道会社の運営するハルカプナル上水を高台地区に引くためには、利益が期待できる契約口数の保証が求められたが、貧しい住民層からなる同地区からは利益が期待できないと目されていた。[92]実際にキャーミル・パシャ州知事期（一八九五―一九〇七年）に同様の試みがなされたものの、事前の契約口数が目標の一五〇〇に対して七〇〇にしか達せず、計画は頓挫したという。[93]四月八日に『調和』に寄せられた投書では、「以前の取り組みが失敗に終わったことは、このような住民の同意がなかったこと、その原因はわからないが、水の利用に需要のある人々の大部分に知らされずに行われたことに起因」し、本来は二五〇〇―三〇〇〇ほどの潜在的な顧客が存在するはずであり、前もって周知徹底すれば目標数は達成可能だと主張されている。[94]

州知事への請願を受けて、州、自治体、そして水会社の代表者を交えた委員会が設置され、また高台地区での現地調査が行われるなど、上水道延伸が現実味を帯びてくると、[95]高台地区での水道契約集めが本格化した。各地区のイマームやムフタル、[96]政治クラブが契約集めに奔走し、地区ごとに契約希望者がまとめられた。高台地区の上水道延伸運動の中心となっていた『調和』は、「高台地区の住民が知るべきは、今、手の中にあるこの機会を逃し、軽く見て気に留めずに振る舞えば、この事業は当然頓挫し、さらに何年も水不足に苦しむ結果になることである」と述べて住民に契約を促し、[97]各地区からの契約の最終的な取りまとめと広報を担った。例えばオルハニエ地区のムフタルであるヘルヴァジュ・ハッジ・ハリル・エフェンディはすぐに同地区から一〇二件の希望者リストを出版局に持参し、今後増加の余地があると知らせ、[98]二日後には四二件の希望者リストを追加で提出した。[99]『調和』も「契約集め、事業の利益の住民への説明において、イマームとムフタルの役割と影響力、説得力は大きい」と、他地区への波及の期待を述べた。[100]四月中旬には各地区の代表者が集まり、契約目標数の割り振りが決められた。各地区の規模と住民の財力に応じて、第一―五スルタニエが四五〇、第一・二スレイマニエが二五〇、オルハニエが二五〇、ドラップルクユが一八〇、第二アズィズィエが一八〇、メムドゥヒエが一八〇、カドリエが八〇、イマーリエが五〇とされ、合計で一六二〇が目標となった。[101]上記各地区で集められ、ムフタルや政治クラブの代表によって出版社へ提出された契約の数は随時新聞に掲載され、半月後の四月二九日時点で七二〇件に達した。[102]

　住民側からの動きが進む中、当局の側では当面の水不足対策が協議された。州行政議会に出席したアリー・ナズミーはハルカプナル上水のうち最も高台地区に近い地点であるバイラムイェリ Bayramyeri からのポンプによる揚水を提案したが、技術的な問題から採用されなかった。代替案として高台地区各所に貯水槽（de-

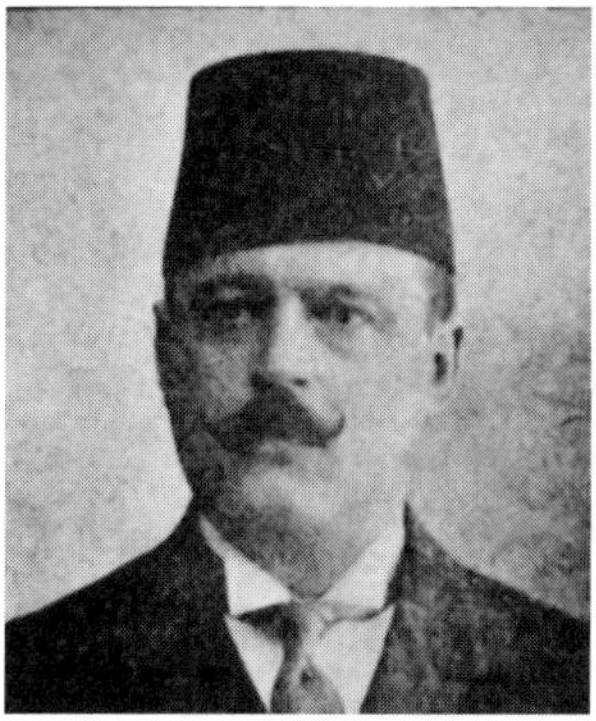
図 2-10　アリー・ナズミー

pozit）を設置し、ハルカプナル上水の取水口から自治体が荷車で運搬する方法が五月末から開始された。[103] しかし『調和』に寄せられた投書では様々な問題が指摘されている。例えばアズィズィエ地区からの投書に、「貯水槽の水二缶（teneke）あたり一メタリキを支払いましょう。こうすれば、（自治体は）対価を得られます。その利点はほかにもあります。現在強欲なことに八―一〇缶分の水を得ようと騒いでいる人も、金銭と引き換えとなれば三缶ほどで満足するでしょう。そうすれば騒ぎは起こらず、貯水槽に近づく勇気のない人々が水を得られます」とあるように、[104] 運ばれる量が足りず奪い合いになっていた。エシュレフパシャ・ジャーミー付近の貯水槽の様子を見た人は、「水運搬車が来るやいなや、水屋が押し合いへし合い水を略奪してどこかに持っていき、お金を取って売っている」ために、「老婦人や子どもが手に缶を持って太陽の下で何時間も待っているのに、最終的に水を得ることはできず、落胆して帰る」と証言している。[105]

こうした当座の策を取りつつ、住民側の働きかけが実を結ぶ形で、その後当局と水会社による高台地区への配水事業は漸進的に進んだ。土地の接収と揚水機の設置、[106] 経路図の作成と事業計画の国からの承認、[107] 水道管や様々な機材の購入、[108] 自治体による道路整備、[109] 水道管設置ルートの掘削など様々な工事と手続きが行われ、[110] 一九一四年の夏頃には高台地区への配水の目処がたったと告げる「吉報」が新聞に掲載されるに至った。[111] この間にも新聞には高台地区の水不足の悲惨さと配水事業の急かせる投書と記事が多く掲載されていた。州知事が批判の声に対して、事業の着実な進捗を説明していることは、[112] 上水事業の推進にあたり、新聞を通じた世論の声が行政に届き、影響を及ぼしていたことを示しているだろう。

このように、日常的な市内清掃はもとより、新たな市街地への上水道の延伸に際しても、住民の主体的な運動と新聞を通じた世論形成が大きな影響力を持った。限られた自治体のリソースを、新たに形成された貧困地区の水問題の解消に向けさせ、上水道の延伸という成果が得られたことは、直近のコレラの流行が喉元を過ぎていなかったことや難民への同情的な世論の存在に支えられながら、ムフタルなどを中心とした街区レベルのコミュニティの主体的な取り組みによるものであった。このことは、人口や国力への関心に根ざした中央集権的な近代国家による医療・衛生体制の地方への浸透も、結局は現実の地方社会のダイナミズム抜きには論じえないことを示していよう。

第三章　新たな医学知と衛生対策の変容

——二〇世紀転換期イズミルにおけるコレラ流行

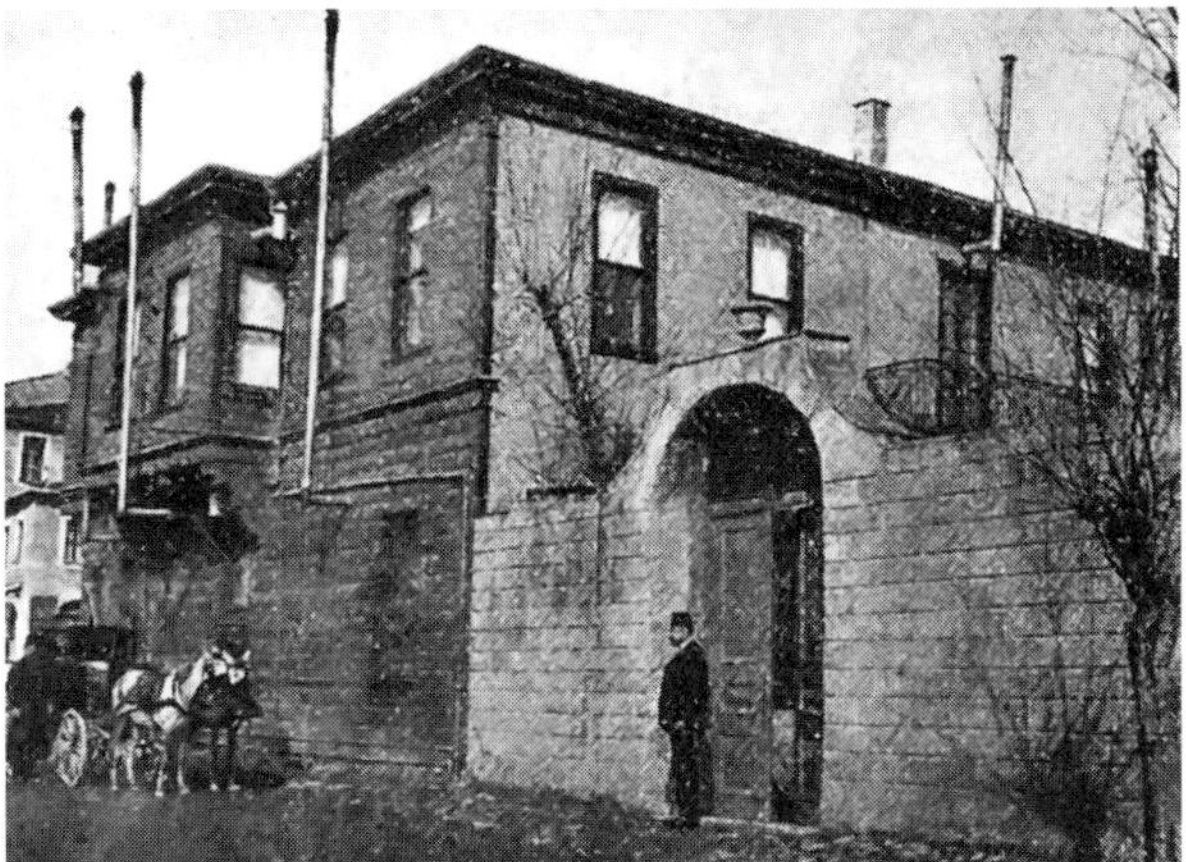

帝国細菌学研究所
1893–95 年のコレラ流行を契機にフランスのパストゥール研究所の協力で設立された同研究所は、オスマン帝国における細菌学研究の中心地となった。

本章では、細菌学という新たな医学知の受容によりオスマン帝国都市における感染症対策にどのような変化が生じたかを考察する。扱う事例は一八九三年と一九一〇―一一年にイズミルを襲った二度のコレラ流行への対策である。近代都市史の文脈においてコレラは、衛生改革や都市基盤の整備と深い関わりを持つ。一九世紀を通じて世界各地で流行したコレラは、都市の上水道の汚染が感染拡大の一大要因となる経口感染症であることから、同時期における都市行政および公衆衛生の改革の引き金となった。オスマン帝国では、国家の近代化がコレラの世界的流行と同時期に進行したことから、都市行政の改革もそれに大きく影響を受けた。しかし翻《ひるがえ》って、都市開発とコレラの関係が近代都市の発展という目的論的な語りと結びつき、あたかも上下水道の整備が当時の専門家や行政官にとり自明な選択肢であったかのように見られてきたことも否定できない。その一方で、政府や自治体、現地の医師など、衛生政策の中心となった諸主体によって、感染症の性質や原因がどう理解され、対策にいかに反映されたかという基本的な問いには十分に検討が加えられていない。つまり、現在の科学知から見た「合理的な対策」を前提に過去を顧み、その「達成度」からオスマン帝国都市における対策の「成否」を判定するという視座から脱却できていないのである。[1]

防疫対策は、各国、各地方の現実的事情を踏まえた試行錯誤の中で実践される。また近代的な医学知の移入という共通の参照軸を有するように見えても、そもそも、その科学的根拠となる医学理論自体、当時に絶対的に正しいとされるものは、オスマン帝国のみならず西欧医学界にも存在したわけではない。本章では細菌学の時代におけるコレラを扱うが、その細菌学すら近年の研究では、パストゥールやコッホといった「主役」たちのそれとは違う、ヴァリエーションの多様さと現実の衛生対策への影響力が明らかにされている。[2] この点を踏まえた上で、細菌学などの新たな科学知がいかに受容され、病気という現象がどう理解され、その結果どのような対策が志向されたかという「理論」と「実践」の両面から、近代オスマン帝国における防疫対策の性格が改めて問われるべきであろう。

かかる問題点を踏まえて本章では、オスマン帝国および諸外国の公文書、流行後のコレラ報告書類、そして現地イズミルの諸新聞を史料として、一九世紀末と二〇世紀初頭のイズミルを襲った二度のコレラ流行を検討する。特にイズミルで出版された日刊紙には記者による論説はもとより、当局による様々な発表や公示、医師らの衛生指南、請願や批判を意図した住民からの投書・公開状まで、種々のタイプの記事が存在する。そこに表明されるコレラの病因と対策についての言説の分析を通じ、新たな学知である細菌学が、既存の疾病理解を否定するのでなく、それらに整合するように組み込まれ衛生対策が実践されたことを論証する。

第一節では一八九三年にイズミルを襲ったコレラ流行を中心に、清潔の維持を核とした対策が「悪臭」や「混雑」を病因とする考えに基づいていたことを論ずる。第二節では、その後コレラがイスタンブルに伝播する中で、対策と研究のため西欧から専門家が招致され、オスマン帝国における細菌学受容の重大な画期をなし、また上水道が対策の焦点となるという重大な変化が見られたことを確認する。第三節では、一九一〇—一一年にイズミルで発生したコレラ流行を検討し、細菌学の受容がイズミルでも上水道対策など顕著な変化をもたらしたと同時に、従来の対策が、新たな枠組みに位置づけ直されて継続したことを論証する。

一　清潔・消毒・空気の淀み——一八九三年イズミルにおけるコレラ流行

一八九三年七月にイズミルに上陸したコレラは、八月後半を流行のピークとして、同年一〇月末まで猛威をふるった。[3] 直接の感染経路と目されたのはマルセイユ発バトゥム行きの蒸気船で、船内でコレラ患者が複数発生、死亡した後、イズミル近郊のクラゾメン検疫所に到着した（図3―1）。船内の消毒や患者の隔離、一定期間の停留といった所定の措置が取られた。しかしそこからどのように都市部にまで広まったかは明確でなく、[4] その病気がコレラか否かについて、中央政府と地方政府間、また新聞を中心とした世論でも論争が巻き起こり、大きな混乱が生じた。

確かにこの時代、下痢や嘔吐を伴う季節病かコレラかの判断は、医師ら専門家の間でも論争を呼ぶものだった。コレラ菌が発見されたとはいえ、検査技術や器具が広く普及しておらず、

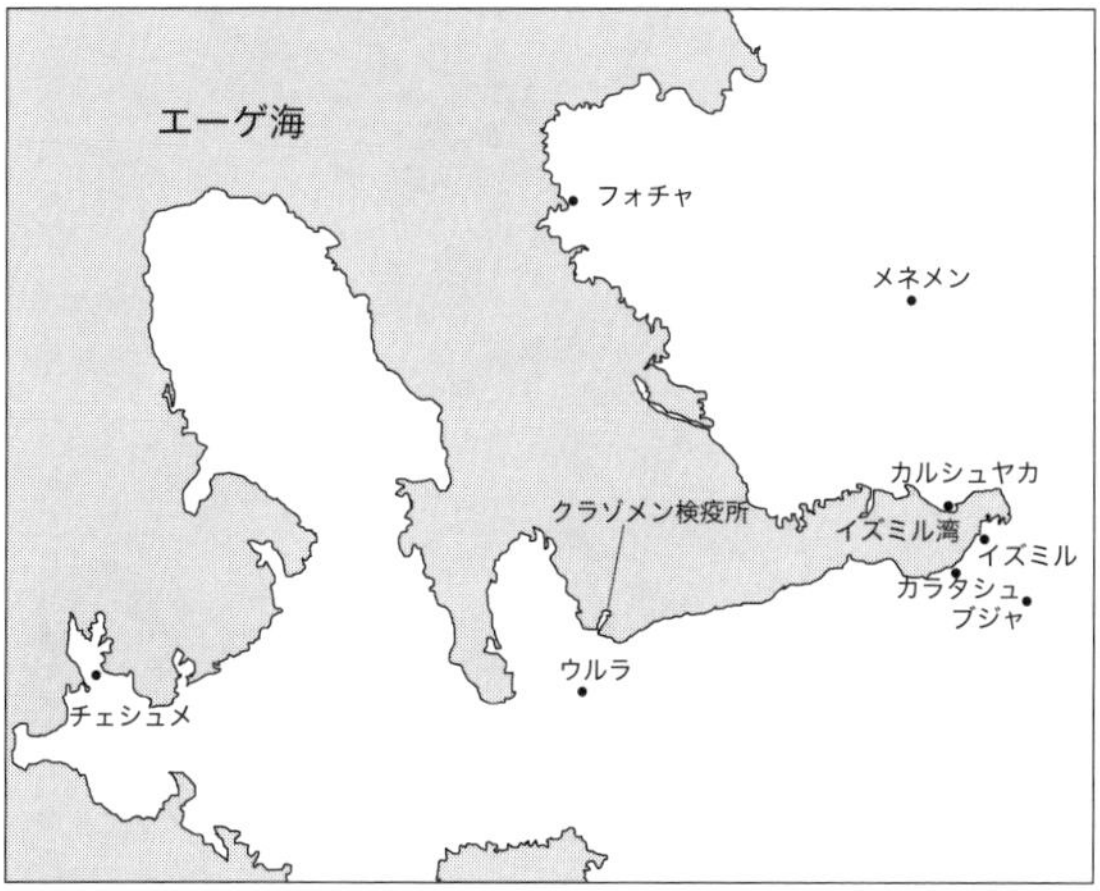

図 3-1　クラゾメン検疫所

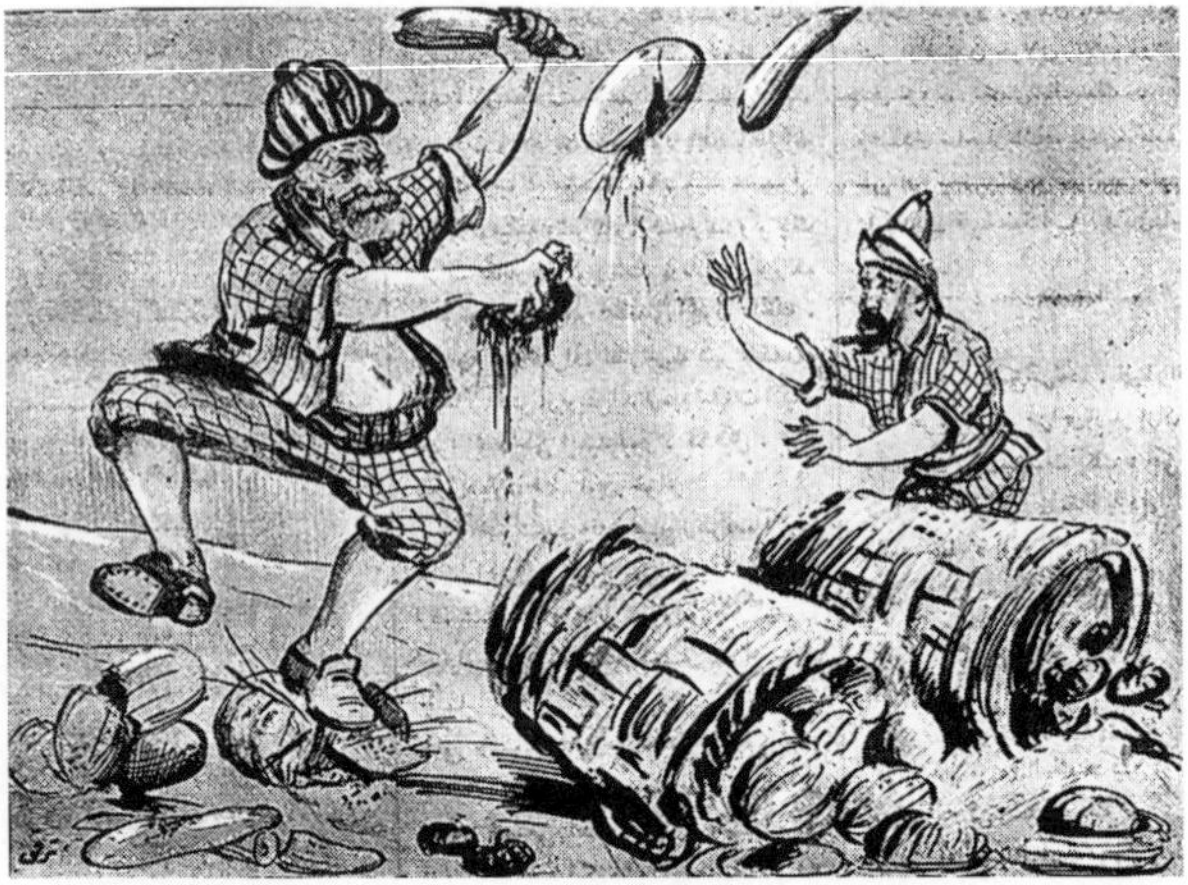

図 3-2　行商の売るメロンやキュウリの破壊こそがコレラの特効薬
「こいつらをこうやってバラバラにすれば、誰も見つけて食べられず、病気もなくなるだろうよ」

病状と流行具合から判断されたからである。報告を受けた中央政府は、「症状がコレラに似ているため、現地の医師たちは現況を疑っているが、今日まで発生した以上の事例がアジア・コレラであるかどうか、医学的見地からは断定できない」とし、「毎年この時期にイズミル特有の、暑さと腐った果物の摂取から発生するこの手の病気が見られ、多くの死因となる」ことや、こうした季節病には「ノストラス・コレラと呼ばれるコレラも存在するが、感染性でないことから限定的である」ことを踏まえ、対応に慎重な姿勢を示していた。[5]

　しかし、その後状況は「非常に疑わしい（pek şüpheli）」とされ、[6]コレラか否かの断定を待たず、一八九三年七月二六日以降イズミル湾から出港した船舶の一〇日間の検疫、また鉄道により内陸部へ向かう乗客に対する医師の診察が決められた。[7]世論でのコレラ論争が止まぬ中、イスタンブルより衛生総監のコチョニー Koçoni や化学者長のボンコフスキ・パシャ Bonkowski Paşa らが加わり、現地の医師や都市自治体とともに対策に乗り出した。[8]取られた対策の特徴を端的に言えば、「清潔」の維持であった。街路や市場、宿などの公共の場所が石灰や石

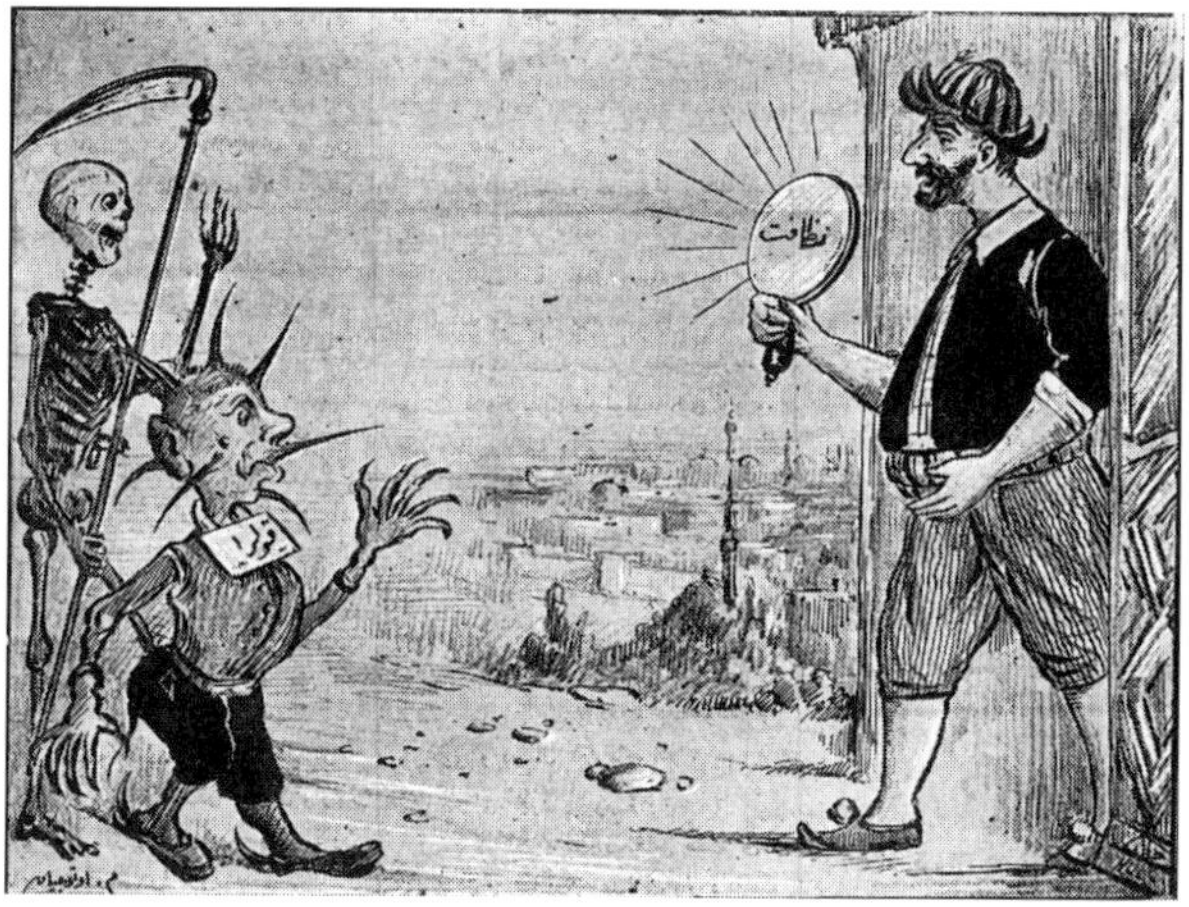

図 3-3　清潔こそコレラへの最善の対策
「おい、それ（清潔 nezafet）を私に向けるな。私はそれがある場所に入れないんだ」

炭酸、昇汞《しょうこう》によって消毒された。また路上で売られるスイカやメロンが地面に直に置かれないこと、食肉や果物類の鮮度が厳しくチェックされた（図３―２）。こうした対応はコレラに限らず、当時の衛生対策の典型である。

清潔さは、一九世紀末のイズミルにおける病気と健康の文脈では決定的な要素であり、同時期の地元紙『奉仕』が「公衆衛生が良好に保たれる手段として、清潔さが最も重要であることは今日では一般の了解となっている」と言うように、[9]自治体や州衛生監察官による警告や衛生規則の類や、逆に新聞や住民が自治体に向けた批判の中でも常に清潔さが強調された（図３―３）。一九〇六年出版の一般向け衛生雑誌『衛生』においても「〈清潔であろう Temiz Olalım!〉。衛生（hıfzıssıhha）のあらゆる原則を端的に明示する標語（parola）は清潔さ（nezafet）である」とあるように、[10]少し時代が下っても変わらないが、その原理的理解には本質的な相違が見られる。

一八九三年にイズミルでコレラが流行した頃、「不潔」と病気との間の因果関係は、例えばそこから発する悪臭などに帰せられていた。[11]つまり、汚染された空気を病因と見なすミアズマ説の範疇にあった。[12]例えば一八九〇年に州衛生監察官から出された衛生規則でも、七項目列挙

表 3-1　1893 年イズミル・コレラ罹患・死亡統計

	罹患者数	死亡者数	罹患率（人口）
ユダヤ教徒	304	211	1.69 %（17,943）
ギリシア正教徒	119	101	0.19 %（61,044）
ムスリム	102	76	0.13 %（79,744）
アルメニア教徒	15	11	0.21 %（7,167）
カトリック教徒	7	6	0.80 %（871）
合計	574	405	0.26 %（219,621*）

*51,247 人の外国籍住民に加え、その他マイノリティを含むイズミル郡の人口。イズミル市街地（nefs-i İzmir）の人口は 156,067 人とされるが、共同体別の人口のデータは州年鑑にない。市街地の人口から算出した罹患率は 0.36 %。

された内容のうち五つが何らかの形で、風通しの良さ（havadar）や悪臭（rayiha-ı kerihe）、腐臭（taaffün）に言及がある。[13] 飲料水の煮沸などの注意はあったが、上水道そのものが対策の核に位置づけられたわけでないことは、次節で見る同年のイスタンブルでの流行や、第三節で検討する一九一〇年から一一年のイズミルでのコレラ流行時の対策と明確に異なる。

最も被害の大きかったユダヤ教徒居住地域でも（表3―1）、街区や市場の清潔維持、消毒薬や石灰の散布が実施されたが、[14] 中でもヤフードハーネの居住環境、特に居住者密度の高さによる「混雑」が問題視され、カラタシュ Karataş やコカルヤル Kokaryalı など郊外に設置されたテントに一部の家族が移動させられた。[15] 特定集団の遠隔地への移動は、必ずしも病人の「隔離」でなく、「混雑の緩和」を主眼とし、混雑とコレラ罹患の関係は、人の過密による空気の淀みが病気の原因となるという見方により説明された。その点では、やはりミアズマ説に近い理解に即した措置と見なすことができる。前章で見たヤフードハーネの「屑屋」についても、州衛生監察官による衛生規則の中では、襤褸の発する悪臭が感染症の一因だという見解が示されていた。[16] このように、一八九三年のイズミルで発生したコレラへの対策は、清掃や消毒による不潔の除去や、混雑の解消が中心的なものだったが、コレラ罹患と不潔の間の因果は、汚物への直接の接触以外にも、臭いや空気の状態によって説明された。

臨時の衛生委員会による個々の住民へのコレラ対策指南では、疲弊、発汗後の身体の冷え、酒類や冷たい飲物の過剰摂取、未熟・過熟の果物を避けること、飲料水の煮沸が挙げられている[17]。市行政医エドヘムによる衛生指南では、病気の恐怖や暴飲暴食、過度の飲酒、湿気のある場所、夜ふかし、身体の衰弱に注意すること、食べ物では未熟過熟の食物やスモモ・キュウリなどの生食の果物やレモネード、アイスクリームへの注意のほか、消化不良の原因となるポアチャ（惣菜パンの一種）やボレキ（トルコ風パイ）などを避けることが推奨された[18]。

二　細菌学受容の加速——一八九三—九五年イスタンブルにおけるコレラ流行

イズミルでの流行の後、イスタンブルでもコレラが流行し、一八九五年まで断続的に継続した。この流行の中で、対策と研究のために西欧の専門家がイスタンブルに招致された。このことは、オスマン医学界にとって細菌学受容の画期となったが、同時に当時の仏独の関係に見られるような、列強間の競争という近代国際関係を象徴する側面も有した[19]。また自身の先取性を内外に示そうとするアブデュルハミト二世の立場から見れば政治問題でもあったし[20]、さらにどの医学派の見解を採用するかによって対策費が違う——下水道の整備は大規模な予算が必要だが、消毒や殺菌は安上がりである——ことを考えれば、財政問題の側面も有した。ゆえに、コレラ対策や西欧医学の受容は、単に知識や技術の近代化というだけでなく、近代オスマン帝国にとってすぐれて政治・財政的な問題であった。

オスマン帝国における細菌学の第一歩は、狂犬病ワクチンの視察にパリのパストゥール研究所を訪問したゾエロス・パシャらが、一八八七年の帰国後に帝国医学校内に設立した研究所である。九一年には医学校、九三年には獣医学校でも細菌学講義が始まった[21]。

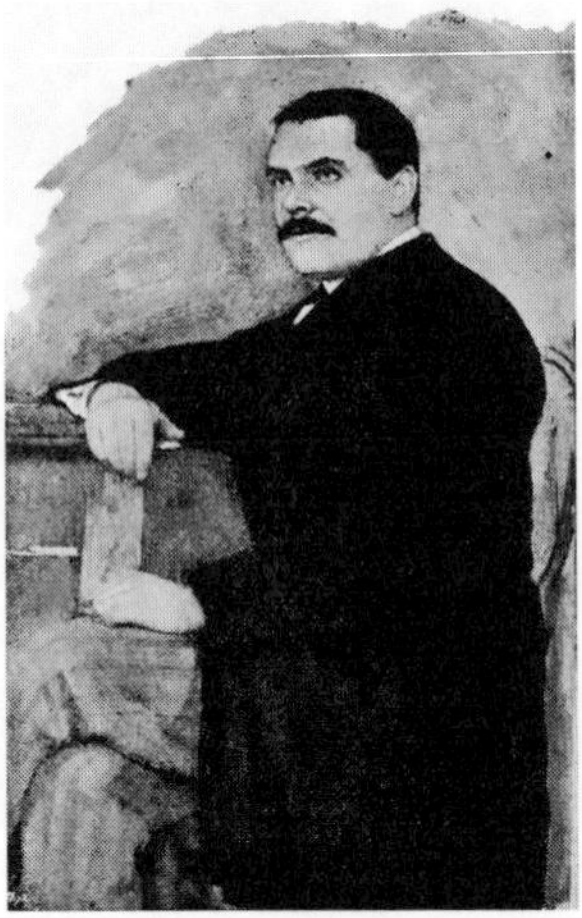
図 3-4　モーリス・ニコル

一八九三年、イスタンブルでコレラが流行すると、アブデュルハミトは、フランスのパストゥール研究所からアンドレ・シャントメス André Chantemesse を招致し、コレラの調査と対策案の策定を依頼した。彼の帰国後、弟子のモーリス・ニコル Maurice Nicolle（図3―4）に仕事が引き継がれ、帝国細菌学研究所の設立と運営にも携わった。また、オーストリアからユスティン・カルリンスキ Justin Karlinski、一八九五年にはドイツからルドルフ・エンメリヒ Rudolf Emmerich を招致した。[22] こうして、自身の治世を通じて初めて帝都でのコレラ流行に直面したアブデュルハミトは、複数の国から招いた専門家への諮問を通じて、最善策を模索した。

パストゥール研究所のシャントメスやニコルは、消毒による細菌除去と、上水道の清浄化による感染症拡大防止を重視した。提言を受け、一八九三年にゲディクパシャ、九四年にトプハーネとウスキュダルにそれぞれ蒸気消毒所（tebhirhane）が設立され、運用が開始された。[23] 飲料水に関しても、上水道の水質調査が実施された。[24] 九四年四月には、上水や患者の吐瀉物の細菌検査のために研究所が設立され、以後、帝国細菌学研究所としてオスマン帝国における細菌学研究の中心となった。ニコルは一九〇一年に帰国するまでその所長を務め、調査を継続するとともに、細菌学講義もここで行った。その後、所長職は狂犬病研究所所長であった仏人医師ポール・レムリンゲル Paul Remlinger に引き継がれた。[25]

他方、ドイツのエンメリヒは、マックス・フォン・ペッテンコーファー Max von Pettenkofer の弟子である。

コッホの説への反駁《はんばく》のためのコレラ菌自飲実験で知られるように、細菌に関する彼らの理論は医学史の「主流」とは異なる。その学説を端的に言えば「多原因病因説」である。つまり、細菌（x）の存在は認めるが、それだけで病気にかかるわけではない。細菌が他の要因（y）と合わさり、（z）となり大気中に放散して人体に入ることで初めてヒトは病気を発症すると理解される。[26] したがってエンメリヒの見解では、上水道はコレラ罹患の決定的な原因とはならず、むしろ他の要因（y）の除去が重視される。具体的に彼がコレラ発生地の観察を通じて指摘したのは、イェニキョイのトイレと下水道の配管不備による隣接する井戸の汚染、イスティンエの小川の混濁、トプハーネの屠畜場の非衛生状態、スィルケジのあばら家に住む移民たちの流す汚水、都市の各所に見られる未舗装路に生じる水たまりなどであった。そして彼が示した対策は、近代的下水道の整備や水はけのよい舗装の整備、郊外での大規模な食肉処理場建設による、市内各地に点在する屠畜場の一元化などであった。[27]

結局採用されたのは、細菌学研究所の開設、消毒所の設立、対策を取りまとめる防遏委員会の設置、そして飲料水の改善といった対策であった。[28] 飲料水は上流のベオグラードの森やキョムルジュ、バーチェジキ地域の村々の接収と住民の移住や、[29] 砂ろ過器の設置によって改善が試みられた。[30] 他方、エンメリヒの諸対策は採用されなかった。これは、彼の学説自体が支持されなかったというよりも、むしろ対策費の高額さに起因するものであった。[31]

以上のように、オスマン帝国における細菌学の受容は、一八九三年から九五年のイスタンブルでのコレラ流行の過程で複数の国から専門家を招致したことを画期とする。対策を模索する中、結果的にシャントメスやニコルの案が採用された背景には財政的な事情があったが、ここでの経験は、以降の帝国諸都市での対策にも生かされることになる。

三　対策の変容と継続——一九一〇—一一年イズミルにおけるコレラ流行

流行の展開

一九一〇年、イズミルは再びコレラ禍に直面した。細菌学の受容と帝都での経験は、二〇世紀初頭における一地方都市の病気と健康の考え方と、防疫対策のあり方を一変させただろうか。まずコレラの流行の過程を手短に見ておこう。流行の経路は、ロシアの黒海沿岸地域よりオスマン帝国の黒海沿岸都市にまず拡大した[32]（図3—5）。一九一〇年の七月半ばにロシアから陸路を通じてエルズルムへ、同年八月末にヴァンを襲った。九月半ばには、ロシアから今度は海路でトラブゾンへと拡大し、そこからサムスン、アマスヤ、メルズィフォン、ズィレ、トカト、スィヴァスといった周辺地域へと流行は広まっていった。帝都イスタンブルへも同年九月初頭に伝播し、ガラタでのコレラ患者発生に端を発して、市内各地に広まった[33]。

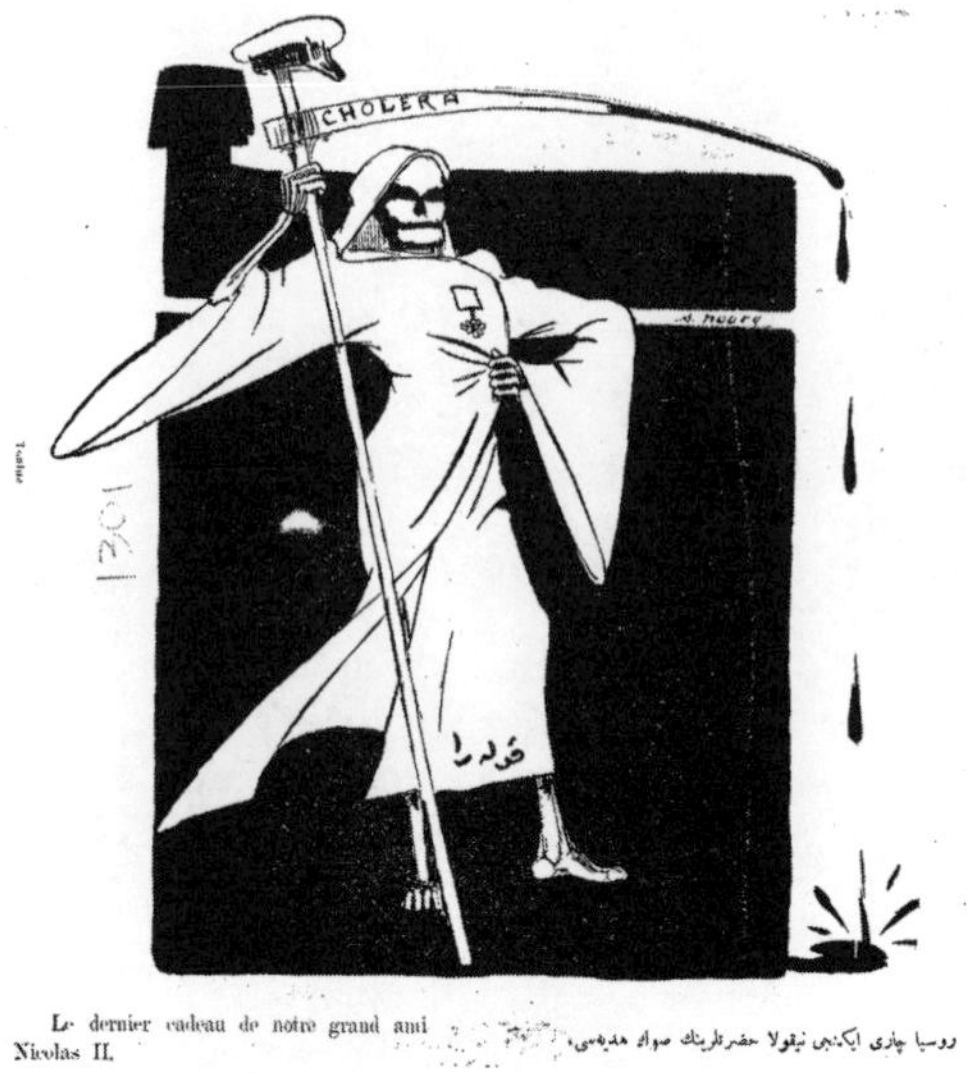
CHOLERA
Le dernier cadeau de notre grand ami Nicolas II.
図 3-5 「ロシア皇帝ニコライ 2 世の最近の贈り物」

同年一一月からのイズミルでの流行は、バシュドゥラクでのコレラ患者に端を発すると思われる（図3—

6）[34]。イスタンブルから到着した一三歳の少年が体調不良を訴え、薬局で前州衛生監察官ヒュスニュの診察を受けた。症状からコレラが疑われたため当局に報告され、宿の一時閉鎖、本人と母、接触のあった人の隔離、公衆浴場の用具一式の消毒といった対策が取られた[35]。翌日の顕微鏡検査でコレラは否定されるも[36]、まもなくバシュドゥラクで小麦業を営む二八歳のユダヤ教徒が発症、検査の結果コレラと診断され、一一月一四日にコレラが公式に発表された[37]。

表 3-2　1910-11 年イズミル・コレラ罹患・死亡統計

	罹患者数	死亡者数	罹患率（人口）
1910 年 9 月-11 年 3 月	354	239	
1911 年 5 月-11 年 9 月	918	555	
合計	1,272	794	0.55 %（231,199*）

* ヒジュラ暦 1326 年（西暦 1908–09 年）の州年鑑に記載のイズミル郡の人口。イズミル市街地の人口は、185,312 人。市街地の人口から算出した罹患率は 0.69 %。

数日後にイキチェシュメリキで六名の新規患者が一度に発生すると[38]、州衛生委員会は医師の増員や隔離と消毒の手続き、救急センターとして各街区の薬局の指定、意見交換会の毎日実施、飲料水の細菌調査など、一一項目からなるコレラ対策を定めた[39]。また罹患者が相次いで発生したイキチェシュメリキ周辺の上水道の調査が行われ、ここでコレラ菌が発見されたため、付近を流れるオスマン・アー上水の断水が決定された[40]。

流行はまず、ユダヤ教徒地区やティルキリキ、イキチェシュメリキに広まった。その後、ボリュクバシュ Bölükbaşı やアルメニア教徒地区でも多くの罹患者が出た[41]。翌年三月頃に一旦収束に向かったと思われたが、同年五月に再び姿を見せ始めた。今度はアヤ・ディミトリ Aya Dimitri やアヤ・ニコラ Aya Nikola などギリシア正教徒地区に始まり、ピークを迎えた同年八月頃にはユダヤ教徒地区で被害が拡大し[42]、九月に収束へ向かった。約言すれば、流行は二つの時期に分けられ（表3―2）、第一期の範囲は都市の南側、すなわち、ムスリムやユダヤ教徒、アルメニア教徒地区に

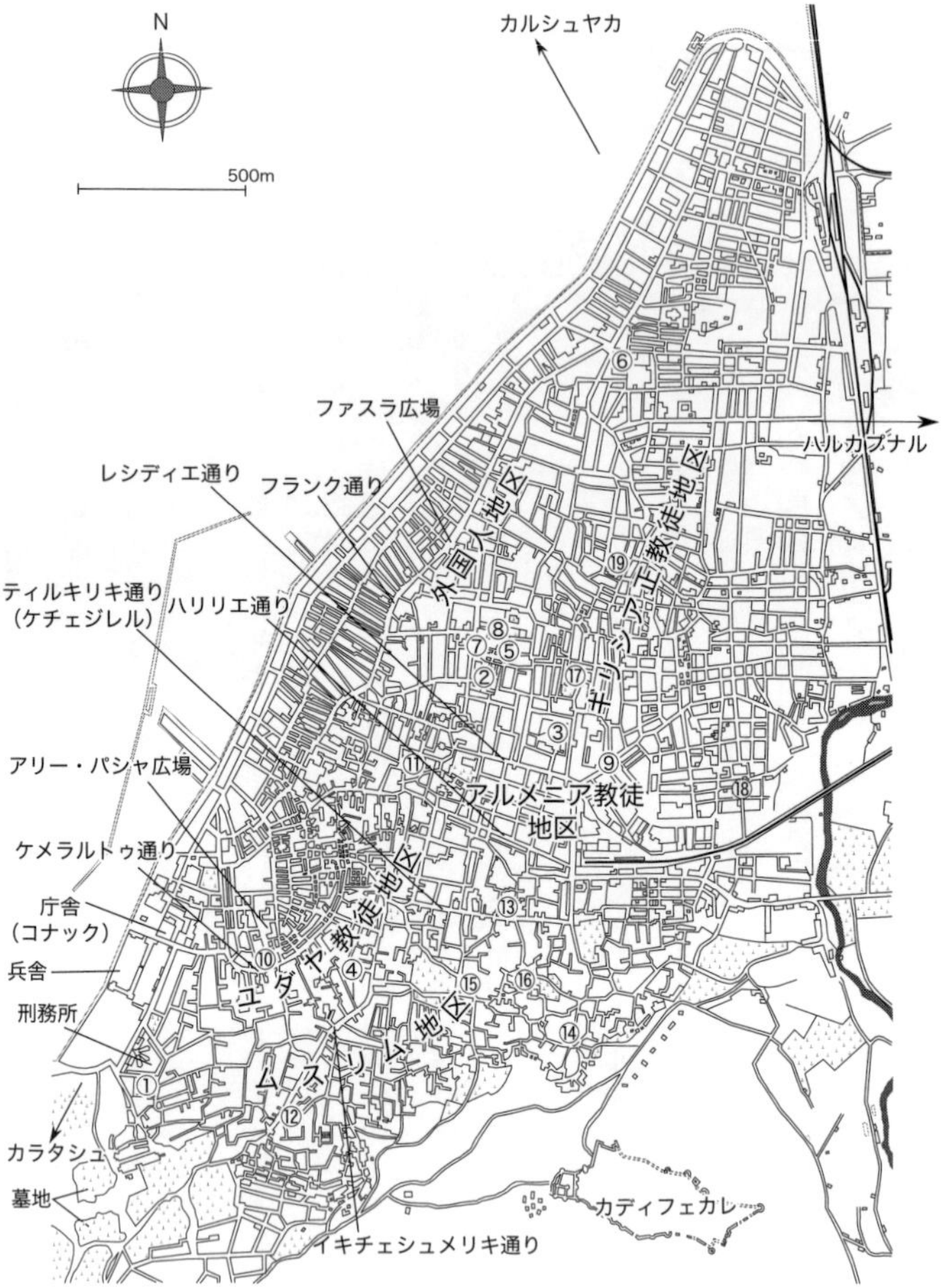

図 3-6　イズミル市街地地図（1910 年頃）

①イズミル・ムスリム慈善病院②ギリシア慈善病院③アルメニア病院④ユダヤ病院⑤カトリック病院⑥フランス病院⑦イギリス病院⑧オランダ病院⑨スコットランド病院⑩バシュドゥラク・ジャーミー⑪ボリュクバシュ・ジャーミー⑫イキチェシュメリキ・ジャーミー⑬ハトゥニエ・ジャーミー⑭セラティンオール・ジャーミー⑮クルシュンル（ナマーズギャーフ）・ジャーミー⑯パザルイェリ・ジャーミー⑰アヤ・ディミトリ教会⑱アヤ・ニコラ教会⑲アヤ・カテリナ教会

限られたのに対し、第二期には都市の広範な地域で流行し、特にギリシア正教系の住民が居住する北〜東側の地域において多くの被害者が出た。

こうした大まかな流行地の傾向や変遷は、コレラ罹患・死亡統計からも追うことができる。と言うのも、一九一〇年から一一年のコレラ流行の際には、罹患・死亡者発生地の住所が細かく記録されたからである。このことは以前の流行からの大きな変化である。それまでの流行では、宗教共同体別の統計、つまりムスリム、ギリシア正教徒、アルメニア教徒、ユダヤ教徒、カトリック教徒それぞれの一日ごとの罹患・死亡者数が数えられるだけだった。他方、一九一〇年から一一年の流行では罹患・死亡者の宗教共同体への帰属は明示されず、その代わりに個人名・住所が番地まで特定・記録される、より具体的な感染発生地特定の試みが見られた。[43]コレラ発生判明直後には「すべての医師は、患者を診た時点から二四時間以内に、患者の名前、病気の種類と、地区、通り、家屋の番地を文書によって都市自治体、または地元の警官、あるいは警察署に知らせることを義務とする」として、罹患地特定の方針が明確にされ、[44]実際に各地元紙には毎号、罹患・死亡者の住所・名前が一件ずつ掲載された。こうした発生地の正確な把握は、以下で検討する当局のコレラ対策方針とも関係するだろう。[45]

コレラ対策の新たな局面——上水道への措置

一九一〇年から一一年のコレラ流行の対策の最大の焦点となり、同時に最も大きな社会の反応を招いたのが水問題であった。上水道への措置はイズミルでの感染症対策の新たな局面であり、患者の利用した上水の推定という点で、細菌検査によるコレラ罹患の早期把握もそれを後押しした。コレラ流行開始後すぐ、一一月一四日の地元紙では住民に向けコレラ予防の心得が説かれているが、都市を流れる三つの上水道について以下の注意がなされている。

街を流れるヴェズィール上水とオスマン・アー上水は危険である。水源がどれほど清浄でも、水道管が壊れ開放されているために、外部の物質と接触し汚染されている。こうして感染症拡大の原因になっている。また、情報によると先日のコレラ罹患者の家にオスマン・アー上水が流れていたことは注意すべきことであり、この水が安全でない証明でもある。ハルカプナル上水は、水道管が鉄製であるため清潔さは保証書付きである。[46]

二日後の地元紙では、州衛生監察官代理と市行政医らがイキチェシュメリキを流れるオスマン・アー上水を調査し、予防措置として一時的な断水を決定したと報じられた。[47] しかし、一月上旬に開かれた医師たちの会合では、コレラ流行の原因について必ずしも衆目の一致するところでなく、断水措置について意見が分かれたため、両上水の細菌調査が細菌学者アヴニー・ムヒイッディンに委託された。[48]

その四日後、細菌調査の報告書が提出された。ムスリム、ユダヤ、アルメニア各地区の八つの取水口が調査対象となり、そのうちハハムバシュ通りのユダヤ病院の取水口、同通りのハイム・ガラジ宅の取水口、そしてランバト通りのヤフードハーネの取水口から採取した水に「コレラ菌が大量に存在することが判明」した。[49] これを受け、一月二二日に両上水の一部断水が決定された。[50] 同年五月に流行が再燃したときにも、イスタンブルより駆けつけた軍医アリスティディ・パシャ Aristidi Pasa が（図3—7）、細菌学者を同行させ、両上水の再調査を行った。[51] 水源が開かれ汚染の余地がある場合や、水道管が破損または明渠《めいきょ》であり異物混入の余地がある場合、断水の対象

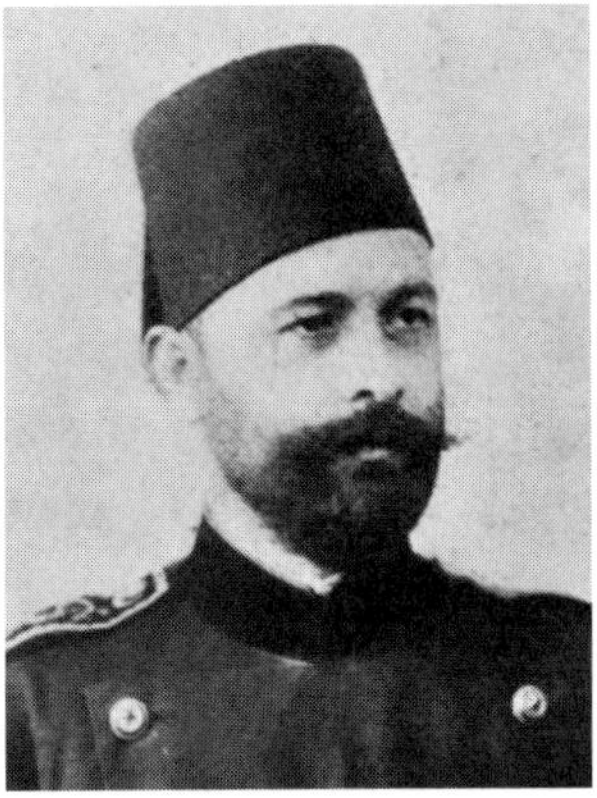

図 3-7　アリスティディ・パシャ

となった。例えばオスマン・アー上水のうち、セラティンオールからナマズギャーフに至る部分は暗渠《あんきょ》のため断水を免れたが、その他は断水となった。[52]

こうした断水措置には、住民からの抗議が噴出した。例えばパザルイェリでは、地域の名士層や医師を中心にローカルな衛生組織が結成され、生活用水取得の代替案についての衛生当局との折衝を主導した。[53] 断水への抗議は例えば、ムスリムにとっての水の重要性をめぐって主張された。ムスリムは礼拝など、宗教実践において水を必要とするが、パザルイェリの委員会が州知事に宛てた公開状では、「クルアーンにおいて、〈そして水から一切の生きものを創ったのである〉[54] という聖句によって、水が生命の源であり、健康の源であることが宣言されています」とクルアーンを引用し訴えた。[55] 他の事例では、衛生のために水が必須であるという抗議の論理もよく見られる。例えば地元紙『村人』が「多くの署名とともに受領した」として掲載した州知事への公開状では、「清潔は水によって可能になります。このために私たちは水を欲しているのです」と述べられる。[56] このように、宗教的な「浄め」、そして近代的な「衛生」の観点の双方から、断水措置には批判が向けられた。

こうした問題について例えばパザルイェリの委員会は、水源を過マンガン酸カリウムによって殺菌消毒すれば、同時に着色もされ、「消毒済み」であると見分けがつき、少なくとも飲用以外には利用できると当局に提案した。[57] その他の代替案として、煮沸水の提供[58]や、家庭へのコンロと蛇口付き缶の配布が当局や統一と進歩委員会主導のもと行われたが、効果は限定的であった。[59] また、断水の際にはハルカプナル上水の一部が公の利用に開かれると水会社との間で合意があったが、実際にはコレラ流行時に一日二ヵ所しか開けられず、部分的な断水の解除も当局によって已む無く行われた。[60]

コレラ理解の枠組み――罹患の二つの条件

コレラ流行が公式に宣言されるより早く、地元紙には複数のコレラ対策指南が掲載され、住民に対し自衛策を講じるように訓戒が出された。一一月一一日の地元紙『調和』では、ムスタファ・エンヴェルによりコレラ感染経路と対策が早くも周知されている。[61] また一三日には『調和』の主筆シナースィーが、運命論を信じて対策を怠ることのないよう戒めつつ具体的対策を紹介し、[62] 一五日の紙面にはイスタンブルでのコレラ対策指南が載せられた。[63]

こうした対策指南の内容に目を向けると、感染・罹患という現象の理解に一つの特徴を見出せる。例えば、「まず知っておくべきは、コレラはヒトに直接空気から、つまりコレラに罹患した病人を看病すること、会うこと、手や服に触れることで広まることはない」と述べた上で、「コレラの毒、感染性物質すなわち細菌は、嘔吐、糞便のような吐瀉物中に存在」すると強調される。つまりコレラが経口感染することに注意を向け、「汚染されたものを知らずに触れた後、その手を清潔にせずに口に入れることで感染する」ために、飲み物や、生で食される野菜や果物の摂取に特に警鐘を鳴らしている。[64] 前節で見た上水道への対策は、こうした理解に即したものであり、細菌学受容による感染・罹患という現象の理解の変化の一端が見て取れる。

他方、こうした細菌との接触機会の回避と同時に、発症させない努力が強調される。例えばエンヴェルの指南では、「(排泄物が) 無知からあるいは偶然に口や鼻に入り、胃に届き、胃を冒し、後述のように他の要因が加わることで、この細菌は影響を与え始め、病気が発症」する、「つまりコレラ菌が胃の中にあっても、もし飲食の良質さ、清潔さ、均衡に注意を払い、そうして胃を壊さず、健康が害されなければ、細菌の影響が現れる余地を与えず、一定時間の後、死滅する」とまず指摘される。[65] つまりコレラ菌の人体への侵入自体は罹患の一要因でしかなく、実際に病気が発症するかは、人間側の諸条件に左右されると理解されている。軍医アリスティディ・パシャの公示でも、同様の見方が以下のように示された。

人間のコレラへの罹患は、間違いなく細菌の器官への侵入によるものである。しかし、ただ細菌が体内に入ることによって絶対に病気が発症するわけではない。細菌が入り込んだ場所で生育（neşv ve nema）するために適した土壌（müsait bir zemin）がなければならず、そうして病気を引き起こしうるのである。[66]

こうした理解の背景には、細菌が体内に侵入しても病気が発症しないケース、つまり「（健康）保菌者」の問題があるだろう。確かに細菌学は特定の疾患の原因が特定の細菌にあることを明らかにしたが、それだけでは個人や地域によって病気に罹《かか》る場合とそうでない場合がある理由を説明できない。前記の対策指南の中でも以下のように述べられる。

身体の強靭さから、その健康に疑わしい兆候、コレラの兆候を一切見せないこともありうる。この状態で、こういった人は一見病気ではなくても接触した人たちへ病気の種をもたらし、感染させる。したがって、このようなケースはより危険である。なぜなら、誰も注意せずに、その排泄物を介して周囲に細菌を撒き散らし続けるからである。[67]

一般向けの指南であるため、保菌者の概念は用いられていないが、当時のコレラ専門書では「キャリア（保菌者）nakl-i cerasim / porteur des germes」の概念が説明され、流行拡大の原因として注意が向けられている。[68] また、ある医師はイキチェシュメリキ・クラブで行った講演で、胃内の酸性が発症の有無を左右すると説明する。そこでは、ウサギを用いたコッホの実験を紹介し、コレラ菌を摂取させたウサギのうち、胃内の酸性を失わせた個体のみが死亡した例を挙げ、「コレラ菌は酸の影響を受け、であるならば我々も常に手口を酸性の水で洗い、酸性のレモネード（limonata）を飲む」ことを推奨している。[69]

かくして、コレラ対策は「コレラ菌の侵入を防ぐ」対策と、「コレラ菌の生育を防ぐ」対策の二つの段階から構想された。無論、上水道への措置は前者の対策である。それでは、「コレラ菌の生育を防ぐ」対策とは具体的にいかなるものであったのだろうか。行政、個人の双方で、コレラの被害拡大を防ぐために、どのような行動が必要であるとされたのか。

新たに意味づけられた諸対策

一九一〇年から一一年の流行では、これまで以上に患者の隔離が重視された。これは当然、「コレラ菌の侵入を防ぐ」対策の一つであり、罹患地の特定が重視された理由でもある。州衛生委員会の決定の中では、「家屋で疑い症状の病人が見られた場合、すぐに隔離される。吐瀉物を取り、検査の結果によって検疫期間の決定がなされる」とする第二条と、「家屋で発生したコレラ患者の店にいた人々は、消毒の後、一五日後に解放される」とする第三条がそれぞれ明記され、隔離に関する方針が示された[70]。

隔離措置は二つに分けられる[71]。一つは、患者の隔離所への移送である。当初はイズミルの各病院に運ばれたが、患者の数が増えるにつれて病床数が不足し、臨時の隔離所に移送された。隔離テントの設置から[72]、梅毒病院の隔離所への転用[73]、郊外での隔離所の新設まで[74]、様々な案が立案・実行された。もう一つはその場での外部との接触遮断である。罹患の疑いがわかるよう戸に印を付し（sıhhiye noktası）、監視人を配置して外部との接触を禁じた[75]。

いずれの場合も、隔離措置は患者や周囲の人々を恐れさせ、コレラ流行地域で、罹患者の隠匿が頻発した。当局や医師は患者の発見と隔離、罹患地の特定を重視する立場から、罹患者の隠匿を咎《とが》める声明を繰り返し発したが[76]、ミラース出身のフランコなる人物の投書は、州衛生監察官シュクリュ・オスマンに向け以下のように訴えている。

隔離措置が継続する間、隔離される人は病人の汚れた空気（hava-yı mülevves）の中で過ごすことを余儀なくされます。なぜなら消毒は、隔離期間後になされるからです。その間に隔離される人は、遵法的であるために危険に晒されるのです。〔……〕この出来事が、ホテルやヤフードハーネのような、混雑した場所で発生していることは特に注意を引くことです[77]。

コレラが疑われる場合には隔離が行われたが、その場に居合わせた人も閉じ込められ、患者とともに「汚れた空気」の中で過ごすことを余儀なくされた。これを恐れた人々は、医師や当局に知らせることを避け、患者を隠匿した。注目すべきは、隔離を避ける背景に、それによる「汚れた空気」、「混雑」が病気を招くという理解が見られることである。細菌学の到来によりこうした理解が必ずしも否定されたわけでなく、当時の言説を詳しく見てみると、依然説得力を有したことがわかる。以前との違いはその意味づけである。アリスティディ・パシャらによる公示の中では、「間接的な感染原因（bi'l-vasta esbab-ı intikal）」として「身体が過度に疲弊するほど働くこと」や「暴飲暴食をして胃を壊すこと」とともに、「混雑した場所にいること（kalabalık bir yerde oturmak）」が挙げられ、「混雑した場所の住民たちを適切な場所に分散させ」ることが必要だと述べられる。[78] ヤフードハーネに関しても、その混雑の解消と衛生状態の改善がコレラ予防のために必要と述べられている。[79]

アーキル・ムフタルとベスィム・オメルによって書かれた、当時最新のオスマン語のコレラ専門書『コレラ病流行時に実行が必要な諸対策と医師への手引き』（一九一一年）では、「身体組織をコレラの侵略に適したものにする多くの原因が存在する」とした上で、「集会と混雑（içtima ve izdiham）」が最も深刻な要因とされている。それによれば、例えばメッカにおける巡礼時期の「混雑」は病気の「生育と拡散（inkişaf ve tevessü）」の原因となる。また戦時中におけるコレラも、「一方で混雑が、他方であらゆる苦境と欠乏が原因となる身体の抵抗力の減退（mukavemet-i uzviyenin tenakusu）」が大きく影響すると述べられる。[80]

つまり細菌学の時代の中、混雑の解消は「コレラ菌の生育を防ぐ」対策として新たに意味づけられ、衛生対策の焦点となった。「疲弊」や「胃の疲れ」、「戦時の苦境と欠乏」とともに、ヒトの身体に悪影響を与え、コレラ菌の「生育に適した土壌」を生み出すものとして、コレラの原因の一つとされたのである。患者の隔離をめぐる当局と住民の間の諍いは、新旧の病気観の間の対立ではなく、どちらの立場も当時の理解の枠組みの中で合理的なものとして、矛盾なく両立していた。

同じように、コレラ菌にとって適した身体状態を生み出す環境要因は都市空間の中にも見出されていく。在イ

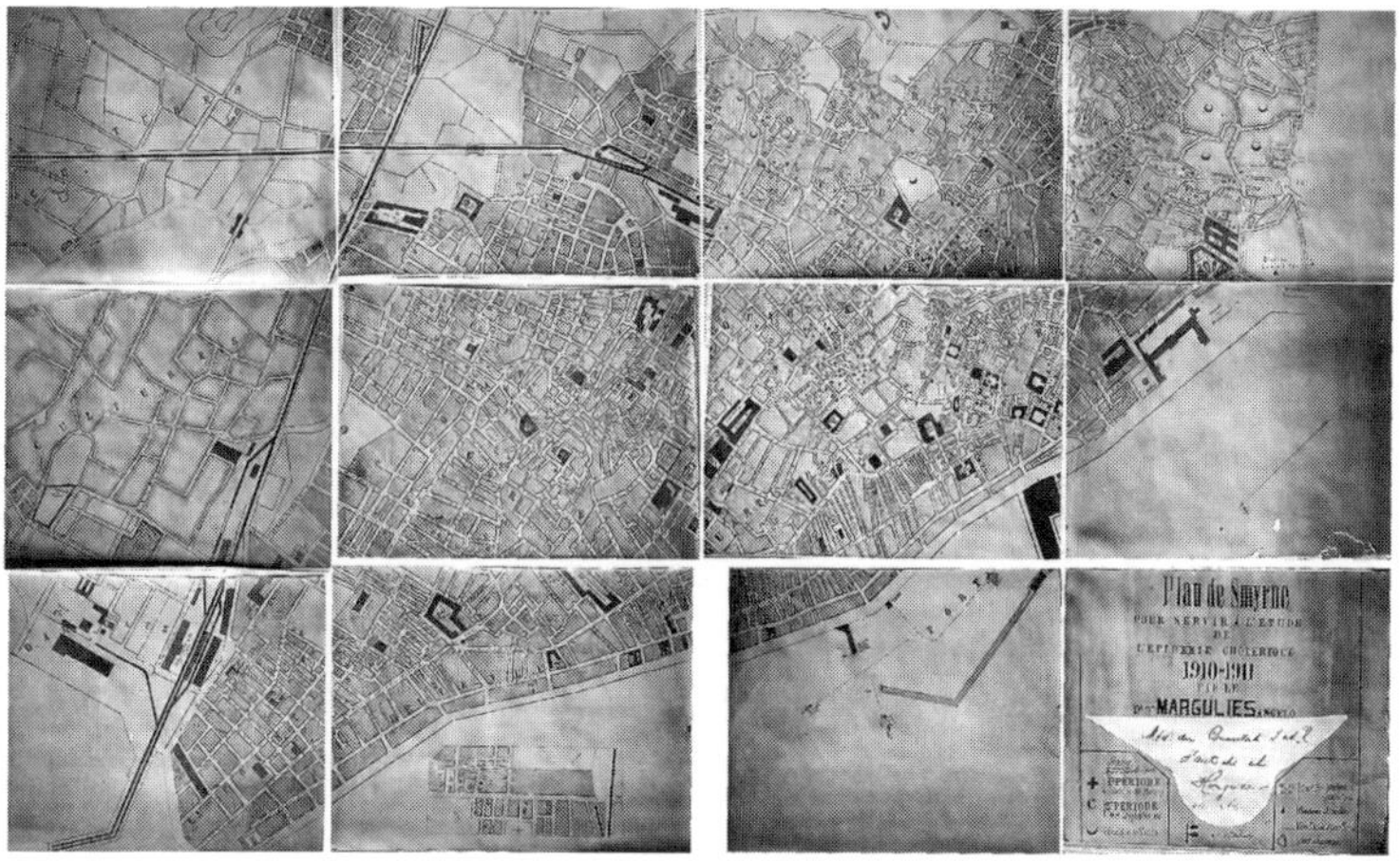

図 3-8　イズミル・コレラ感染地図（1910–11 年）

ズミル・オーストリア＝ハンガリー帝国領事館所属の医師マルグリース[81]によってコレラ流行研究のために作成された、「コレラ感染地図」はその一例である（図3―8）。この地図は、大通り・路地の名称や各都市施設が記載されたイズミル市街地図上に、第一期の罹患発生地に「十字」、第二期には「三日月」の印を落とし、同時に、各共同体墓地、上水道、止水域（沼地）、隔離所の位置を載せたものである。これにより、コレラ流行を「可視化」、つまり立地上の環境条件と罹患の関係性を明らかにしようと試みた[82]。

マルグリースの記したコレラ報告書にも併せて目を通してみると、彼はコレラの原因について、「言うまでもなく、感染源は何よりもまず欠陥のある上水道管網であり、これも当局によって細菌学的および培養による証拠から証明されている」とする[83]。しかし他方で、地図によってイズミルの「非対称性」を示すことで、「非衛生的な都市構造」からコレラ流行原因の一端を説明している。

通りは、衛生上の関心にしたがって設計されていない。

衛生的な観点からは、それらは南東から北西または北から南の方向に向かわなければならず、そうすることで北と東の二つの卓越風〈イムパトと呼ばれる〉が街のすべての道路を通過できるようになる。道路の幅も、十分な量の光と空気を届けるには不十分である。[84]

マルグリースは、イズミルの都市構造そのものが不適切であり、風通しのよい街路の設計が、衛生改善には必要であると主張した。つまり、上水道の汚染による細菌の拡散にコレラの主原因を求める一方で、都市の構造をコレラ流行の一要素と仮定しているのである。この見方は、止水域についても同じことが言える。地図上の止水域は、イズミル東部のハルカプナルとメルスィンリ Mersinli 周辺の地域にあたるが、マルグリースは「このエリアは依然通気を必要としている」と述べている。[85] コレラ感染地図作成の試みは、コレラの罹患要因が複合的であることを念頭に、場所と罹患の因果関係、特定の環境要因がヒトの身体に与える影響を可視化しようとするものであった。

こうした事例からわかることは、従来のコレラ対策が細菌学の受容に伴って廃《すた》れていくというイメージとは異なる現実である。つまり、確かに一九世紀末の細菌学の受容によって、上水道への措置をはじめとして、都市における防疫対策は新たな局面を迎えた。しかしそれは、それまでの枠組みを全く変えたというよりも、従来の対策への編入・再構成と言うべきものであった。その中で、混雑の解消、止水域の除去といった行政が行うべき従来の諸対策も新たに意味づけられ、最も先進的な対策の一部として続けられたのである。

このようなコレラ罹患の条件の一つを個人の身体の状態に帰する細菌学理解の中で、環境的な要因のみならず、生活様式や食事といった個人の衛生管理の問題が浮上してくるのは当然であろう。一九一〇年のコレラ対策指南では、食べ過ぎ、病気への恐怖、衰弱や濫用、飲酒、放蕩、怒り、冷え、腹壊し、腸の風邪というような、一八九三年のコレラ流行と同じような注意が並べられているが[86]、これらの要因もまた細菌が入り込み、生育するのに「適した土壌」を形成する要因として新たに位置づけられ、対策の焦点の一つとされたのである。健胃《けんい》の維持など「コレラ菌の生育を防ぐ」対策は、細菌が人体に侵入した後のことであり、大抵が個人・家庭において実践される。二〇世紀初頭のオスマン都市における防疫は、公的・私的領域双方での対策を要求し、細菌学の受容とその理解はその必要性を科学的に裏づけた。そしてこうした私的領域での予防策は、個人の健康のみならず、社会・地域全体の健康を守るための義務として人々に示された。

個々人はその身体を細菌の養育（tagaddi ve inkişaf）に適さない状況にする必要がある。これはすべての個人にかかってくる宗教的、倫理的な義務である。公衆の衛生と安全は個人の健康と深く結びついている。そのため個人の病気から社会が影響を受けないために、病気を他人に移しうる患者の隔離は、絶対の義務である[87]。

個人衛生の改善のための啓蒙という観点から、この時期のイズミルで重要な役割を果たしたのが、各地方の自治体において雇用された市行政医たちであった。次章では、こうした新たな病気と健康への理解の中で、地域の医療・衛生行政において市行政医の果たした役割を検討する。

第四章

地方における国家医療の代理人

――市行政医の職務

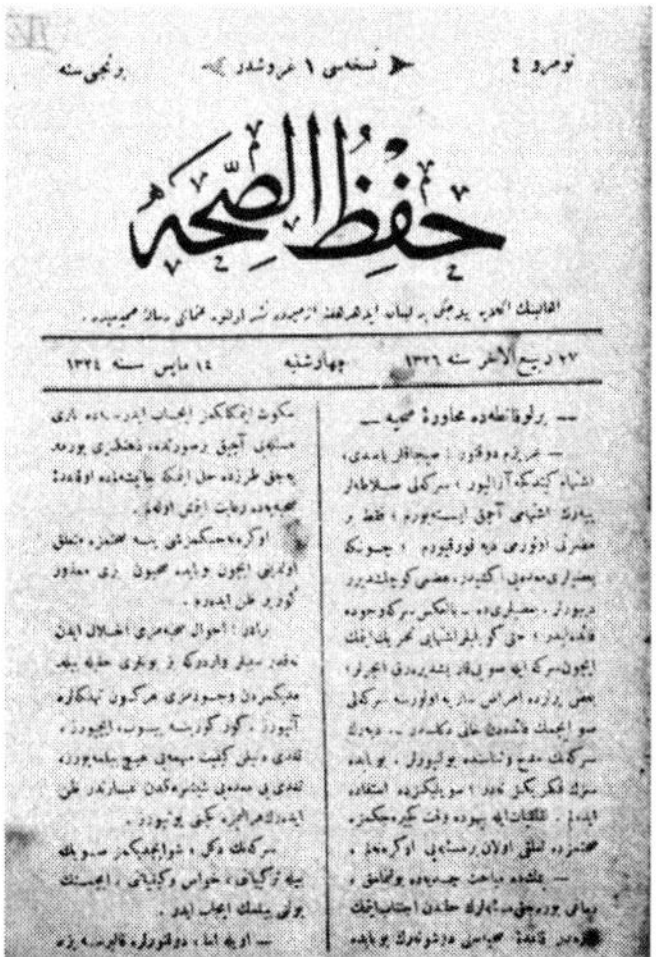
حفظ الصحه

『衛生』（1908 年）表紙
一部の地域では、行政医が中心となって一般向け衛生雑誌の刊行がなされた。住民の啓蒙という国家医療の一端を示すが、これが市行政医の個人的努力に依存していたことにその限界も窺える。

前章で見たように、二〇世紀に入ってもなお、オスマン帝国内の諸地域はペストやコレラなどの急性感染症の流行に見舞われていた。しかし、新たに官立医学校で育成され、各地の都市自治体に任じられた医師たちは、感染症流行に際して臨時で派遣される衛生官ではなく、各地域に常勤で雇用され社会全体の健康状態の増進という、より広範な役割を担わされた。すなわち、地域の何万、何十万という集団を対象として、その生死に関わる統計を作成、地域に固有の病因を調査し改善策を講じること、出版や講演を通じて近代的な衛生知の普及を図ること、国力の基礎たる人口の増加のため、衛生状態の改善や種痘の普及などを通じて母子保健の向上に努めることが求められた。折しも疫学や細菌学が長足の進歩を遂げる中、彼らは予防医療の主要な担い手となったのである。第二次立憲政成立後の一九〇九年に出された『職務』の序文は、以下の文言で締めくくられている。

〔衛生監察官と市行政医は〕常に国益（menafi-i vatan ve memleket）を注意に入れなければならず、法と良心による、無知（cehalet）に対する文明的な戦い（mübareze-i medeniye）を行い、親愛なる国民の健康に奉仕せねばならないのである。[1]

単に医療者として病人を治療するだけでなく、「国益」のために、社会に蔓延《はびこ》る「無知」と闘い、国民の健康に奉仕することへの期待が謳われている。こうしてオスマン社会に新たに登場した医師、中でも近代医学校で育った行政医たちは、病人のみならず、地域社会の健康な人々をも対象として、社会全体の健康レベルの向上と「国益」とを結びつける役割を果たすことになった。

本章では都市自治体に雇用され、地方医療・衛生の中核を担った市行政医の具体的な職務や役割を明らかにする。第一節ではその前提となるイズミルの医療環境を、薬局と病院を中心に検討する。第二節では市行政医の基本的職務の一つであり、創設期からの職務であった無料診療を考察する。第三節では、近代社会に特有な現象として現れた食品偽装の対策を、第四節では予防的医療の代表例である種痘の組織的取り組みを検討する。第五節では、衛生雑誌を通じた市行政医による啓蒙活動に着目し、衛生的な市民を作り出し、国家的医療・衛生政策に個人や家庭を組み込んでいく役割を市行政医が担ったことを論じる。

一　都市の薬局と病院――近代イズミルにおける医療の場

総合病院としての薬局

市行政医による無料診療は多くの場合、都市に開業する私営の薬局で実施された。そこで本節では、まず近代オスマン都市における薬局の役割、そして次に慈善医療のもう一つの拠点であった病院について見ていく。

近代オスマン社会において、医師の多くは懇意の薬局を仕事場とした。この「医薬協業」は、医師と薬剤師双方が抱えた困難の中から生まれた協力関係であった。すなわち、一八六一年の「私営薬剤師業に関する法」により薬局数の制限がなくなると、都市の需要をはるかに上回る薬局が開業された[2]。例えばイスタンブルでは短期間に三〇〇軒にまで増えた結果、薬局間の競争が過熱し、特に一八八〇年代以降に多くの薬局が財政難に陥った。他方、従来オスマン社会における医師は、人の集まる市場や広場、あるいは「医師の店（hekim dükkanı）」と呼ばれる診療所において診療を行っていた。しかし近代になると、医師が開業するには家賃や家具に加え、近代医学の進歩に応じた様々な医療器具を準備する必要があり、多額の費用が必要となった。こうして顧客を獲得したい薬局と、開業費用を節約したい医師双方の利害が一致し、医師は薬局で診療をするようになったのである[3]。

イズミルに開業する薬局も、著名な医師による診療を広告で宣伝して患者を呼び込み、処方箋（reçete）が自店舗に持ち込まれるように努めた。軍医や市行政医、各病院医の社会的地位や、パリやロンドンなどのヨーロッパの主要都市での修学歴は、定番の売り文句であった。例えばケチェジレルに一九〇三年に開業した薬剤師アリー・シェレフのウムーミー薬局 Eczane-i Umumi は、エドヘム（内科と性病）、ヒュスニュ（外科）、シェキク（外科と性病）、クーリー（産科と外科）、メフメト（細菌学者、梅毒と淋病）、ラシト（外科）、ヨシロン（外科と内科）、アルフェテリヤディ（外科）、そして助産師イスタリヤニが火曜日の昼と夕方に無料診療を行うと広告で宣伝した[4]。同様に医師の広告でも、診療の場として薬局が案内された。例えば一九〇三年一〇月六日付の『調和』掲載の広告で、パリ大学を卒業し一〇年間フランス病院に勤めたというメルジャン・リトシャン（内科・外科・皮膚科・小児科）は、午後にアルメニア地区・レシディエ通りの自宅で診療を行う一方、朝八時から九時までは上述のウムーミー薬局、九時から一〇時はイズミルの中心地コナック Konak のオスマン薬局 Eczane-i Osmaniye にいるとしている[5]。同じく一九一〇年二月二六日付の『調和』掲載の広告では、パリで医学を修めたニコラキ・イコノミディ（産婦人科）が、午後はファスルヤ通りの私立診療所で、金・日曜日以外の午前中はウムーミー薬局で診療を行うと述べられる。[6]

ところでウムーミー薬局の一例からもわかるように、医学の専門分野はもとより、薬局には様々なバックグラウンドを持つ医師が出入りしていた。薬局主のアリー・シェレフはムスリムであり、薬局の所在地もハトゥニエ・ジャーミー向かいのムスリムの多い地区だが、アルメニア系やギリシア系の医師や助産師もそこを仕事場としていた。同時代の新聞広告を見る限り、他の薬局にも共通した特徴である。[7] こうした共同体の垣根を越えた医療のあり方は、例えばギリシア慈善病院の医師がイギリス病院やアルメニア、ユダヤの共同体病院での手術に参加していた事実にも見ることができる。[8]

患者に多くの選択肢があることが薬局の強みとすれば、それを前面に打ち出したのが一九〇六年にヒュクーメット大通りに開業したヒュセイン・ルファトのシファー薬局 Şifa Eczanesi である。開業時には市行政医ヒュスニュ、ユダヤ病院医イサク、イギリス病院医カナヴァリ（耳鼻咽喉科、外科）など名の知れた医師がそれぞれ決まった曜日と時間に診療を行うと述べ、開業を宣伝したが、[9] さらに翌一九〇七年には「ポリクリニック（po-liklinik）」を名乗り、今で言うところの「セカンドオピニオン」を売りにした営業を始めた（図4―1）。

すべての病人、あるいはその保護者は、何人かの医師の科学的知識のもとで病人を治療させることを望みます。また、一人の医師による治療法から成果が見られない場合、二、三人の医師の相談の結果出される決定に従います。しかし、この種の治療は、多くのお金を投じることで可能となるため、ほとんどの病人はこの例外的な奉仕を受けられないのです。この重要な点に注目する上記の医師たちによって、ヒュクーメット大通りの〈シファー〉薬局の上に、新たに総合診療所（muayenehane-i umumi）が整備、開設され、診療に訪れる病人に対して、たった〈半メジディエ〉の代金で相談と治療、診察（konsültasyon ile tedavi ve muayene）が行われることが決定しました。[10]

右記の引用からわかるとおり、性病、内科、神経科、歯科、外科、眼科をそれぞれ専門とする六名の医師が挙げられ、「たった半メジディエ」の料金ですべての医師の診療を受けられること、月曜・水曜・金曜の午前九時から一一時の間、診療を行うことが述べられている。

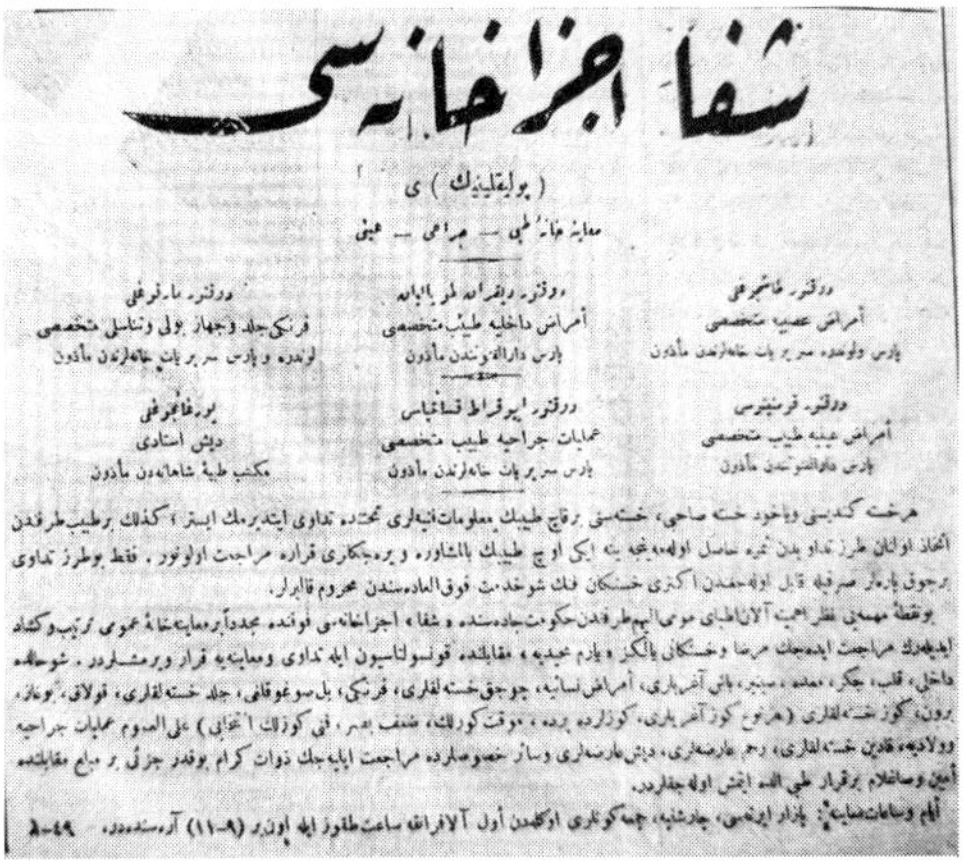

図 4-1　シファー薬局広告（1907 年）

さらにシファー薬局は、薬局内に化学分析室（kimyahane）を整備し、尿検査実施と検査結果証の発行、血液中の赤血球量や乳母の母乳の質の化学分析についても宣伝している。[11] イズミル税関の細菌学者メフメトや[12]、イスタンブルのギュルハネ臨床病院で研鑽を積み、同じくイズミル税関に勤める医師・化学者シェハブ・サドゥクが[13]、顕微鏡による吐瀉物の細菌検査やその他の化学分析を行った。このように一部の薬局は多様な専門科と設備を有する「総合病院」と呼びうる内実を備え、都市医療の重要拠点の一つとなっていたのである。[14]

二〇世紀に入る頃には、近代的な医療器具と、入院用ベッドなどの調度、そして看護人や用務員を擁する私立診療所も少数ながら現れ始めた。[15] ギリシア慈善病院近くに立地するディミトリ・ヨヴァノヴィッチの「クリニック（klinik）」では、三人の常勤医による診療のほか、必要に応じて外部からも専門医を呼び治療を受けることができた。地域外からの患者も、ホテルなどに滞在する必要なく、一メジディエの料金で毎日シーツが交換される病床に寝泊まりでき、診療所には電気療法やレントゲンの機器、外科手術用の器具のほか、消毒器類も備えられ、安全な外科手術が行われているという[16]。ムスタファ・エンヴェルもベイレル通りに私立診療所を開業しており、近代的設備によって結石の摘出や脚部切断の手術が行われていると、『調和』に掲載された患者からの投書で伝えられている[17]。

こうした私立診療所もないわけではなかったが、全体的には医師たちは薬局を診療の場として利用していたと言ってよいだろう。なおトルコ共和国建国後の一九二七年、薬局での医療行為が禁止された。人口一万人以上の地域という条件がついたことから、一部ではこの慣行は続けられたが、一九五三年に人口に関係なく禁止されることになった[18]。

慈善医療の場としての病院

イズミルやその周辺地域に住む、特に貧しい病人が安価で医療にアクセスする手段として、各共同体の慈善病院、市行政医の診察を受けること、そして開業医が特定の日時に行う無料診療の利用が挙げられる。もちろん無免許の医者を受診したり、自己治療や様々な民間療法を試したり、「医師の良心」をあてにするなど、ほかにも様々な可能性があったことは重要だが、これらはひとまず措き、ここでは市行政医による無料診療と並んで、イズミルにおける慈善的医療の中心であった病院について論ずる。

イズミルではムスリム、ギリシア正教徒、アルメニア教徒、ユダヤ教徒、カトリック教徒などの宗教共同体が慈善的性格を持った病院を各々有した。その運営費は篤志家の寄付や不動産運営、様々なチャリティイベントなどで賄われ、病人の治療と薬の提供が行われた。[19] 中でも古い歴史を持つのが、ムスリムと同程度の人口を有したギリシア正教徒共同体の病院 Rum Gureba Hastanesi/ Agios Haralambos Hospital である。その設立を一八世紀半ばに遡るギリシア慈善病院は、二〇世紀初頭には新たな診療科の追加、病床の拡大、様々な近代設備の充実を図り、同様に拡張の進んだムスリム慈善病院と並んでイズミルを代表する病院であった。[20] 例えば一九〇四年の統計を比較すると、ギリシア慈善病院では年間のべ約二四〇〇人、[21] 他方ムスリム慈善病院ではのべ五五七七人の患者が入院治療を受けた。[22] 患者数ではムスリム慈善病院が倍以上多いが、他方で病院の収入はギリシア慈善病院が年間一万リラ以上に上るのに対し、ムスリム慈善病院はその半分程度であった。[23] 収入の大部分が篤志家の寄付で賄われた前提に立てば、この差は商業的に成功していたギリシア正教住民とムスリム住民の経済力の差をそのまま反映したと見ることもできるだろう。

イズミル・ムスリム慈善病院は一八五一年にエミン・ムフリス・パシャ Emin Muhlis Paşa と地域の篤志家らによって設立された。患者はムスリムに限られず、またムスタファ・エンヴェルが赴任する前は医師もギリシア正教徒だった。[24] 運営費は篤志家からの寄付と不動産からの収益、毎年のスルタンからのサダカ（喜捨）を基本とし、一八九〇年代からの拡張工事のため追加予算が必要となった際には、ハミディエ工業学校振興宝くじの収益の三割が工事費に充てられた。[25] 病院には薬局もあり、基本的に患者は無料で診療を受け、薬を受け取った。

二〇世紀初頭の病院統計（表4―1）によれば、年間約六―七千人の入院患者と、約二万人の外来患者を診療していた。カサバ（トゥルグトル）の慈善病院が年間三六七人（一九〇四年）[26]、アイドゥンの慈善病院が七ヵ月間に二一八人（一九〇四年）[27] の入院患者を診療したという数字を見れば、イズミルの慈善病院が地域の中でも別格の規

表 4-1　イズミル・ムスリム慈善病院患者数（1903–1908 年）

年度	入院	回復	死亡	翌年へ	外来
1319（1903）	5,551	4,649	686	―	20,099
1320（1904）	5,577	4,587	645	348	17,799
1321（1905）	6,452	5,563	744	267	20,738（その他）
					14,375（怪我）
					5,040（眼病）
					3,579（耳鼻咽喉）
1324（1908）	7,375	6,211	763	274	―
（男性）	5,915				
（女性）	1,460				

模を有したことがわかる。[28] 実際、近隣地域の病人が治療による改善が見られず、より医療環境の整ったイズミルに来る例は少なくなかった。例えばカサバ慈善病院の入院患者三六七人のうち一八人がさらなる治療のためにイズミルに移された。[29] 世紀転換期はムスリム慈善病院の拡大の時期であり、二〇世紀初頭に完了した増築により、[30] 一九〇三年から一九〇八年の間に入院患者数は二千人弱増加した。

それでもなお、都市拡大と人口増による医療需要の増加に応えるには困難も伴った。一九〇一年、ムスリム慈善病院の運営委員会は、外来診療を男女それぞれ二日ずつの計週四日間に制限すると決定した。委員会によれば一日の外来患者が二〇〇―二五〇人と相当な数となり、病院医療の提供に支障が出ていたのである。[31] 一九〇七年には受診者がさらに増加する中、病院経営の健全化のため診療費を取ると決定された。貧民は従来通り無料とし、通常半メジディエ、財力のある患者からは一メジディエの診療費を取ると決定した。[32] とはいえ、誰が「貧民」で誰がそうでないかは、必ずしも自明ではない。そこで一九〇八年には貧困状態を証明する書面の提出を求めることになった。病院からの説明によれば、患者の貧困状態について、居住地の自治体か、それがない郷村では長老会（heyet-i ihtiyariye）による書面での証明がない限り、無料診療の対象とならないとされた。[33] 次節で見るように、同様の方針は市行政医による無料診療でも取られることになる。

本節では、二〇世紀転換期におけるイズミルの薬局と病院についてそれぞれ検討してきた。薬局は医師の診療所として、実質的に都市の医療の中心となり、様々な診療科と設備を兼ね備えた総合病院の様相を呈するものも現れていた。病院は、慈善医療の場として機能し、増大する需要に応えるために増築も行われたが、それゆえに対象となる患者が限定され、診療費も取るようになった。こうした医療環境の中で、市行政医はどのような役割を都市で果たしていたのか。次節以降、市行政医について四つの職務に焦点を当てて論じる。

二　地方社会における公的医療の充実——市行政医による無料診療

第一章で述べたように時代が下るにつれ市行政医の役割は多様化し、地域の公衆衛生全般を管理し、病気の予防に努める医務官的性格を強めたが、公的医療体制の普及、特に貧民への無料診療が主要な役割の一つであったことに変わりはない。ムスタファ・エンヴェルは、イズミルに市行政医が一人しかいなかった当時、産褥《さんじょく》熱への対策指南の中でこう述べる。

妊産婦を病院へ連れていけず、〔家に〕医者を呼んだら、この家主は医者の費用（tabip ücreti）と薬代（ilaç para）として最低でも一—二メジディエを支払わざるをえない。しかし、かくも繊細で注意を要する疾患のための医者の診察、用意される薬は一度では足りず、少なくとも一週間から一〇日、ほとんどの場合一日二回の医師の訪問、訪問ごとに医師と薬に対して多くのお金（bir çok akçe）が必要であり、貧しい家庭はどこもこの過度な負担を賄うことができないのである。[34]

そして彼が続けて言うには、医師の無償での（hasbî olarak）診療が可能な限り求められる一方で、それは強制できず現状では医師の公共心と寛大さ（hamiyet ve mürüvvet）に依存している上、一度ならず二度三度と遠方からの呼び出しに無償では応じられず、またいずれにせよ、薬は薬局で購入せねばならない。そこで自治体による医師の雇用が、貧しい病人を救う唯一の手段だとエンヴェルは主張した。市行政医による公的医療の拡充は、貧富を問わない医療アクセスの向上と地域住民の健康の保護、さらに公衆衛生の観点からは、感染症の早期発見にもつながる。この市行政医による無料診療はいかなる仕組みでなされたのだろうか。

寄付を主な財源とした病院と異なり、市行政医の診療は自治体予算が財源となっていた。一八七一年の「医事行政法」は、貧民以外が自宅に市行政医を呼び治療を受けた場合診療費が支払われるが、週二回決まった場所で行われる無料診療では貧富に関係なく診療費を受け取らないと定めている。[35]一九〇九年の『職務』の中では、名士や役人の無料診療は義務ではなく強制されないと明記された一方、市行政医は無料で貧民を診療する「人道的、法的な義務を負う者（insaniyetten ve kanunen vazifedar）」とされている。[36]

患者の側から見て、市行政医の無料診療の利点は、診療費だけでなく、処方される薬も無料という点にあった。というのも医師や薬局の広告からもわかるように、開業医によって特定の日時に貧民の無料診療が行われる社会慣行が存在したが、処方される薬は無料ではないからである。例えば一九世紀の終わり、『調和』の記者の知人の某氏がアスマル・メスジド付近の薬局で診察を受けた際、診療費がいくらか聞いたところ、公共の福祉への奉仕（menfaat-i umumiyye hizmet）のため薬局では診療費を取らないと返事を受けた。これに気を良くした某氏は、今度は薬の値段を尋ねると、二八クルシュと告げられ、その法外の価格に驚き、買わずに店を出た。結局よその薬局に処方箋を持っていき、同じものを五クルシュで購入した。この話を聞いた『調和』は、以下のように非難している。

薬局にいる医師たちは無料で貧民を診療し、薬代のみ受け取り、ほかに何も望まないと様々な手段で喧伝しているが、行動はこれに反している。確かに診療費（vizite ücreti）は取らないが、五クルシュの瓶入り薬を三〇クルシュで売ることを躊躇《ためら》わないのである。[37]

自治体による無償での薬剤提供のルールは、二〇世紀初頭の通達（talimat）では以下のように定められている。一三二三年（一九〇七年）の通達では、自治体による無料での薬剤提供は貧民に限られること（第一条）、医師は医学的に同じ薬効であれば、より安価な薬を選択すること（第三条）、緊急時を除き、無料での薬剤提供の際には、街区のイマームやムフタル、宿や単身者住宅の管理人（odabaşılar）による貧困の証明書（ilmühaberler）が必要であること（第四条）、毎月末に薬剤の価格や調剤費を記した台帳が請願書（istidaname）を付して都市自治体に提出され、市衛生委員会（devair heyat-ı sıhhiyesi）によって価格の妥当性が調査されること（第六条）、そこで調査されたものがさらに都市自治体から国に提出、衛生委員会（hıfzıssıhha komisyonu）による調査を経て、支払いが許可されること（第七条）が定められた。[38] 一九一三年の別の通達では、処方箋の価格が最大でも三クルシュを超えないようにし、既製薬は与えないこと（第三条）など、[39] より具体的な条件が盛り込まれたほか、処方箋と価格の妥当性の確認は、国の当局による調査および許可を定めた文言が見られず、都市自治体の主任医師による調査・承認を経た後に支払いと簡素化されている（第四条）[40]。

それ以前の事例では、一八四五年からの五〇年間、イスタンブルの救急医療を支えた「当直地区／薬局（nöbet

mahalleri/nöbet eczaneleri)」が先駆的事例として重要だろう。これはイスタンブルの各地区(バヤズィット、エユプ、ウスキュダル、フンドゥクル、トプカプ)にある薬局から各々一つを指定し[41]、そこに公費で医師を雇い、二四時間営業させ地域の医療需要を支えた制度である。医師の給与と薬代は国庫から、末期には自治体によって支払われた。薬はスルタンのサダカとして無料で提供され、当直薬局の帳簿に記録された薬代は、所定の金額内で後から支払われた。一八七〇年、バヤズィットの当直薬局には月々一二〇〇クルシュ、その他には二〇〇クルシュの薬代が割り当てられていた。このように一八九五年まで続いたイスタンブルの当直薬局制度は、予め市内各地区の薬局を定め、そこに公費で医師を配置し、薬の代金は帳簿に基づき後から支払われる仕組みであった[42]。

市行政医による公的医療の枠組みを定めた「医事行政法」の第三条では[43]、自治体による公営薬局の開設と、安価ないしは無料での薬の提供が想定されている。実際にアイドゥン州内のデニズリやサルハンでは自治体による薬剤師の雇用が州年鑑から確認できるほか、一九〇五年にメネメンでも市営薬局が開設された[44]。だが市営薬局が存在した地域は少数であり、その必要性は認識されつつも、イズミルでも市営薬局は開設されていない。

メンテシェ(ムーラ)では、私立薬局を開業していた薬剤師メフメト・サーリフを一九〇五年に自治体で雇用し、市営薬局が開設するまでの間、私立薬局が調達する薬剤を自治体名義で購入する手段が取られている[45]。他地域の例では、ベイルートの自治体は一八八〇年頃から市内中心部、現在の殉教者広場に居を構える薬局と提携関係にあった。薬局は貧しい患者に対して無料で薬を提供し、その費用を後から自治体に請求していた。一八九二年にベイルートの市行政医がこのやり方ではコストが掛かりすぎるとして、市営薬局の設立を要請した結果、アルスール広場に市営薬局が開業した。一八九三年にこの薬局が一四九三回にわたって無料で薬を調合したことを市行政医がベイルートの新聞で報告している[46]。

確かにイズミルにも、当局と関係の深い薬局は存在した。例えば市行政医の無料診療が新聞で告知される場合、地域の薬局が申請場所や診療場所に指定されることが多かった。一八九一年に「一部の貧民は病気に罹っても、訪問診察代を払う経済的な余裕がないために医者に診せられず、病状がひどく悪化している」ことから、医師による戸別訪問および薬局での診療が周知された。それによると、自ら薬局に足を運ぶことができない患者には訪問診療を行い、それ以外はケメラルトゥ、バスマネ、ウチュヨラズの市内三ヵ所の薬局にそれぞれ市行政医ファノ Fano、イサク・トレダノ İsak Toledano、ナルバンドオール・ニコラキ Nalbandoğlu Nikolaki を配し、火曜・木曜・土曜の正午から二時まで、無料診療が行われた。また、ファノの居住地であるカルシュヤカのヴァレリ薬局でも、朝に無料診療を受けることができた[47]。こうして市街中心部のケメラルトゥ、東部のバスマネ駅周辺、南部のウチュヨラズ、北部対岸のカルシュヤカにそれぞれ拠点となる薬局が指定され、無料診療が行われた。

このうちケメラルトゥの会場であるオスマン薬局の薬剤師パナヨットは、一八九二年に「州の公衆衛生の状態を調査し、必要な改善を実施するため」に市役所で開催された衛生議会（meclis-i sıhhiye）にも名を連ねた[48]。一八九三年のコレラ流行の際には、自治体に五〇〇オッカ分の石炭酸を無償提供したほか、薬局を訪れた貧民に二五〇〇件分の薬を無償提供した[49]。また深夜に営業する薬局がないことが問題となった際に、市内三つの薬局による月単位の輪番での深夜営業が州知事の命により決められた。オスマン薬局が最初の一ヵ月の当直営業を担当、薬局の入り口に「夜間営業中（geceleri açıktır）」の張り紙をして営業した[50]。

このように市営薬局のないイズミルでは、市行政医による無料診療は、オスマン薬局のような当局と関係の深い私立薬局との提携で行われた。貧しい患者には薬も無料で提供されたが、二〇世紀初頭の国の通達や他地域の事例を参照する限り、これは事後薬局から請求され、自治体予算から支払われていたと思われる。しかし病院がそうであったように、公的医療への需要が増す中で、自治体による無料での薬の提供にも貧困証明が求められるようになった。これが前述の一九〇七年の通達を踏襲したものかは不明だが、一九〇九年に自治体から以下の公示が出された。

市行政医によって診療される病人は、処方箋に基づいて薬を自治体に無料で要求しているが、中には自治体のこのような支援が必要ないほどに財力を有する者がいる。しかし財力のない者たちを当局が区別することは不可能であるため、以後、自治体から無料で薬を受け取りたい者は、貧困状態を示す地区からの一葉の証書の提示(bir kıta şahadetname ibraz etmeleri)が必要であると周知されるよう公示する。[51]

医療への需要が人員と財源を大きく上回ったことは、市行政医による無料診療の取り組みが、感染症の早期発見のみならず、人々の健康意識の向上や受診の閾値の低下に一定の寄与をしたことを示している。他方で人々が市行政医を活用し積極的に受診するようになると、慈善病院でもそうであったように、無料での薬剤の提供は貧民に限定されるなど、限られた財源の中での公的医療制度の限界もあったと言えるだろう。

三　衛生官としての市行政医——食品偽装対策の事例から

市場で売られる食物や屠畜場の衛生管理は、自治体の基本的な職務の一つであり、第一章で確認した一八六七年法と一八七七年法のいずれにも定められ、また市行政医の『職務』の中でも挙げられている。市場の衛生管理の取り組み自体は、近代に始まったことではなく昔からある典型的な対策だが、[52]近代オスマン社会においては都市自治体がその担い手となり、市行政医は近代医学に通じた医系技官として指導と助言を行った。例えば一九〇七年六月、市行政医アブデュルラフマン Abdürrahman が自治体の官吏を随行させ市場の調査に赴き、パン屋や小売店、料理屋、肉屋の身につける前掛けの不衛生さについて警告した。[53]しかし数日後にこの件に触れた『調和』が、「イズミルにおいて、すべての大きい文明的な地域でそうであるように、常時衛生調査が実施される必要がある。ホテル、食堂、ケーキ屋の店の清潔さの調査はただ店主とオーナーの良心に委ねられるわけにはいかない」と述べるように、[54]他の衛生対策と同様に、喉元過ぎれば熱さを忘れる性質のものであった。食品衛生対策においても、より規則的な市場の衛生管理の取り組み強化が常に求められていた。

　直近のコレラ流行を受けた一九一二年のイズミルで衛生警察（zabıta-yı sıhhiye）が組織されたことは、市場の規則的な衛生管理の一事例と言えるかもしれない。この取り組みでは、州衛生監察官のもとで働く一〇名の官吏が市警（belediye çavuşları）から選ばれ、イズミルを五つの区画に分割した上で、[55]それぞれに二名が配備され、市場や食品取扱店舗における衛生管理と違反の摘発が行われた。[56]同時に各職種に対しての衛生規則が公布された。「パン屋、小売店、カジノとコーヒー店」[57]、「ホテルと隊商宿と単身者住宅、食堂、肉屋」[58]、「理髪店、公衆浴場、魚屋、居酒屋」[59]、「アイスクリーム屋」[60]、「炭酸飲料製造所」[61]のそれぞれに固有の衛生規則が定められた。これらは四つの言語で書かれ、すべての職業従事者は額縁（çerçeve）に入れ配布される掲示物（levha）を店に掲示せねば罰則が与えられた。利用者にはそれぞれの規則に反する事業者を自治体に通報するよう求めた[62]（図4—2）。

　こうした組織化の取り組みの結果、「衛生上の施行（icraat-ı sıhhiye）」という名で、期間中にどこで、どのような対策が何件行われたかをリスト化した記事が新聞に掲載されるようになった。典型的な一例を挙げれば、以下のようなものである。

衛生上の施行

自治体から

（財務暦）マユス月二六日から今月二日まで、蓋無しで置かれていたために不衛生と見られる二一六クッエ(kıyye)[63]のパン、六クッエのチーズ、三〇クッエのミルクの没収、ヨーグルトの上を覆った三枚キルトの焼却、一九の店舗での衛生清掃の実施、二八の家屋における鶏舎とトイレの取り壊しが行われ、九のコーヒー店と料理屋において四九の皿とコップが割られ、衛生対策の実施まで一三の店舗の閉鎖が周知されるよう公示する。[64]

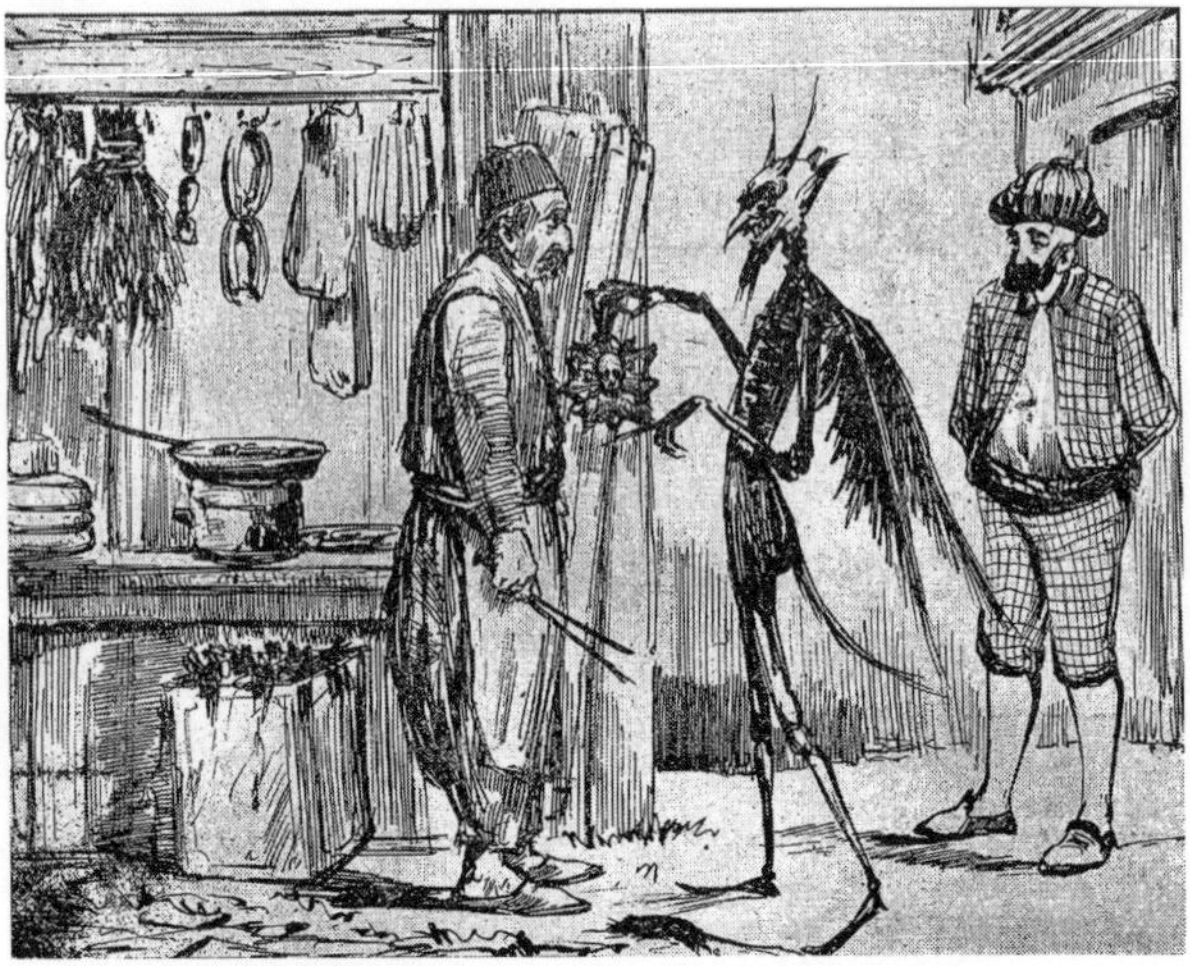

図 4-2　自治体の警告を無視した雑貨屋に、コレラ勲章の授与
「コレラ殿、ボドス雑貨店は市当局の警告に耳を貸さず、貴殿をもてなす仕事を完璧に行っています。」

このように、直近の感染症流行をきっかけに、市警や自治体官吏を動員した市場の衛生対策の強化が行われた例が見られる。しかし医療専門職の関与という点では、二〇世紀初頭における食品偽装対策にその特徴がよく現れている。以下では近代社会に特有の現象としての食品偽装問題と、近代的な食品管理体制整備の問題について検討する。

食品偽装もそれ自体の歴史が古く、普遍的に観察されうる事象である。[65]前近代オスマン社会においてもカーディーの下でムフタスィブ（市場監察官）が市場での商取引を監督していた。ムフタスィブとその部下は「イフティサーブ」と呼ばれる商業規範・規則に基づいて業務にあたったが、[66]このイフティサーブを定めた一五―一六世紀のスルタンの法令集の中では、食品関係の規定が多く見られる。スレイマン一世（在位一五二〇―六六年）期には内容が詳細となって体系化が進み、一つの完成を見ることになった。そこでは料理屋や食材を扱う職業の規定が詳細に定められ、パンの重量のごまかしはもとより、ヨーグルトに澱粉と水を混ぜての水増しをしないこと、ボレキ（トルコ風パイ）に羊肉以外を混ぜないことや混じりけのない小麦粉を用いること、トゥルシュ（ピクルス）はふすまでなく酢に漬けることなど食品に関わる規定のほか、食肉の鮮度や衛生状態も繰り返し強調された。[67]

しかし近代になると、科学の進歩に伴う偽装技術と偽装を見破る技術双方の発達、加工食品の普及、自由貿易を基本理念とする国際商業体制を背景とした輸入の増加と価格競争の激化、そして消費者の健康意識の向上などを要因として、食の安全は、それまでとは異なる次元の社会問題として立ち現れてきた。[68]食品偽装は人々の健康に大きく関わるため、折しも国民の健康の向上や人口増加への関心を高めていた近代オスマン国家においても、無視できない問題となっていた。こうした中で、食品監視のシステムとそれに関わる法律が二〇世紀転換期に新たに構築されることになり、各地の市行政医は、専門の化学者・細菌学者とともに、食の安全を守る役割を担うことになった。

近代イズミルにおいても、食品偽装は問題となっていた。例えば二〇世紀初頭イズミルの一般向け衛生雑誌『衛生』の一九〇八年六月三日の号に掲載された記事は、イズミルにおける食の安全性をある小話で説明している。それによると、ある家に四匹のハエが住んでいた。そのうち一匹が家にあったミルクを飲んだところ、それに石灰が加えられていたため痙攣して死んでしまった。さらに二匹目は別の飲み物を飲んだが、それがアニリンにより着色されていたため、毒死してしまった。三匹目は過剰なミョウバンが加えられた小麦粉を口にし、同じ運命を辿った。三匹の悲劇を目にした四匹目のハエは生きることに絶望して死を望み、皿に乗っていたハエ取り紙（sinek öldüren kağıt）を吸い始めた。すると吸って死を待つハエの身体中に活力がみなぎり、力が湧き始めた。ハエ取り紙すら偽物だったのである。[69]

石灰によるミルクの水増し、アニリンによる飲み物の着色、そしてミョウバン（保存料）の小麦粉への過度の添加が食品偽装の例として挙げられているが、著者の医師エドヘムは、さらには今日消費されている油類、ミルク、ソーダ、チャイ、ワインやラクなどの酒類、シャーベット、ジャムなどに徹底的な検査がなされれば、多くの偽装が見つかるだろうと続ける。そして科学者はこうした詐欺行為と日夜戦っているが、他方で偽装を行う側にもそのための科学的知識があり、対策が容易でないことを説明し、自治体による化学研究所の設立と化学者の雇用の必要性を述べて締めくくっている。[70]

二〇世紀初頭のイズミルで問題となっていた食品偽装の一つに、アメリカ産の澄ましバター（sade yağ）がある。[71]地元紙『調和』が「アメリカの科学的発展が、イズミルで応用される混合による食品偽装をも発展させることは必定である。食品産業のいくつか、特にシカゴ市にある肉の缶詰の工場が用いた詐欺的手法には、アメリカ政府すら悩まされている」と述べるように、[72]二〇世紀初頭のアメリカを震撼させた食品偽装問題の余波はイズミルにも及んでいた。[73]記事によれば、イズミルに輸入されるアメリカ産澄ましバターは、実際には綿実油《めんじつゆ》とピーナツ油を混ぜた動物性脂肪に、色と風味をつける植物性の添加物を加えたものだという。最大の問題は、単にこれが健康上有害なだけでなく、国産のバターを払底させてしまうか、これに対抗する国内の生産・販売者が価格競争のために偽装に手を染めてしまうことであった。[74] 別の記事では国内産業保護の観点から、以下のように主張されている。

アメリカからの輸入で生じている低価格に抵抗できるように、地元産の油の多くが商品を混合して品質を落とさざるを得ないことは公衆衛生の観点から重大だが、それと同じぐらいに、競争力がないがゆえに生産を断念せざるを得ないことは、国内産業にとっても深刻な事態である。したがって、牧草地の広大さと家畜の多さで名高い帝国内で、（産業の）発展を保証するために、何度もパーディシャー陛下の勅旨が出ている澄ましバター生産が被害から守られるように、前述の偽装バターの輸入禁止を目的とし税関局によりどれほど厳しい措置が取られても十分ではない。[75]

こうした国内外の食品偽装を取り締まる法律が、二〇世紀初頭に整備された。澄ましバターについては、一九〇三年に「国内産の澄ましバターの純性の維持に関する法」が制定された。[76] ミルクから加工される国産の澄ましバターについて、あらゆる混合（tahlit ve mağşuş）を禁止（第一条）した同法では、地方当局による生産者・販売者への勧告と警告（第二条）、生産および生産地の市行政医と市官吏による継続的調査（第三条）、偽装を行った生産者・販売者への罰則（第四・五条）、罰金の手続きと没収品の処遇（第六・七条）が定められた。イズミルの地元紙にも同法の写しが掲載され、[77] 以降偽装バターの取り締まりが繰り返し報じられている。

例えば一九〇五年五月の『調和』の報道によれば、市行政医による調査（muayene）によって偽装が疑われた澄ましバターが自治体当局に送られ、それぞれのサンプルが細菌学者に委託され、化学分析（tahlil）が行われた。

そのうちディスコポリのバターが、マーガリンと混合したスエット、メジディエハーンのメフメト・アーのバターもスエット、メザルルックバシュのハケムは、香料とマーガリンの混合、ヨルギのものはスエット、バシュドゥラクのミトロコフのものはスエットとマーガリンの混合、イサク・ハーキムのものはスエットと判明した。この報告を受け、これらのバターは没収され、工業利用のための着色が自治体によって決定された。[78] 澄ましバターの偽装方法として、スエットやマーガリンとの混合が見られたこと、また没収された澄ましバターが着色され工業用に再利用されたことがわかる。

輸入食品に関しては、輸入禁止措置が取られることも少なくなかった。[79] その根拠となる税関検査について、「税関で行われる衛生検査に関する法」が一九〇五年に制定された。[80] 化学品と医薬品（第一四―一八条）、油類（第一九条）、穀類（第二〇条）、コーヒー（第二一条）、食肉・加工肉（第二二条）、酒類（第二三条）の税関検査をそれぞれ定めた同法は、国内主要港における専門の検査官の配置を定めている。イスタンブルに加え、イズミル、セラーニキ、トラブゾン、イシュコドラ、ベイルート、イスケンデルン、バスラ、トリポリの港の税関には化学者が常勤で雇用され、化学者のいない場所では市行政医により衛生検査がなされ、さらに詳しい化学分析が必要と判断された場合は、最寄りの税関局に送られる（第二条）、雇用される化学者は有免許かつオスマン国籍である（第三条）として、税関における化学者の配置が定められた。

偽装澄ましバターの事例からもわかるように、食品管理のプロセスにおいて化学分析室の役割は重大であった（図4―3）。市行政医は市場で売られる食品の検査（muayene）を行ったが、より詳細な化学分析（tahlil）は、専門の分析官に委ねられた。つまり化学分析室は、食品管理の最終決定権を有する機関であった。[81] イズミルにおいては税関とムスリム慈善病院にそれぞれ化学分析室が整備され、公的な化学分析の実施が可能だった。[82] 税関では一八九七年にそれぞれ四〇〇クルシュの給与で二名の常勤の化学者が雇用されていた。[83]
ただしアイドゥン州に限っても、イズミル以外に食品の化学分析を行える体制があったとは思われず、全体としてはその取り組みは端緒についたばかりであった。一八七九年に化学者ボンコフスキ・パシャがイスタンブル第六区の食品検査を任せられ、押収した食品の化学分析を行った際、彼は化学分析官の養成と、帝国内の主要都市への食品検査体制の拡大を、当時の内務大臣マフムト・パシャに進言した。[84]しかしこうした認識はありながらも、海外に留学し化学を専攻した限られた事例を除けば、食品検査を行う化学分析官は基本的に医師や薬剤師によって担われており、当然その数も限られた。帝国医学校内の化学実験室に通い、化学分析の実践的訓練を受けて、「技能認定証（ehliyet tasdiknamesi）」を得た一部の優秀な学生が、「化学者（kimyager）」を称して業務を担ったに過ぎない。化学を専門に学んだ「有免許化学者（diplomalı kimyagerler）」の数が増え、医学や薬学の傍《かたわ》らで化学を学んだ「認定化学者（tasdiknameli kimyagerler）」の地位を脅かし始めるのは一九二〇年代末のことである。[85]イズミル税関に化学者として雇用された分析官も、細菌学者や医師を自称し、実際に都市上水の細菌検査など細菌学者としての役割も果たしていた。[86]

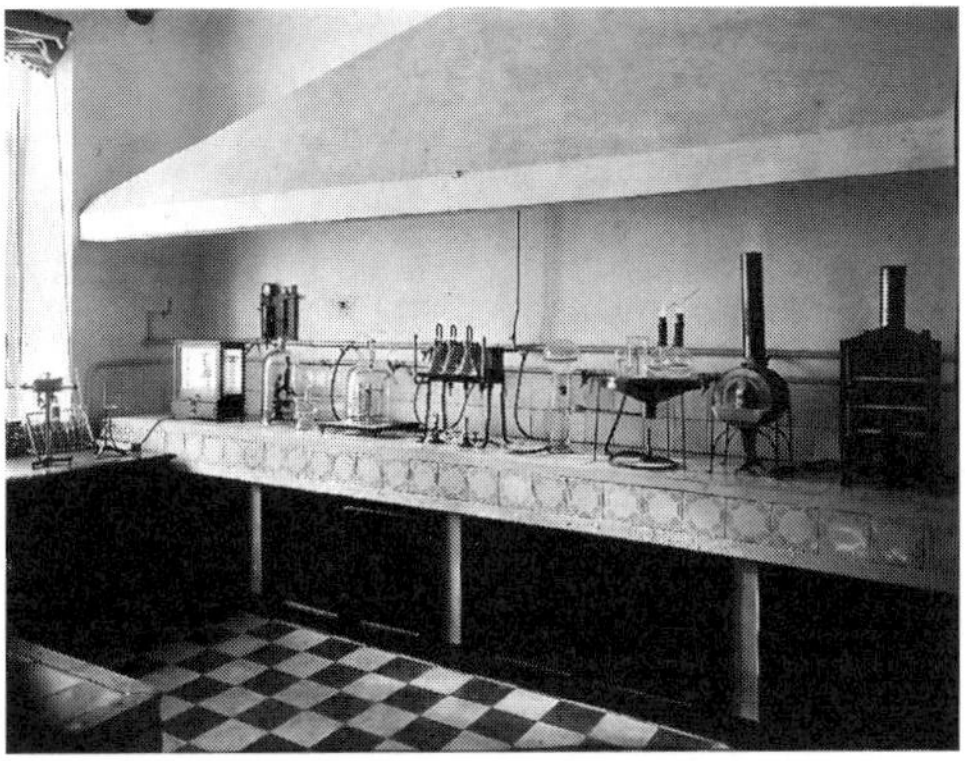

図 4-3　サロニカ（セラーニキ）のハミディエ病院の化学分析室（tahlilat kısmı）

　近代に新たな展開を見せた食品偽装問題を背景に、二〇世紀初頭に各国が食品管理体制を整備する中、オスマン帝国でも、一方で食品管理に関する様々な法律が、他方では必要な設備と人材が準備され、近代的な食品管理体制整備の動きが見られた。法・設備・人材のいずれの観点からも、体制整備は端緒についたばかりであったが、限られたリソースの中、イズミルにおいても偽装食品の分析・摘発が行われていたことは注目すべきことであろう。

四　種痘の普及——天然痘予防への体制整備

オスマン帝国における種痘といえば、一八世紀にオスマン帝国に滞在したモンタギュー夫人を通じてヨーロッパに伝わったとされる人痘のエピソードが有名だが、近代に用いられたのは言うまでもなく牛痘である。同時代の医師シャーニザーデ・アタウッラー Şanizade Ataullah の著作によれば、イスタンブルで行われた初の牛痘接種は一八〇〇年のことである。[87] ジェンナーによる種痘法の開発が一七九六年であることを考えると、牛痘の技術自体は早い段階でオスマン帝国でも知られていた。一八四〇年代には公的な種痘が行われ、一八四一年には一七〇五人の子どもが接種を受けたほか、[88] 自身にも典型的な痘痕があったとされるアブデュルメジト一世（在位一八三九—六一年）は五〇〇人の従者を引き連れてイスタンブル郊外で自ら種痘キャンペーンを行ったという。[89] また前述のイスタンブルの当直薬局は種痘所の役割も果たし、医師とは別に接種員が雇用されていた。[90] 一八六〇年代初頭のベイルートの自治体も種痘キャンペーンを行ったという。[91] しかしこうした例は、天然痘流行をきっかけとした一時的な事業に過ぎない。やがて世代が変わり、他地域からの移民や農村部からの移住者が流入すれば免疫を持たない人口が増え、また接種した人においてもいずれその効果が薄まる。種痘キャンペーンが一時的に犠牲者を減らした可能性は否定できないが、数年ごとに天然痘の流行は繰り返されることとなる。

オスマン帝国における国家事業としての種痘の本格的な地方への普及は、いつ頃始まったと見るべきか。これは、接種を行き渡らせるのに十分な人材と痘苗《とうびょう》（ワクチン、aşı tüpü）の数を伴い、少なくともそれを揃える取り組みがなされ、種痘実施義務を定めた法律の中で全国的に展開されることが指標となるだろう。したがって、確かに牛痘は早い時期にオスマン帝国にも伝わり、またイスタンブルなどで行われた種痘キャンペーンは、国家医療の先駆けと言えるかもしれない。しかし、その国家事業としての全国的な拡大は、種痘に関わる法の整備、国内での痘苗の生産、種痘官の育成の開始といった一連の動きが見られる一八八〇年から九〇年代以降と見るべきだろう。地方社会において市行政医が種痘の主な担い手であったことを考えれば、第一章で見た同時期における市行政医数の増加とも整合する。

種痘の全国への普及には、まず各地で接種を行う人材が必要である。すでに確認したようにアイドゥン州における市行政医は一八八〇年代以降その数を徐々に増やしていった。しかしそれでも、必ずしもすべての地域にいたわけでなく、いたとしても他の業務に時間を取られ、近隣の村々まで巡回して種痘を行うほどに十分ではなかった。オスマン社会において旧来の人痘接種は専門の医師ではなく、技術を備えた女性の仕事であったとも言われている。[92] それゆえ、資格を持たない人が牛痘接種を行い、少額の給与で自治体に雇用されることもあった。[93] 逆に言えば接種自体は、長い歳月をかけて医学校で近代医学を修めた貴重な人材を割く必要はないとも考えられた。そこで一八九八年、専ら種痘の実施を担う技官を短期間で育成し、市行政医の負担を減らすために、種痘学校 Aşı Dershanesi/Aşı Mektebi がイスタンブルに開校し、一九〇三年までに三一九人の種痘官が卒業した。[94] 一九一二年には種痘官の養成は、割礼や看護を合わせた准保健官学校 Sıhhiye Küçük Zabitanı Mektebi/Küçük Sıhhiye Memurları Mektebi で行われるようになった。[95] 二年間のコースで教育を受けた卒業生たちは地方に派遣され、各地の市行政医の業務の一部を分担するようになったのである。

イズミルにおいてはヒジュラ暦一三一五年（西暦一八九七—九八年）以降のアイドゥン州年鑑に市に雇用された種痘官（aşı memuru）を確認できる。[96] つまり一部の地域では種痘学校開校以前から、種痘専門の官吏が雇用されていた。スレイマンという名のこの種痘官は、以後継続的に州年鑑に記録があり、各地での種痘実施に関して頻繁に地元紙に登場する。イズミル中心部や、ボルノヴァやセディキョイなど下部の郷（nahiye）における接種を担当した。アイドゥン州内の種痘実施統計（表4—2）を見ると、おおよその傾向として、市行政医が市街地や刑務所を、種痘官は巡回接種員として市街地の外での種痘を担当した（図4—4）。

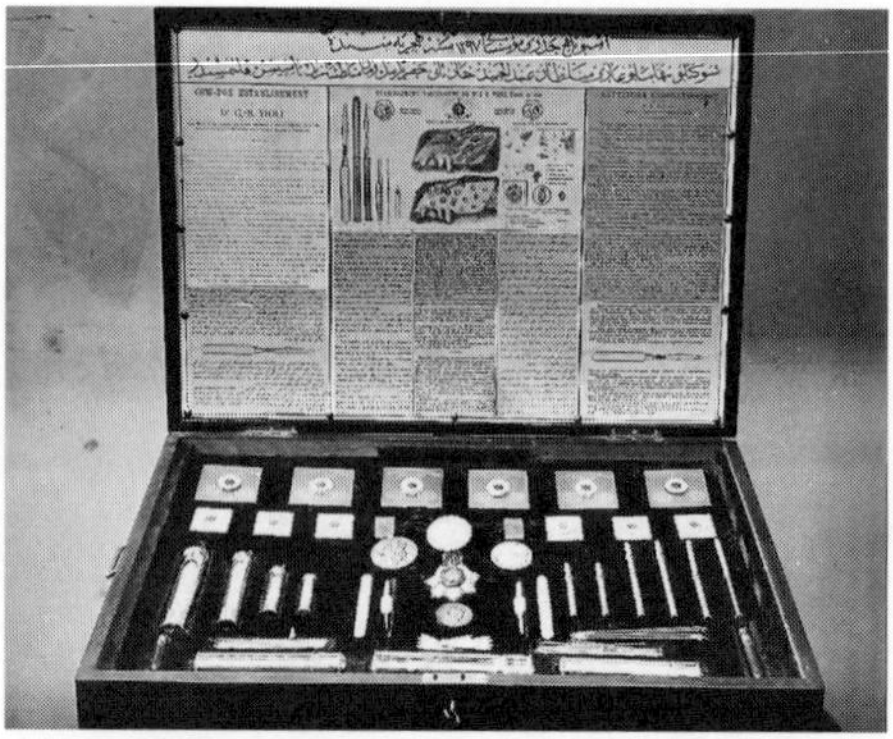

図4-4　1884年のローマ国際博覧会で展示されたオスマン帝国の種痘セット

接種を行う人材と同時に、痘苗の安定した供給も不可欠である。オスマン帝国ではもともとヨーロッパから輸入した痘苗を利用していたが、一八九二年に帝国種痘所 Telkihhane-i Şahane での痘苗の製造を命じる勅旨が出され、痘苗の国産化が始まった[97]（図4—5）。ここで生産された痘苗が帝国各地に送られ、種痘が行われた。[98] 例えば表4—2と同じ年にはイスタンブルから合計一万八五五〇の痘苗が届き、そのうち七五六七がイズミル市街地で使用され六万四三三三人に、残りの一万九三八八がアイドゥン州内各地に送られ、七万四九一六人に種痘が実施された。[99]
イスタンブルからの供給が十分でなければ、自治体が独自に痘苗を調達することもあった。例えば一九〇九年

表 4-2　アイドゥン州種痘実施統計（1903 年）

	担当者	場所	人数
イズミル	衛生監察官、イズミル市行政医、助手	イズミル諸地区	64,333
	衛生監察官	イズミル刑務所	44
	イズミル種痘官	イズミル市街、ボルノヴァ郷、セディキョイ郷	25,480
	メネメン市行政医	メネメン市街	683
	ベルガマ・メネメン種痘官	メネメン・ベルガマの村々	1,088
	オデミシュ市行政医	郡刑務所	55
	バユンドゥル市行政医	バユンドゥル市街	800
	バユンドゥル種痘官	バユンドゥル、オデミシュ各地	2,012
	セフェリヒサル市行政医	セフェリヒサル市街	599
	カラブルン市行政医	カラブルン市街	246
	ニフ市行政医	ニフ市街	700
	チェシュメ市行政医	―	1,640
	クシャダス市行政医	―	1,196
	ウルラ市行政医	ウルラ市街地と村々	6,075
マニサ（サルハン）	マニサ市行政医	マニサ市街	1,184
	マニサ市第一行政医	マニサ刑務所	404
	マニサ種痘官	村々	1,503
	アクヒサル種痘官	アクヒサル、クルクアーチ、ソマ郡	1,196
	アクヒサル市行政医	アクヒサル刑務所	11
	医師	クルクアーチ	83
	クルクアーチ市行政医	刑務所、郡市街地	205
	サリフリ市行政医	刑務所、郡市街地	67
	サリフリ種痘官	サリフリ、ギョルデス、デミルジ郡	1,589
	アラシェヒル市行政医	アラシェヒル刑務所	48
	アラシェヒル種痘官	―	801
	クラ市行政医	クラ、村々	204
アイドゥン	アイドゥン種痘官	アイドゥン、チネ、ソケ、ボズドアン、カラジャス	5,630
	ナジッリ種痘官	アイドゥン、チネ、ソケ、カラジャス郡	11,148
デニズリ	デニズリ市行政医	デニズリ刑務所、デニズリ市街	342
	デニズリ種痘官	チャル、ブルダン、サライキョイ郡	4,558
	チャル市行政医	チャル郡、刑務所	105
	ガルビーカラアーチ市行政医	ガルビーカラアーチ郡刑務所	20
ムーラ	ムーラ（メンテシェ）種痘官	ムーラ、ミラース、キョイジェイズ	3,522
	メクリ市行政医	メクリ、村々	1,680
	ボドルム市行政医	ボドルム、諸郷	998
		合計	139,249

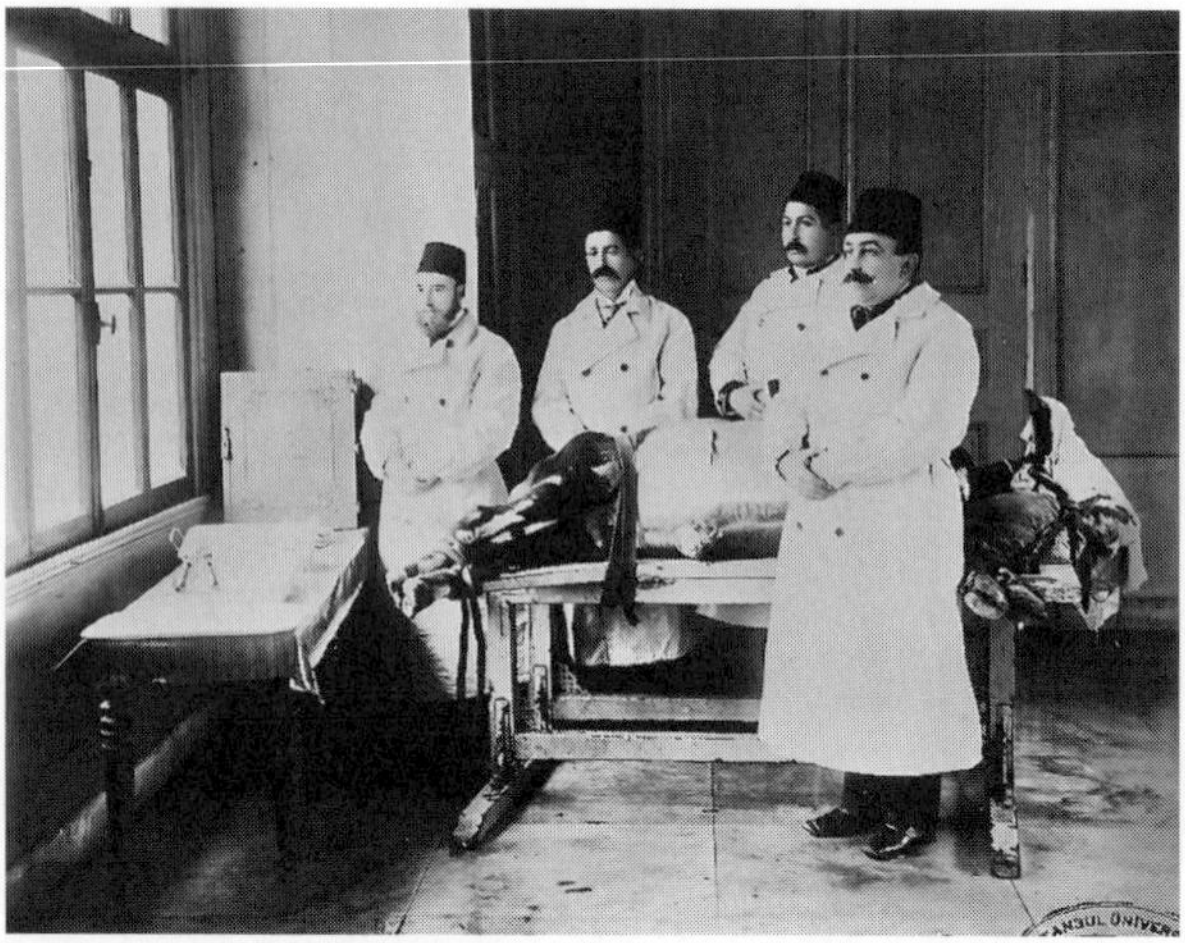

図 4-5　帝国種痘所における「国産ワクチン」の生産

に天然痘が流行すると、アイドゥン州内で大規模な種痘キャンペーンが行われた。イスタンブルから届く痘苗に加え、イズミルの薬剤師であるモラエティを通じてローザンヌから一〇〇〇、同じく薬剤師カリカキを通じてベルンから二〇〇〇、商人のイカル兄弟を通じてシュミエから二〇〇〇の痘苗を調達し、さらにフランスのシャンボンの製薬所からも七〇〇〇の痘苗を取り寄せ、六万人以上に種痘が行われた。[100]この種痘キャンペーンでは、一〇名の医師が臨時で雇用され、イズミル市街を一〇のエリアに分割し種痘が実施された。[101]

しかし医薬商を通じた痘苗の調達には困難も伴った。ローザンヌ産の痘苗は極めて非力（pek zayıf ve kuvvetsiz）で、初接種の子どもにすら善感しないことが市行政医と種痘官の報告から明らかとなり、再接種のための痘苗調達が必要となった。[102]痘苗の鮮度については地元紙でも議論になっている。『調和』によれば、イズミルで用いられる痘苗の大半はイスタンブルの帝国種痘所で生産されたもので、輸送距離が短いことから新鮮でよく効くという。他方、やむを得ず国外から取り寄せる場合、痘苗の生産から長時間が経過し、ウイルスの力（kuvve-i virüsiye）が弱まり、効果がなくなるため、利用される痘苗が純粋かつ新鮮（halis ve taze）であることが必要と論じている。[103]

さらに、フランスから追加で取り寄せた痘苗を、仲介した商人と薬剤師が引き渡そうとせず、再度の接種を望む富裕層に法外な価格で販売していた。貧しい未接種の子どもへの接種を優先したい州衛生監察官は、自治体による直接買いつけを提案したが、実現しなかったという。同時に痘苗不足にも拘らず、臨時の種痘医が儲けのために接種済みの自身の顧客に繰り返し接種を行い、痘苗を無駄遣いしているとも衛生監察官ヒュスニュによる説明の中で述べられている。[104]

大枚を叩いて繰り返し接種を望む富裕層もいる一方で、接種を避ける者もいた。住民への接種の促進、つまり種痘を忌避する人々への取り組みは予防接種の普及の普遍的な問題である。種痘義務化の法的整備は一八八〇年代以降進んだ。一八八五年の「種痘法」は、種痘が学校入学の要件であり、未接種の子どもは学校に入学できないと定めた。[105]一八九四年の改正では、新生児への六ヵ月以内の接種義務化、同時に五年ごとの再接種や拒否者への罰金規定が導入された。[106]一九〇四年には医師や種痘官など、種痘実施側への罰則規定も設けられた。[107]

それでも、家に種痘官が派遣されたが接種を拒否し、逃走した事例には事欠かない。そうした場合はより強制力を伴った対応が取られた。よく見られるのはローカルな共同体を活用して、接種を進める手法である。一九〇七年にドラプクユ地区で天然痘が蔓延した際、「市行政医と種痘官により、地区のイマームとムフタルの案内で家屋を一軒ずつ周り、種痘の奨励がなされ」たが、それでも種痘を避ける人がいた。そこで自治体の報告書は、「警官と市警、地区のイマームとムフタルによって、家の捜索・調査がなされ、科学的に種痘が必要な者に強制的に（cebren）種痘がなされることが必要」と結論づけた。[108]一九一〇年の自治体からの公示では、「地域の未接種の人を台帳に記録し、種痘を強制させること、未接種の人がいた場合、この責任は前述のムフタルに帰せられる」と告げられ、未接種者の名前、通名、職業、住所を記した台帳を数日の間にまとめるよう要請が出された。[109]地元紙では説得と啓蒙のため種痘の有用性が説かれたが、説得が常に功を奏するとも限らず、また新聞を読まない、読めない層には意味がなかった。そこでローカルな共同体が利用され、種痘が推進された。

このように一八八〇年代以降、種痘を実施する市行政医と種痘官が各地に任じられ、また帝国種痘所で生産された痘苗が各地に配布される形で、全国的な種痘実施体制が整えられた。同時期には種痘を促進するための法整備も進められた。本節で見たように、イズミルで行われた種痘においては確かに困難も見られたが、同時期に国家事業としての種痘は新たな段階を迎え、地方においても普及していったと言えるだろう。

五　衛生雑誌を通じた啓蒙——「身体の国民化」

本節では、出版物などを通じた市行政医による医学・衛生知の啓蒙について検討する。近代イスタンブルにおける公衆衛生のポリティクスを論じたカルカンは、フーコーの議論を引きつつ、近代の新たな医学、病理解剖学や生理学がヒトの身体を匿名化し、どれも同様の性質を持つ生物学的存在と見なすようになったことが、近代オスマン帝国における医療・衛生政策をも方向づけたとした。[110]さらに一九世紀最後の四半世紀における細菌学の受容は、細菌の拡散の原因となる社会的要因への統制強化につながり、近代オスマン社会における衛生政策がより社会的、政治的なものを重視するようになったことを、不衛生な過密住宅に住む貧困層への介入などから論じている。[111]確かに本書でもヤフードハーネを事例に検討したように、貧困層の居住環境や生活習慣は自治体や市行政医による対策の焦点の一つであり、都市の変容と深く関わっていた。しかし前章で論じたように、オスマン帝国における細菌学の受容と新たな疾患理解のあり方は細菌の「侵入」を防ぐ都市衛生の維持やインフラ整備を行政に求めた一方で、その「生育」を防ぐために、個々の住民には健全な生活習慣、そして健康な身体の獲得を求めた。市行政医の一部は、出版物を通じて衛生的啓蒙に取り組んだが、当時のオスマン社会の識字率などを考慮しても、これはヤフードハーネなどに居住する都市の下層住民ではなく、相応の教養を持つ市民を読者に想定するものであった[112]。近代オスマン社会における公的な医療・衛生体制は、貧困と不衛生を公衆衛生問題の一つの極と見なす一方で、比較的裕福な個人・家庭の健康増進も、もう一つの極として重視していた。したがって、市行政医が出版などを通じて人々に健康改善を促し、地方社会に生きる個人を国家全体の衛生政策に組み込む役割を果たしたことも、同時に論じられるべきだろう[113]。

市行政医の『職務』が定めたように、科学啓蒙記事や講演を通じた近代医学知の普及は、市行政医に求められた役割の一つであった（第一章第三節参照）。官立医学校で育成された医師たちは各地方へ任命され、理想的には郡や郷レベルへも浸透して、地方住民に対する科学的啓蒙を行う「文明化」の使徒となることが期待されていた。『調和』の一九一一年九月の記事で主筆シナースィーは、革命と立憲政治の成果が必ずしも農村に及んでいないと嘆きつつ、衛生問題について以下のように主張した。

すべての諸郡、村々の中心部で、少なくとも一人や二人の医師を常駐させ、彼らが時々、特に感染症の流行時に診察と治療をすること、村人たちが理解できるような言葉で、レクチャー（konferans）を開くように義務づけねばならない。また、医師たち、あるいは専門家の議会によって、平易な表現で書かれた公衆衛生に関する書籍、パンフレット、公示が準備され、すべての村に無料で配布されれば、これらも多かれ少なかれ何らかの利益があることは疑いの余地がない[114]。

一九一〇年の別の号でも市行政医による「衛生知識の普及（malumat-ı sıhhiyenin neşr ve tamimi）」への期待を述べたシナースィーは、それを通じた人口増加（tezayüd-i nüfus）と国土と国民の繁栄（saadet-i mülk ve millet）を青写真として描いた。[115] シナースィーが医師たちの果たすべき役割を論ずる一方で、イズミル師範学校校長マフムト・ラフミーは『調和』への投書の中で、村人たちは「あらゆる民間療法薬（kocakarı ilaçları）を試した後に医師へ診せざるをえないと感じる。ある者は一切診せない」という現状を述べた上で、学校での保健衛生の授業の重要性と、そのための師範学校における保健衛生の知識の充実を主張した。そうすることで、「（地域に）学校の先生しかいなくても、住民や村人は保健衛生を知ることができる」と言うのである。[116] このように、手法は何であれ、個々人に衛生知を身につけさせる必要性は、しばしば公論の対象となっていた。二〇世紀初頭に一般読者を想定した衛生雑誌が刊行されたことは、こうした文脈に位置づけられる。

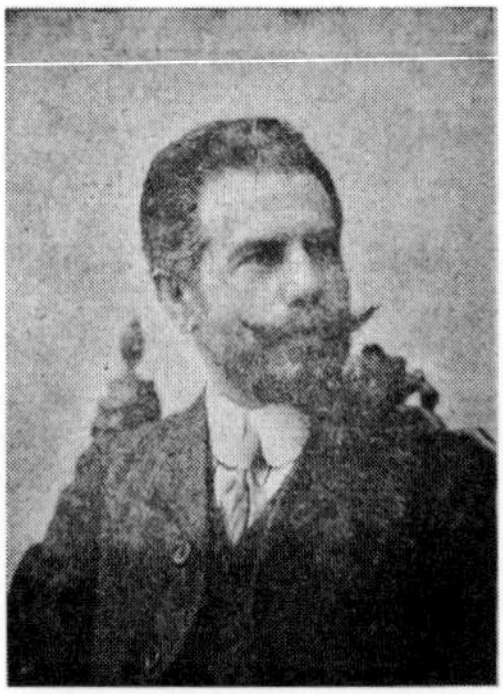

図 4-6　タシュルザーデ・エドヘム

近代オスマン帝国地方における最初期の一般向け衛生雑誌は、いずれも市行政医が中心となって創刊した。一九〇六年と一九〇八年のイズミルで発行された『衛生 *Hıfzıssıhha*』はイズミル市行政医エドヘムによるもので（図4―6）、これがオスマン・トルコ語で出版された地方初の一般読者向けの衛生雑誌である。[117]『衛生』の記事の多くにはエドヘムと、イズミル・ムスリム慈善病院医師（後にアイドゥン州衛生監察官）シュクリュ・オスマンの署名が入っている（表4―3、4―4）。一九一〇年の年初から一九一一年末の約二年間トラブゾンで発行された『医師 *Hekim*』も、『衛生』に続いて地方社会で刊行された一般向け衛生雑誌の先駆である。同誌は、アクチャーバト市行政医ハーフィズ・エユプ Hafız Eyüp が主筆を務めた。同誌は周辺地域の市行政医の寄稿も多く、ギレスンやホパ、エルジンジャン（エルズルム州）、ケルクク（キルクーク、バグダード州）の市行政医や、トラブゾン州衛生監察官など多様な執筆者の名前を確認できる（表4―5）[118]。

オスマン・トルコ語による医学系雑誌は、一八四九年に帝国医学校により創刊された『医学事報 *Vekayi-i Tıbbiye*』に代表されるように、医師を読者に想定した専門誌としてまず登場した。しかし『衛生』の表紙に「人々が理解できる言葉によって毎週イズミルで発行される衛生についての小論」とあるように[119]、エドヘムの『衛生』やエユプの『医師』は、一般向け雑誌という点で、それらとは一線を画する[120]。エユプは、『医師』の創刊号の冒頭において出版目的を以下のように述べている。

> 『医師』出版の目的は、医業の価値・技術・重要性を皆に説明すること、都市から遠い場所、医師のいない場所で、病気になるも薬がなく、ため息と唸り声の中で死にゆく子どもたちの苦しみを目にしながらも、それに対してまごつくしかない両親に、わずかでも医業を教示すること、悲嘆の中で病床に伏す最愛の人の苦しみと痛みの緩和をできる限り助けること、これを通じて国民の生命（hayat-ı millet）に奉仕することである[121]。

同誌の第七号より「人々への衛生講義」の連載を開始し、衛生への考え方や細菌、水などを解説したエルジンジャンの耳鼻咽喉科医ルザ・リュステムは、「知っている者は知らない者に教えなさい」というナスレッディン・ホジャの故事を引き、「この私が知っていることを、すべての同胞に教えること」によって、「オスマンの地

表 4-3 『衛生』(1906 年) 執筆者別記事一覧

執筆者	記事内容
イズミル市行政医エドヘム	ぶどうパン、インフルエンザ、看護師、授乳、春、虚弱に生まれた子の養育、扁桃炎、体重超過一肥満
ムスリム慈善病院医師 シュクリュ・オスマン	関節病体質のために取られるべき食事療法
ハミディエ小児病院内科医 フェフミ	アナトリアにおける有益な習慣
ハミディエ小児病院内科医 ズフディ	胃の健康
ハミディエ小児病院医師耳鼻咽喉科ムイッヒディン	髪や髭などの毛の日常的状態、健康状態に関する生理学的研究
マズハル	ミルク
ヌズヘト	教師の病気
ハイダルパシャ軍事病院 ムサ・カーズム	何を食べるべきか?
医師アフメト・ナジ	タバコ
統計記事	イズミル・ムスリム慈善病院統計
翻訳記事	一口のパンのお話 (訳・解説エドヘム)
転載記事	睡眠、職業と仕事の寿命への影響のあり方、習慣、結婚と独身、いちご、人の身長と体重、胃の健康に関していくつかの警告、肉の性質、アルコールの人体への影響、魚
無記名	長寿とならない諸原因、新たに流行中の風邪への措置、消化の程度による食べ物の分類、胃で消化した食物を腸に送るために必要な平均時間、本と細菌、衛生、消化不良に対する食事療法、外の埃、新たな食事法、10 の健康上の助言、結核についての論争、肉を生で食べるか焼いて食べるか、健康維持、ポマード、飲み物と健康、結核、ヨーグルト、健康に関する格言、紙幣に付着した細菌、顔のシミ、笑うことによる治療、リンデン水、風邪への処方、解毒剤、口臭

*記事内容は原文からの直訳ではなく、筆者が適宜概要をまとめたもの (表 4-4, 4-5 も同様)。

表 4-4 『衛生』(1908 年) 執筆者別記事一覧

執筆者	記事内容
イズミル市行政医 エドヘム	助産師、イズミルの居酒屋(アルコール)、ロカンタにおける健康議論(食の安全)、夏の衛生規則、寝室と睡眠についての助言、健康的な入浴法、ミルクの純正の見分け方、夏の涼しい部屋、樟脳入りラク・アルコール、床屋における布の衛生、虚弱に生まれた子の養育、看護師、疥癬と治療
シュクリュ・オスマン	おたふく風邪、母親と乳母への助言、医学の台所(連載)、麻疹、マラリア、果物と線虫、衣服の役割、百日咳、妊娠をいかに知るか、気質、自由の庭(立憲政の復活を受け、専制と自由を社会・国を人体になぞらえて表現)、アイドゥン州における結石症、妊娠中の諸対策、妊娠中に現れる症状、おりもの、アルコール中毒、18 歳になる子ども
軍医アフメト・フルシー	虫歯予防
獣医ヴァスフィ	空気はいかに壊れるか
税関化学者 シェハブ・サドゥク	健康的な食肉を選ぼう、ビール、病気の診断と治療、コーヒー
医師カズム・ハイダル	子どもの嘔吐、子どもの衣服、子ども(乳児)の食事
A.H.	しつけ、遊び、入浴、産声
ハイダルパシャ軍事病院 ミデッィリリ・A. マージト	医師は病気を運ぶか?、家庭で犬と猫を飼うか?
医師 A. ヌーリー	いかに老いるか、いかに寝るべきか、尿、神経衰弱
軍医ヌーリー	衛生の新たな時代(専制期の批判)
ムスリム慈善病院医師 チャクルオール	授乳
ハフズ・ジェマル	衛生上の有用な情報、銅中毒に何をすべきか
L.H.	ベッド、石鹸
医師アフメト・ナジ	アルコールは毒になりうるか?
無記名	プラム、イズミルの自然衛生状況、有用な処方(抜け毛や発汗防止)、海産物・細菌・魚屋、抜け毛予防、ハエ対策、チフス、アンチピリン中毒、健康のため避けるべきもの(食習慣)、肥満、扁桃炎、長寿、笑うことによる治療、リンデン水、埃
『衛生』	読者からの質問への回答(子どもの入浴、いびき対策、脂漏性皮膚炎、水疱瘡)
広告	ウルラーギュルバフチェの水、ヴェネツィアミルク(肌用クリーム)、サルクズ・ミネラルウォーター、顕微鏡、アラシェヒル温泉、フランス製めがね、医師チャクルオール、オスマン薬局化学分析室、ろ過器、便秘改善薬、コルセット

表 4-5 『医師』(1910-11 年) 執筆者別記事一覧

執筆者	記事内容
『医師』	公開状（市行政医の給与)、公開状（慈善病院)、医師たちの悲鳴、地域の衛生状態、新参医師による同業者への中傷、パプチェカプスの薬局への公開状、その他医学関連のニュース
アクチャーバト市行政医 ハーフィズ・エユプ（主筆）	出版目的、血痔、統計、運動、抜け毛、食餌制限、マラリア、真田虫、淋病、別荘一村、堕胎、コレラ、ペスト、無知について、ジフテリア、神経衰弱、偏頭痛、公開状（市行政医レオン擁護)、痛風、暖房、リウマチ、おたふく風邪、クループ
歯科医ヒュセイン・ヒュスニュ	歯について
トラブゾン動物監察官 イブラヒム・エドヘム	獣医学（爪の病気)
トラブゾン州衛生監察官 アブデュルケリム	医師とは誰か、ヤブ医者を避けよう、沼地について、採血
シファー薬局薬剤師オメル・ドゥルスン (責任者、出版名義人)	国産の薬剤を使おう、シファー薬局広告、ペルテヴクリーム、郡の薬局とソリヤディ・エフェンディ
ギレスン市行政医シャバン・ヒルミ	猩紅熱、飲酒、百日咳、結核の早期治療、人はどう生きるべきか（肺炎、食べ物)、肝油とペルテヴシロップ、小児保健
トラブゾン種痘官 M. ライフ (出版名義人)	天然痘・種痘の歴史、割礼、村の住民たちに読んでほしい、出版名義人がオメル・ドゥルスンに
プリシュティナ県動物衛生官アルマナク	授乳中の食事、羊の天然痘
ルザー・リュステム（エルジンジャン、耳鼻咽喉科専門医)	人々への衛生講義（衛生とは、細菌、水、アルコール)、オスマンにおける医科学、扁桃炎、レントゲン技師、コレラ
執刀医アディル	外科学
医学部教授・トラブゾンコレラ対策官 ヒポクラト・カサプオール	コレラ、ペスト研究（翻訳)
医師シュクリュ	水
知事ムスタファ	市行政医レオンへの攻撃について
トラブゾンコレラ対策 メフメト・シュクリュ	医学の重要性、スルメネ検疫所
ある医師（匿名)	結核
エルジンジャン中央病院細菌学者 ルファト	コレラ診断
軍医アズィズ・サーミー	梅毒、『現代医学』より医師職、サンバルサン 606、脂漏症
ケルクク市行政医スレイマン・ゼケリヤ	接吻と感染、ヨーグルト、埃と塵、睡眠と健康、Nabizade Nazım の Bedayi-i Edebiye より
ホパ市行政医ライフ・ハサン	『医師』へ（小児保健)、コーヒー・チャイ中毒、村人と都市民の違い、睡眠と健康
エルジンジャン市行政医ヨルガキ	医師、薬、コップ、病人
税関化学者ハサン・タフシン	尿中のアルブミン、海水浴、暑さ、断食、医師の診療報酬、非正規薬剤と民間療法について（連載)
獣医ユースフ	たまごの保存方法
住民投書	州知事に公開状（疥癬の犬と狂犬病、コレラ)
オスマン軍第４軍	軍の衛生委員会からの公示・声明、住民へのコレラ対策指南
翻訳	アンリ・ラヴダンの作品
無記名	てんかん、薬局の当直表
統計記事	感染症統計、慈善病院統計、コレラ罹患・死亡統計
広告	医師や薬局、薬剤の広告

において、生きる方法を知らない、病気にならないために何が必要かを学んでいない人が残らない」こと、そして、「すべての個人が、自身によって医者となる」ことが目的と述べる。[122]『衛生』が出版された際に地元紙『奉仕』は推薦文を掲載し、その中で「衛生知識の人々の間への膾炙に主に助けとなるのは、新聞と衛生に関する定期刊行物である」と述べた上で、「週刊『衛生』が、誰もが理解できる明快な言葉で、極めて重要な衛生に関する情報を集めている」ことを称賛した。[123]

一般読者の啓蒙という目的は、内容面からも見て取れる。例えば「一口のパンのお話 *Bir Lokma Ekmeğin Tarihi*」という題で『衛生』において一一回にわたり連載された記事は、フランスの児童文学者ジャン・マセ Jean Macé の科学啓蒙本『*Histoire d'une bouchée de pain*』（一八六一年）の翻訳である。体内に入ったパンのかけらが少女に向けて手紙を書いて内臓の働きを教えるという筋立ての外国書の翻訳には、一般読者の啓蒙というエドヘムの狙いが明確に現れている。

一般読者を想定して書かれた衛生雑誌の記事の内容全体を一瞥して目につくのが、食事に関する記事の多さである。先述の「一口のパンのお話」のような食べ物の消化・吸収の仕組みについての説明のほか、具体的に何を、いつ、どのような調理法で食べるべきかが個々の記事で解説された。その中で、例えば家庭での食事については以下のように推奨される。

　食事が特別な規則のもとに置かれるためには、肉、野菜、果物などの様々な食物の栄養と消化の程度を知るのと同時に、このリストを毎日準備することが不可欠である。これはどんな場所でも、主婦たち（ev hanımları）の能力と良心、努力にかかっている。[124]

このように家庭内の女性の役割が言明された上で『衛生』では、健胃の維持のため、食材別あるいは調理法による消化の良し悪しが表で示され、食事の時間や食べる順番、各人の体質に合わせた食事法の指南がなされ、各家庭で実践できるよう解説された（図4―7）[125]。シュクリュ・オスマンの長期連載では、乳製品から肉・魚料理、各種スープまで、個々の料理の調理法や健康への効能が医学的観点から説明された[126]。こうした食事への注意や健胃の維持は、当時の細菌学理解のあり方とも結びつき、特に重視されていた。イズミルでコレラが流行していた一九一一年一月に行われたイズミル税関の医師・化学者シェハブ・サドゥクの講演の中では、以下のような言葉がある。

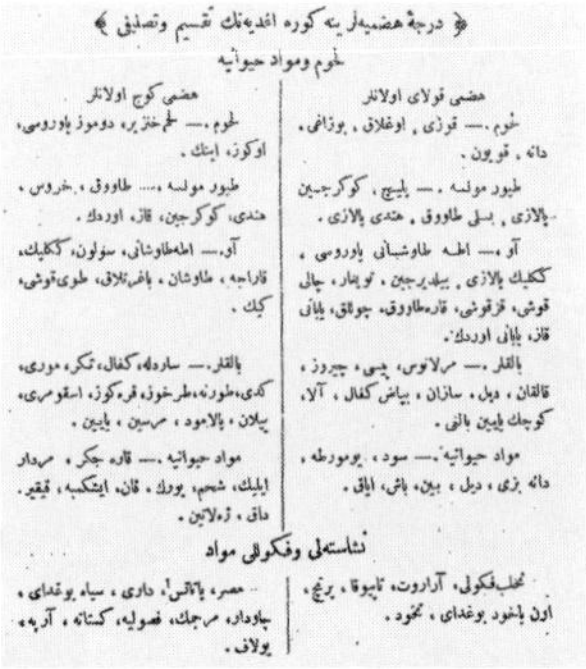
図 4-7 『衛生』における消化に良い食材・悪い食材の分類

良い健全な胃の中で、コレラの種（kolera tohumu）は生きられず、逆に壊れた胃腸は、それらにとり素晴らしい畑（tarla）の役割を果たす。したがって、胃を壊すような暴飲暴食を避けねばならない[127]。

各個人が日常生活の中から健康に気を配り、胃腸の状態を健全に保つことは、前章で論じたコレラ菌の「生育」を防ぐという点で、感染症対策の観点からも重要視されていたのである。

医師によって普及させられたこうした科学知が、社会でもある程度共有されていたことは、市場に出回っていた商品から窺える。例えば同時期のイズミルの一部の薬局ではミネラルウォーターが販売されていたが、コレラ流行中に掲載された「コレラから身を守る最善の手段」という『村人』の新聞広告では、それが細菌を含まず、また健胃にも効能があるという謳い文句で宣伝されていた[128]。アラシェヒルの水として売り出されたこの水は、現在のトルコで販売されているサルクズ Sarıkız のことである。サルクズは一九世紀末に商品化され、健胃や強壮といった健康効果を謳い、イズミルではオスマン薬局を通じて販売された[129]。こうした新聞広告の文面に見られる謳い文句は、消費者や販売業者が上水道に含まれうる細菌や、疾病予防としての健胃の価値を認めていた証左となるだろう[130]。ほかにもコレラ流行中の地元紙では、都市自治体が市場で配布したコレラ予防指南のパンフレットを読んだスルタニーエ地区の住民の以下のような投書が引用されている。

コレラの予防の規則を要約すると、本質は清潔さということになります。清潔！　そうです！　しかし、この実行方法は市が考えたがるように、ただ石炭酸や硫酸銅を撒き、路上に石灰を撒くだけでは成り立ちません！　水が必要なんです！　水が！　人命と健康の保護、宗教上の諸義務の実行のために水の必要性は明白です。たくさんの水によって清潔にされていない場所は、それぞれが細菌の棲家《すみか》（yuva）となるのです。それぞれが、あらゆる病気の拡散に適した土壌（zemin-i müsait）となるのです[131]。

医師が細菌の生存条件として用いた「適した土壌（müsait bir zemin）」と同様の表現が見られることからも、コレラの「種」の生育に、適した「畑」が必要であるという医師の主張が共有されていたことが示唆されよう。

イズミルで出版された『衛生』においてはそれ以外に、正しい睡眠や入浴のあり方、肥満の問題性、タバコや飲酒の有害性など、健康増進のための生活習慣に関わる指南が多く見られるが、それと同程度に紙面を占めたのが女性（妊婦・母親）や子ども（授乳・子育て）に関する記事である。本書の序章部分で見たように、人口増加による国力の向上の観点から、近代オスマン帝国においては妊娠と出産の問題が政治化し、女性の身体への国家権力の介入が顕在化した。[132]このことは出産後の子育てにも連続し、健康で強壮な子どもを育てることは、個人・家庭の問題にとどまらず、国家的な関心事であった。二〇世紀初頭のイズミルで出版された衛生雑誌の中で子育てに関する記事が多く見られたことは、こうした文脈から捉えられるべきだろう。例えばエドヘムによる授乳に関する小論では、「母親の役割」が以下のように主張されている。

> 母親がその子どもに自分で母乳を与えずに、余所《よそ》の女たち（yabancı kadınlar）の手に任せたら、神が子どもに与えた権利を奪うことにはならないだろうか？
> 出産は母親であることの半分、授乳は残りの半分をなす。このように子どもから、神から与えられた贈り物を奪う女性を本当に母親（valide）と言えるだろうか？[133]

二〇世紀転換期オスマン社会における母乳育児に関する言説を研究したカヤールによれば、イスラーム的伝統と近代西欧医学知の融合として現れた新たな母乳育児論は、同時期の国家的動機に基づく出産奨励主義的な風潮の中で、母性の概念を再構築した（図4―8）。この時期に増加した母乳育児のマニュアルの中では、授乳期間、頻度、授乳方法などが解説されると同時に、授乳を行う母親の心身の健康を守る重要性が説かれ、睡眠サイクル、栄養、服装、精神的な健康についての具体的な助言がなされた。こうした男性医師によって書かれた子育て指南書は、家父長制的な「理想的なオスマン／トルコ人女性」像を定義し、国家の存亡に関わるナショナリスト言説に基づいてあるべき母親像を規定した。授乳は母子の間に感情的絆を築く最良の手段とされ、これを通じて国家にとって望ましい新世代を育てることは母親の義務とされた。こうした傾向は『女たちの世界 *Kadınlar Dünyası*』のような女性エリートの手による著名な女性誌にも見られた。そこでは乳母を雇って母乳育児を行わない母親が非難され、『衛生』におけるエドヘムと同様に、そうした女性を母親の条件を満たさないものと見なしすらしたのである。[134]

　こうした母親論・子育て指南が、地方で出版された市行政医による一般向け衛生雑誌にもよく掲載されたことは、健康的な国民の再生産という国家的利益に基づいた母性の政治化の中での市行政医の役割をよく示している。文民医学校を卒業し各地に派遣された市行政医たちは、日頃の診療や新聞への寄稿、一般向け衛生雑誌の出版を通じて人々に健康改善を促し、また国家的利益と結びつく子どもの健康のため母親の役割を科学の名のもとに構築することで、地方社会に生きる個人・家庭を国家全体の衛生政策に組み込む役割を果たしていた。

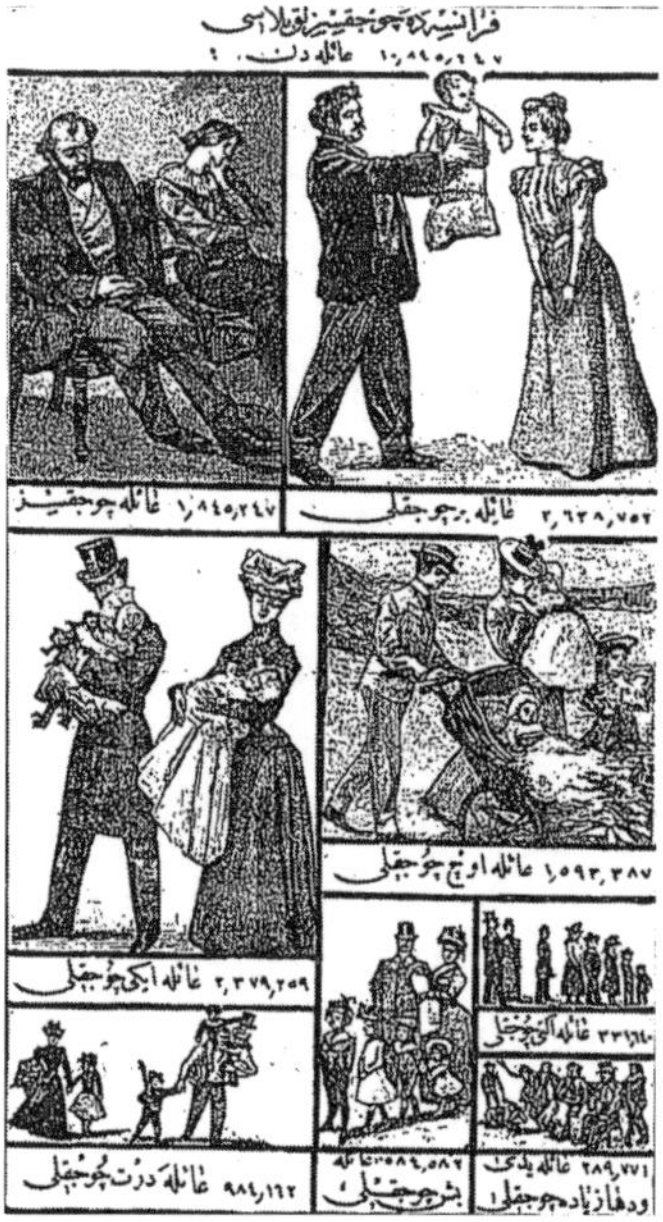

図 4-8 『保健年鑑』掲載の「フランスにおける子無しの悲劇」

　こうした事実は、近代オスマン帝国における「身体の国民化」という観点から、他の事例とも合わせて検討されるに値するだろう。個々の病人の治療から社会全体の健康の増進へという医学の焦点の移動は、イスタンブルにおいて初めて継続的な健康統計が取られ始めたことや[135]、同時期の学校教育において「体育（terbiye-i bedeniye）」が新たな科目として浮上してきたことなどを想起すれば[136]、二〇世紀初頭のオスマン帝国の衛生政策全体にもそうした傾向を見出せるからである。近代国家における体育を通じた「身体の国民化」は、ドイツのトゥルネン運動や[137]、チェコのソコル運動[138]、ハンガリーのレヴェンテ制など[139]、同時期の東欧などで見られた事象である[140]。第二次立憲政期に、社会ダーウィニズムと結合したナショナリズム思想がオスマン人エリートの一部に浸透する中、近代体育や体操が集団レベルでの身体的鍛錬を実現する手段として立ち現れ、様々な体操協会やスカウト、スポーツクラブの設立という形で具現化しつつあった[141]。しかし非ムスリムによる体操協会やスポーツクラブの一部が政治的な分離主義の傾向を示していたことや[142]、大戦が進展する中で、守るべき「祖国」や「国民」の範囲が次第に「トルコ人」のそれに局限されていったことを踏まえれば、ここで言う「国民化」も、「国家医療」が対象とする「国民」の範囲とその目的も、トルコ的な軍国主義的ナショナリズムとの連関から捉えられるべきものだろう。

　ベスィム・オメルの『保健年鑑』には、日本の学校体育でも馴染みの「肋木《ろくぼく》」を考案し、当時の体操界をリードした「スウェーデン式体操」が紹介されている（図4―9）。実際に一九〇九年には、オスマン帝国における体操教育の第一人者であったセリム・スッル Selim Sırrı がスウェーデンに派遣されているが、彼が一時期主幹も務めた『教育雑誌 *Tedrisat Mecmuası*』の中で、「武装せる国民（millet-i müsellaha）」の言葉を用いて国民的な身体・体操教育と軍事力の関係を論じていることは[143]、健康のための身体鍛錬が、より軍事的な色彩を強めていったことを示唆している。オスマン語にも翻訳された『武装せる国民』の著者フォン・デア・ゴルツ von der Goltz は、一八八三年から一八九五年までオスマン帝国軍の改革に重要な役割を果たし、一九〇九年から一九一六年までの間にオスマン帝国陸軍の指揮にも携わった[144]。ゴルツの思想が本国ドイツではなくオスマン帝国でより普及した結果、「オスマン軍のほぼすべての将校が帝国全体を「武装せる国民」へと再編することが自分たちの義務であると考えるようになっていた」と当時のオスマン軍人は述べている。[145] こうした事実は、オスマン帝国末期の「身体の国民化」が、前記の諸国と同様に徐々に軍国主義的ナショナリズムに回収されていったことを示していよう。[146]

さらにこのことは、オスマン帝国の後継国家の一つであり、大戦による深刻な労働人口減少という事態に直面し、人口と健康の問題がことさら焦眉の課題となったトルコ共和国においても同じことが言えるが、[147] これも本章の論じたオスマン帝国末期の状況との連続性において考察すべき事柄だろう。

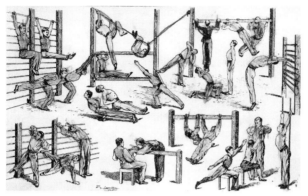

図 4-9 『保健年鑑』掲載のスウェーデン式体操（İsveç usulünde harekat-ı muhtelife）

第五章

行政医の苦難と抵抗

――近代オスマン帝国における医療の専門職化

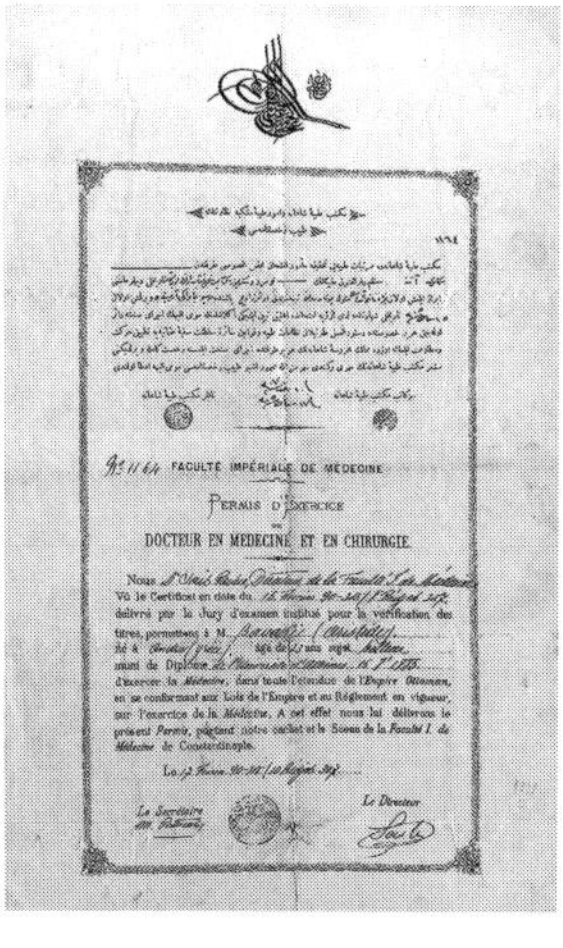
FACULTÉ IMPÉRIALE DE MÉDECINE
PERMIS D'EXERCICE
DOCTEUR EN MEDECINE ET EN CHIRURGIE

アテネ大学出身のギリシア人医師に与えられた医業営業許可証
隣国ギリシアからの「出稼ぎ」の医師たちは、地理的・文化的に近接するイズミル周辺地域にも存在した。「時短コース」で学んだ彼らが安価な医療を提供したことは、オスマン帝国の医学校の卒業証書を有する医師たちとの摩擦を生んでいた。

近代オスマン帝国における国家医療の形成と不可分に進んだのが、医療の専門職化（professionalization）である。すなわち、近代医学に基づく画一的な教育と、それを条件とした資格制度によって全国一律の医療の質を保証し、住民の健康向上と国家繁栄の礎とすることが企図された。これによりオスマン社会において伝統的に医療行為を行っていた医療者の段階的な近代医への交代、そして偽医師・シャルラタン（şarlatan）や医師を自称する外国人の排除が中央政府の政策によって進められた。医療の専門職化の歴史展開については、自律的な職業集団の有無や近代医学受容の過程、伝統的な医学教育制度などに左右され、国ごとに大きな差異が見られる。近代オスマン帝国においてはタンズィマート期の中央集権化政策の文脈に位置づけられ、中央政府のイニシアティブによって始められた。そのことは、本書がすでに明らかにしてきたように、医療・衛生制度の改革が国家主導のもと進められたこととも深い関係にある。

他方、こうした中央集権国家による政策目標を認めつつも、近代オスマン帝国の医療専門職を、国家が上から型にはめて生み出したと見るだけでは不十分である。専門職化の徹底は、当の医師たちからも希求された。近代医学校を卒業した医師たちは、長い年月をかけて医師免許を取得したにも拘らず、顧客である患者はより安価で、より身近な無免許医を好む場合もあり、彼らとの競争を強いられていた。文民医学校における長期の教育を終え、各地方に派遣された市行政医たちも、その薄給と激務に直面する一方で、住民たちは医療行為への対価を低く見積もり、あるいは無免許医や民間療法を選択した。また、彼らの主な就職先であった市行政医職のポストが、低給の無免許医に奪われるという事態すら、違法であるにも拘らず生じていた。こうした状況の中で市行政医などの「正規」の医師たちによってなされた、社会的な地位確立の主体的試みを明らかにすることが本章の主たる目的である。

本章第一節ではまず、前近代のオスマン帝国における医業への規制について論じつつ、近代における法や制度の整備について確認する。第二節では、イズミルを中心に、非正規の医療者の存在とそれに対する規制を検討し、好むと好まざるとに関わらず「シャルラタン」を選ばざるを得ない地方の現状や、安価さや身近さゆえ住民が「非正規」の医療を選好していた実態に注目する。第三節では、市行政医の直面した低い社会的地位や薄給と激務、そして非正規医との競合を取り上げる。そして第四節では、職業利益団体としての医師会設立や無免許医や医薬品への科学的批判を通じて、医師たちが「正規」と「非正規」の境界を自ら確立しようと試みたことを論じる。

一　医療の専門職化

前近代オスマン帝国における医師育成と資格制度

オスマン帝国では一八世紀末から近代西洋医学に基づく医学教育の先駆的試みが始まり、一八二七年には軍医学校が開校した。また、一八六〇年代以降、近代医学教育を条件とした資格制度が導入された。近代における資格制度の検討に先立ち、それ以前の時代における医業について教育と資格の二点から確認しておきたい。[1]

近代以前のオスマン社会の医療行為者を教育の観点から分類すると、まず皇族のワクフによって作られたモスクを中心とする複合施設（külliye）に付属したマドラサや病院（darüşşifa）での教育が挙げられる。ここで教育を受けた者は医師（tabip）と呼ばれ、医業に従事する階層の中で最も高い地位にあった。多くの場合マドラサと病院は一つの複合施設において近接したので、マドラサで理論的な教育を受ける傍ら、病院では実践的な訓練を受けることができた。また、宮廷も医師の教育ルートの一つであった。中でも外科医（cerrah）や眼科医（kehhal）が宮廷内の職人組織の中で教育され、宮廷内や軍組織において医業に従事した。他方、親族からの継承や個人的に医師に弟子入りするなど徒弟制的に教育を受けた者もいた。特に一七世紀末から一八世紀にかけてマドラサが衰退する中で、こうした私教育が盛んになった。さらに、外国で医学教育を受けた者も相当数存在したほか、接骨医（kırıkçı/ çıkıkçı）や吸角法施術師（hacamatçı）、床屋外科医（berber）やヒル療法士（sülükçü）、割礼師（sünnetçi）、さらには祈禱や魔術的な療法を行う民間療法師なども含めることができるが、こうした人々は必ずしも特別な訓練や知識の習熟を必要としない場合も多かった。[2]

次に資格については、その技量に応じて医師に公的な資格を付与し、その他多種多様な医療者との線引きを設けようとする試みは、前近代にも行われていた。例えば都市行政を担ったカーディーやムフタスィブには、医師や外科医、薬種商の活動を管理する役割が課せられていた。[3]特に市井で医療行為を行う医療者がカーディーやムフタスィブの管理下に置かれ、必要に応じて規制がかけられることは、バヤズィット二世（在位一四八一—一五一二年）やセリム一世（在位一五一二—二〇年）のカーヌーンナーメ（法令集）にもすでに記されていた。[4]開業医については、診療所（tıbbi dükkan）を持ちそこで診療を行う場合と、特定の店を持たずに市場や広場など往来のある場所で医療行為を行う医師（ortalıkta gezen tabipler）がいたとされるが、一七世紀のイスタンブルには七〇〇軒の医師の診療所に一〇〇〇人の医師がおり、特定の店舗を有さない何十万もの医師がいたという記録もある。[5]

カーディーやムフタスィブが規制を行うためには、その医療行為の良し悪しや医療者の学識や技術を認定する権威を必要とした。これを担っていたのが宮廷侍医（hekimbaşı）であり、地方では病院の医師や軍医がその役割を担っていたとされる。市井で医業を営むためには彼らの立ち会いのもとで試験を受け、医学の知識と技術を示す必要があった。例えば一七〇〇年五月にイスタンブル（スリチ）、ウスキュダル、ガラタ、トプハーネ、カスムパシャ、ハスキョイの医師と外科医が宮廷侍医らの立会いのもとで試験を受け、合格した二五人の医師と二八人の薬剤師に営業許可が出されたという。その名簿にはオスマン臣民のムスリムと非ムスリムのみならず、外国人の名もあった。[6] また遅くとも一八世紀前半には、ゲディキ（gedik）を呼ばれる一種の営業権を通じて、他の同職組合（esnaf）と同様に医療従事者もその質と数の管理が行われていた。例えばイスタンブルの医師に与えられたゲディキは五〇が上限とされた。終身で個人に与えられるゲディキ保持者の死亡などで空きが出ると、宮廷侍医の帳簿に記録された最上位の候補者（mülazim-i evvel）がゲディキを引き継ぎ、開業が許される仕組みとなっていた。[7]

このようにオスマン帝国においては近代以前から公的な資格付与と管理がある程度行われていた。宮廷侍医による試験に合格すれば開業資格が与えられたが、その数には上限が設定されていた。ただし先のエヴリヤ・チェレビの記述にあるような医師数を踏まえれば、実質的には多くの「非正規」の医療者が存在したとも考えられる。一八世紀アレッポの都市社会史を研究したマルカスによれば、マドラサなどで教育を受けた医師は確かに高い名声を得ていたが、都市の医療を独占していたわけでなく、民間の医療者との線引きも曖昧であった。[8] また、医療行為の効果に明らかな優劣がなく、場合によっては治療や投薬が害となることも多かったため、人々は民間療法や魔術的治療を好んだという。[9] 資格の有無による違いはあっても、それによる実際の医療行為に大きな違いがあったとも思われず、その境界は曖昧なものであった。

近代医学教育の導入と資格制度の整備

一八二七年にイスタンブルに開校した軍医学校には、スレイマニエ複合施設に付属するマドラサからも多くの入学者があったという。[10] しかし、即座に従来の医業者が排除されたわけではなく、一八五〇年代までスレイマニエのマドラサでの医学教育も続けられていた。また、新たな医学校を卒業していなくても医療行為を行うことは可能であった。[11] その点を考慮すれば、実質的な意味で西洋医学に舵を切ったと言えるのは、無免許・無許可の医療行為を禁じた一八六一年の「帝国領内における医業開業に関する法」だろう。[12] 同法ではまず、オスマンの医学校あるいは外国の医学校からの卒業証書（icazetname）を有さない医師の医療行為の禁止（第一条）を明文化し、法令施行後に外国から来た医師は医師免許（diploma）を医学校に提出・登録すること、それが受理されれば開業許可証（ruhsatname）が与えられるとされ（第三条）、地方の場合は地方の評議会や各国領事がその窓口とされた（第五条）。

同法は、同時期に制定された薬剤師の資格を定めた「私営薬剤師業に関する法[13]」とともに、近代的医学教育を条件とした医療の専門職化の転換点と評価できる。しかしながら、軍医学校の設立から三五年程度で国内の需要を満たしうる数の有資格者がいたわけでもなく、医師不足を理由に文民医学校が一八六七年に新設されたことも踏まえれば、過渡期において従来の医師層も並存したと考えるのが妥当だろう。イリカン・ラシムオールは、同法が制定された一八六〇年から一八九〇年代末までの時期における無免許の医療行為の禁止に言及した帝国各地の行政文書を紹介し、国家による地方の医療・衛生問題への関心を指摘しつつ、他方で実際には中央政府が無免許の医療者を認め、制度の中への組み込みを促していたことを論じている。[14] それによれば、地方においては自治体で働く市行政医すら、医師不足を理由に現地の無資格の医師から雇用できるよう請願が中央に上がっていたという。[15] 一八八七年には地方で医業を行う無資格の医師は、イスタンブルに赴き試験を受け許可証を得るという決定に関する文書も見られる。[16] 同時に、無資格の医療者への規制に関する文書史料が一八九〇年代に急増し、中央政府の取り締まりが強まったとも論じられている。この頃から医師免許を有する世代の医師が増え、已む無く無免許の医師に頼っていた状況に変化が生じ始めたのである。無免許医の多くが非ムスリム（特にギリシア系）であったことから、これを医療者の「トルコ化」と見なすこともできるという。[17] 次節以降で、こうした先行研究の指摘を踏まえつつ、二〇世紀転換期の地方社会における医療市場と専門職化の関係を見ていこう。

二　近代イズミルの「非正規」医療と規制

偽医師／無免許医への規制

一九世紀末から二〇世紀初頭の非正規の医療者をひとまとめに論じることは難しい。例えば正規の医学教育は受けていないが徒弟制的に医学を学んだ者と、医学を学ばずに見様見真似で医療行為に及ぶ「素人」の間には相応の隔たりがある。資格制度の本格的適用以前に医師・薬剤師として生計を立て始めたため免許を持っていないが、その職で数十年の経歴を有するという場合もあった。床屋外科医や接骨医、ヒル療法士、吸角法療法師、割

表 5-1　イズミルの医師（1878-1909 年）

年	人数	補足（州年鑑における説明）
1878-79	39	イズミルにいる医師たちの名
1879-80	39	同上
1880-81	39	イズミルの医師たちのうち一部の名
1881-82	39	同上
1883-84	32	イズミルで技量に定評の医師たち
1884-85	64	同上
1885-86	74	同上
1890-91	86	イズミルの医師免許を有する医師
1894-95	86	同上
1895-96	85	同上
1896-97	85	同上
1897-98	85	同上
1908-09	103	イズミルにおいて医術を行う、医師免許あるいは許可証を有している医師たち

礼師、薬種商といった伝統的な医療者は「非正規」とされつつもなお存在し、住民からの需要もあった。[18]後述のようにイズミルや周辺地域においてはギリシア出身の無免許医も存在した。

いずれにせよ法律上は、様々な非正規の医療者は規制の対象であったが、それ以外に選択肢のない場合には黙認された。特に地方に行くほど医師の不足は依然顕著であったため、この傾向が強かった。[19]二〇世紀初頭にアイドゥン州内の八割程度の地域で市行政医が雇用されていたことは大きな変化とはいえ、残りの二割では市行政医すらいなかった事実も意味している。例えば『調和』主筆のシナースィーは一九〇九年の記事の中で、第二次立憲政が成立しても地方（taşra）の現状が変わらないことを嘆きつつ、近代教育を受けた医師のいない地域の存在を一例に挙げている。彼によると、大きな都市には医師が多くいるので、住民は「少しの頭痛、ちょっとした痛みを感じると、すぐに医師の助けを求めて走り、助けてもらう」が、医師のいない場所では、「痛みも苦痛も自然に過ぎるのを待つか、その身体を、どこにでもいる医師や薬剤師を騙《かた》る詐欺の（muğfil）、無知の徒（ca-hil harif）、民間療法士（kocakarılar）の手に委ねる必要がある」という。[20]こうした地域では無免許医は好むと好まざるとに関わらず、存在していた。

他方、免許を有する医師や薬剤師の数が比較的揃っていた都市部では、非正規の医療者は当局の取り締まりにあっていた。[21]

一九世紀末から二〇世紀初頭にかけての地方紙では、都市部の無免許医の逮捕の報道がしばしば見られるほか、医師の投書や記者による論説の中でもよく批判の対象となっていた。例えば一八八七年二月、州知事によって臨時の衛生委員会（sıhhiye komisyonu）が設立され、軍医イサクを委員長、州衛生監察官アリー・ルザーを副委員長として無免許医・薬剤師の調査と取り締まりが強化された。[22] 同年一一月の記事では、偽医師（yalancı hekimler）についての州衛生監察官からの文書の中で、イズミルのティルキリキに住むハッジ・メフメトという人物が病人にカンタリス軟膏（kunduz böceği）を与え、マニサのコーヒー屋イスマイルが錠剤と軟膏を与えて、また別のハッジ・ムスタファは一二歳の子どもに水銀入りの錠剤を与えて、病人を死に至らしめ、逮捕される見込みであると報じられた。[23] こうした取り組みは繰り返し行われ、一九〇七年九月にも外国出身者の免許を調査するために、州の外務担当と州衛生監察官を中心として委員会が設立された。[24] 翌年一月の州衛生監察官の報告では、「薬剤師免許の未所持者による薬局開業・運営が法的に禁止されていることにより、イズミルでは無免許の事業者（sermayedaran）が所有し、そこに責任者（müdür-i mesul）の名で有免許の薬剤師を置くか、ただ月払いで免許を借りるという方法で運営されている」現状が指摘され、違法営業を行う二五の薬局名と所在地が紙面で公表された。[25] これらの薬局は閉鎖され罰則が与えられるという。医師に関しても同年四月に、医師免許あるいは許可証を持つ医師の一覧表が各薬局に配布され、記載がない医師からの処方箋が拒否されるよう、州衛生監察官から公示があった。[26] 同年一二月の薬局に関する州衛生監察官の報告書では、薬局の責任者とされる有免許の薬剤師の大半は「外で他の職に従事しており、月々の給与を得るために薬局に立ち寄り、薬剤師業のような繊細で重要な業種を、無経験・無知識な者の手に委ねている」と述べられている。[27] 有免許の薬剤師が名だけを貸して薬局に常駐せず、実質的には無免許の薬剤師によって薬剤師業が行われていたのである。

医療の価値をめぐって

次に、イズミル社会に正規と非正規の医療が並存した状況を住民の視点から考えてみたい。史料を見ると、住民が見慣れない近代医学に基づく診療を忌避して、より身近な民間療法的な治療を好んだことを示す事例はしばしば見られ、また先行研究にもそうした指摘はある。[28] しかし慈善病院や市行政医による無料診療への希望者が飽和していたことを考えれば、そうした個別事例の存在を論拠とした結論づけには慎重になるべきだろう。近年では、近代以前から、オスマン社会に生きた人々は治療法の出自自体にはあまり関心がなく、西洋医学であろうと伝統医学であろうと、重視されたのはその有効性であったという研究がある。[29] 一九世紀にイズミルを訪れたイギリス人の旅行記を網羅的に調査したデミレルは、西洋医学の有効性を受け入れていたイズミルや周辺地域の住民が、何かしらの治療薬を持参していたヨーロッパ人旅行者に対して治療を求めた事例を紹介している。[30]

一九〇六年の『調和』に掲載されたある患者の体験談に以下のようなものがある。曰く、正体不明の病気に対して多くの民間療法（kocakarı mualecatı）を試した後に、有免許・無免許を問わず何人かの医師を受診したが病状は二ヵ月間改善しなかった。人の勧めで有免許の医師レオンを受診し腎臓の病気と診断され、ムスリム慈善病院のムスタファ・エンヴェルと市行政医のエドヘムによっても同様の診断がなされたため、その診断に応じた治療を受けた結果、病状は回復に向かったという。投書主はこの体験談から、「すべてのヤブ医者（mutatabbip）、偽医師（doktor taslakları）、教育を受けていないのに街角で医業を行う偽医師（düzme tabipler）の甘言に騙され、大切な命を悪意ある手に引き渡せば、当然私のように、一週間のうちに健康を取り戻せるはずのものが、四、五〇日寝たきりになってしまう」として、同紙の読者に有免許の医師の受診を促した。[31] この事例からわかるように、民間療法から無免許医、そして有免許医まで、人々は様々な医療の選択肢を持っていた。また実際に、当時の医学の急速な発展を考慮しても、必ずしも近代医学に基づく治療に優越性があったとは言い切れない。オスマン社会の人々が、近代西洋医学に基づく医療も、伝統的な治療もどちらも選択しえたことを前提にすると、住民による医療の選択を左右した要素は何だったのだろうか。

当時の新聞や衛生雑誌の記事に目を通すと、多くの場合住民による医療の選択の焦点は、医療の内容それ自体というより、医療行為に対する対価、すなわち診療報酬にあったことがわかる。一八九八年にウルボルル郡（コンヤ州）から『調和』に届いた投書によれば、この地域には市行政医がおらず、住民は二名の医師のどちらかに診てもらうという。一人は伝統的な薬剤師業の出身のギリシア系の人物で、医師としての免許や許可証を持たず、医業で儲けるために治療行為にも及んでいると、投書主は批判を向けている。他方でもう一人はアイドゥン州チャル郡の市行政医を解職となった医師だが、彼の診療を受けるには前金が必要であり、過剰なこころづけ(bahşiş)が求められ、また訪問診療は行ってくれないなど住民からの評判が悪いとして、投書主はこれにも批判的である。[32]

このウルボルル郡からの投書の趣旨は、地方の医師の質が低いという内容だが、同時期における当の医師側の主張にも耳を傾けると、医師の診療報酬問題という別の側面も見えてくる。例えば他の地域の事例で、同時期のトラブゾンの衛生雑誌『医師』は、医師の診療報酬について問題提起を行っている。税関の化学分析を担当していた医師ハサン・タフシン Hasan Tahsin は、トラブゾンで高い評価を得ている地元紙が「地域の医師の一人を受診した病人が診療費(vizite ücreti)の名で法外な価格を請求されたことを、批判的に評していた」ことを受け、患者たちの態度を以下のように評している。

医師の報われるべき奉仕は軽視されることなく、合法的な対価が喜んで支払われなければならない。法律はこれを保護し、良心もこれを命じている。

医師の権利がこのように不変かつ正当であるとすれば、その範囲の問題となる。或る品のある人は「医師のポケットは貧者にとってのサダカ箱（sadaka kutusu）のようです。その労働に応じて、金持ちは望んだだけを放り入れます」と言う。実際には、相当な苦労によって得られているのである。知識、科学、特に人道の面で偉大な業種であることから、医学的な奉仕の価値が制限されうると考えられるのは敬意に欠けたことである。すべての地域で、社会的慣習によって定められた対価（bedel）があるが、医師たちはこれを「贈与（he-diye）」の名で受け取っている。[33]

タフシンによれば、正規の医師たちが行う診断と治療、その前提となる医学知は一朝一夕で身につくものではなく、何年にも及ぶ訓練と、何百、何千にも及ぶ類似の症例の観察を通じて得られたものであり、相応の対価が支払われてしかるべきものだった。正規の医師たちは長期の医学教育を経て高度な専門知識を習得したが、社会の中で望むような評価を得ていたわけではなかった。人々の多くは近代医療の有効性そのものは認めていたが、医療行為に対する適切な対価についての医師側と患者側の認識には大きな隔たりがあった。つまり、近代医学に基づく国家医療の地方普及、そして医療の専門職化の過程で生じたのは、近代医学と伝統医学の間の治療内容そのものの差異に基づく対立というよりも、専門知の価値とそれへの対価をめぐる軋轢であった。医療の専門職化が進み、医師や薬剤師の教育は長期に及ぶものとなった一方で、社会における医療への評価は旧態依然としたものであった。次節では、市行政医たちの日頃の激務や薄給、そして非正規の医師との競合など、イズミル社会で活動した医師たちの置かれた実情を見ていこう。

三　市行政医の苦難

市行政医の激務

本書ではすでに、市行政医の様々な職務をまとめた上で、個別の業務についても具体的に検討を加えてきた。前述のトラブゾンの衛生雑誌『医師』は、それらをすべて担った市行政医の職務がいかに激務であったかを描写している。

それによると市行政医は、昼間のうちは数時間かけて市場（çarşı）を調査し、公衆衛生に有害な食べ物や飲み物の販売の規制を行っている。また様々な地区の病人に呼ばれれば助けに向かい、同時に裁判所からの書類を手にした怪我人が市行政医に申請してくるので、その怪我を処置し、所見報告書を渡している。この際に、「もし報告書代として一メジディエを得れば、人々の間で噂がたつ。裁判所の側では、医師が賄賂（rüşvet）を得たと言って非難する」という。さらに刑務所で病人が出たと連絡があれば向かい、不潔な刑務所で診察を行って家路につくが、「夕飯中に戸が叩かれ、下に降りる。知人か貧しい住民の一人が胃に激しい痛みがあると言って診療に呼ばれる。食事もそこそこに済ませた後、病院に走る。一時間後に帰る」のであった。こうして市行政医は疲れ果てて眠りにつくが、就寝中に「路上で怪我をした人の診療のために警官が玄関まで来る。寝床でリラックスしていた医師は、だるい身体を起こして服を着て、怪我人のところに走る」ことになる。そして朝になると、「八─一〇時間ほどの距離の村である人が殺されたこと、科学所見のために裁判所から受け取った紙を持ってジャンダルマが来たことを告げられ」て、二五クルシュ支払って市場で駄獣を借りて、よく整備されていない道を遠くの村まで進んでいくことになるのである。[34]

このような多様な業務に忙殺される市行政医であったが、『医師』によれば「住民の健康を世話するのは市行政医以外の誰でもなく、衛生を人々の間に普及するのもまた市行政医」であるにも拘らず、その給与はたった六〇〇クルシュであり、日給に換算すると一メジディエにしかならないという。[35] 法的には月給六〇〇クルシュは市行政医としての最低額で、州庁であるイズミルの市行政医の場合には一二〇〇クルシュ程度の給与を受け取っていたはずである。また六〇〇クルシュという額自体は、他の官職と比べて著しく低給というわけではない。[36] しかし、医学教育の厳しさとそれが求める忍耐を強調する『医師』は、「文官養成校を三年間で育った郡長（kaim-makam）、法学校を四年で修了する裁判長（bir ceza reisi）、技術学校（mühendishane）から生まれる技師、獣医学校から出る獣医、行政や司法の部局において一切の教育なしに育つ書記が何千クルシュもの給与を得ている」現状と比較し、国家の存亡に関わる専門知の価値が低く見積もられている現状は、オスマン国家の衰退につながると訴えた。[37]

市行政医は司法医の役割も担ったため、僻地で事件が起こって死者が出た場合の検死も、主要な職務の一つであった。[38] そのため職務の性質上、市行政医は遠方への出張も少なくなかった。しかし現地へ向かう際の交通費の支払いについて、イズミルの市行政医であったヒュスニュ、ダノン、アブデュルラフマン、ニコラキの四名による連名で新聞社に送られた文書では以下のような訴えがある。

夜半、一人の警官がイキチェシュメリキやティルキリキに住む市行政医を、ギョズテペ、あるいはプンタでの、ほとんど地域の隅で起こった殺人事件の調査に呼びます。夜の九時、この寒い雨の中、医師はこんなに遠い場所に歩いては行けません。健康が害されるからです。あるいは死んでしまうかもしれません。荷車(araba)で行く必要があります。二、三時間あるいはそれ以上かかる検分ゆえに、運転手は二メジディエを求めます。警察や裁判所は支払いをしません。日給が一—一・五メジディエであるこの市行政医は、妻子のわずかな生活費を切り詰めて、喘ぎながら支払っています。[39]

訴えによれば、遠隔地に出張する医師は五〇クルシュを超えない範囲で交通費が支払われることになっているが、実際には医師が自弁しているという。大抵が各郡に一人しかいない市行政医のカバーする領域は広大であったはずであり、交通費の未払いゆえに市行政医が出張を拒否することもあった。例えばギョルデス郡の市行政医であったシュクリュは郡の中心部から六時間の距離にあるダーデレ村への出張に関して、三メジディエの交通費は少なすぎるとして、一時間あたり一リラの出張費を要求した。[40] 同様にセフェリヒサル郡でも、郡内のある村で起こった事件での怪我人の診察に関して、セフェリヒサル市行政医が前金での交通費支払いを条件に、出張を拒否する事態が起こっている。[41]

非正規医との競合

交通費の未払いに加え、諸法令に依拠した給与についても、期日通り満額支払われていたか疑わしい。[42] 当時の地方紙にも、市行政医の給与の日常的な未払いや減額を示す記事が見られる。[43] こうした状況は自治体の財源不足に起因するが、ここから生じた医師たちにとっての別の問題が、自治体が文民医学校を卒業した正規の医師をあえて雇用せず、非正規の医師を低賃金で雇用するケースであった。第一章で見たように、一八七一年の「医事行政法」において市行政医の任命に関わる法規が定められ、一八八八年には原則として市行政医は文民医学校の卒業者に限定されることになったが、それでも各自治体に雇用される医師の数はそもそも足りていなかったので、非正規の医師の雇用は慣例上あった。二〇世紀に入って文民医学校を卒業した医師の数が増えるにつれ、徐々に正規の医師の雇用が可能な状況になったが、これにより従来の慣行に変化が強いられたことは、無免許医雇用の慣習を廃して地方医療の質の向上を期する中央、低賃金で無免許医を雇いたい自治体、慣れ親しんだ市行政医の継続雇用を望む住民、そして雇用の安定を求める文民医学校卒業の医師たちの間の立場の違いを顕在化させた。

例えば一九〇八年にチェシュメ郡の市行政医ヨルギ・ヴィラモスが文民医学校の卒業生でないことを理由に解職となると、同地に住む某アリーは新聞に投書を寄せ、「オスマン臣民でありパリやベルリンの医学校を卒業し、専制時代におけるオスマン人たちへの奉仕と忠誠、そして軍・文の側から証明された品行方正が大部分の住民によって認められた医師」の、文民医学校卒業生でないことを理由とした解職がいかに不当であるかを訴えた。[44] 当医師はヒジュラ暦一三一五年（西暦一八九七―九八年）以降のアイドゥン州年鑑に確認でき、すでに約一〇年間チェシュメの市行政医として勤めていたことになる。[45] この事例は、医師不足を背景に市行政医を勤めていた医師が、文民医学校卒業生にとって代わられ、住民側から異議が出されたケースである。

他方、一九一〇年の内務省から諸地域への通達は、「自治体の収入が不十分であることを背景に実施された調査から、ほとんど入札（münakasa）の形で、市行政医に任じられている」現状を指摘し、ギリシアの医学校やベイルートのミッション系の医学校で教育を受けた医師の市行政医としての雇用は不適当であるとした。[46] また市行政医の権利保護を目的とした後述の地方文民医師会のカズム・ハイダル Kazım Haydar は、『統一』上で「イスタンブルの医学議会が任命・派遣するこのオスマン人医師が、現地の当局によって受け入れられず、その代わりにギリシア人、つまりギリシアの学校を卒業した人物が任命、雇用されている」として、地方の医系官職にギリシアの医学校を卒業したギリシア人が雇用されている現状を訴えた。[47] このように、地方の当局が法令や中央政府の意図に反して文民医学校卒業生を雇用せず、非正規の医師を採用するケースも依然として見られた。

隣国ギリシアの医学校を卒業した医師については、アブデュルハキーム・ヒクメットによる一九〇七年の論考の中に興味深い指摘がある。オスマン帝国におけるシャルラタンについての箇所の記述によると、オスマン帝国領内で医業を行うギリシア人は、「卒業証書を持っていないか、アテネ大学で「トルコ向けの（pour la Turquie）」医師を三年間で養成するために設置されたクラスの元学生」であり、もしギリシアで診療を希望する場合は、正規の六年間の課程を終えねばならないため、短期コースで「トルコ用」の医師免許を取得して出稼ぎに来ているという。[48] 地方文民医師会のカズム・ハイダルによれば、ギリシアの医学校は内科と外科に分かれており、外科の学生はギリシア本国では内科診療を行うことはできないため、オスマン領内のバルカンやアナトリア内地の医師の少ない場所に出稼ぎに出ていた。オスマンの文民医はいまや五〇〇―六〇〇人が存在しており、また能力面で優れているにも拘らず、その倍の数の外国出身の医師によってその権利が侵害されているとハイダルは訴えている。[49]

このように地方の官職さえも非正規の医師に脅かされていた市行政医たちの様々な苦境を、収入を増やすことで経済的に解決するという考えも当然ありえた。市行政医は自治体から月給を受け取っていたが、支払い能力のある患者から診療費を受け取ることを禁止されているわけではなかった。しかし、先述のように医師への支払いは「サダカ箱」のようなものであり、『医師』の別の記事では、患者の診療費支払いの慣習について以下のような訴えが見られる。

富裕層は市行政医たちに診療費（vizite）を払わない。貧困層はどちらにしても払わないが、払ったとしても良心に反するので医師は受け取らない。こうして診療費は中間層（ahalinin tabaka-yı mutavassıtası）に限られる。しかし残念なことに、時間の経過とともに、この中間層は市行政医と友人となるために、少しすると医師は彼らからも取れなくなる。おかしな習慣が存在するのである！　医師と友達となって、診療費が支払われなくなってしまう。[50]

『医師』は、商人には毎回対価を支払うにも拘らず、医師にはそうでないことに疑問を呈しつつ、「医師に支払われるお金は駄賃（ayak teri）ではなく、逆に、知識によって得られる対価である」[51]と、医師の診療行為に適切な価値評価がなされていない現状を訴えた。一九一四年に、一八七一年の「医事行政法」を参照して、市行政医が診療費を受け取る権利を有することを確認する回覧が州によってなされたことは、現実には必ずしもそうでなかった裏返しと言えるだろう。[52]

また、行政医の勤務外での患者の診療と報酬の受領は、オスマン帝国議会でも議論になっている。衛生省組織法案の審議の中で、ブルサの代議士アフメト・エフェンディが、国から給与を受け取り地方に任じられる医師たちが商売（ticaret）を行っていること、つまり自身の診療所（muayenehane）を開設して訪れた患者から診療費（vizite）を受け取っていることを問題視し、これを禁止する条項を盛り込むよう提案した。[53]給与の見返りに医師は地域社会に奉仕すべきとの主張に対し衛生総局長のエサト・パシャは以下のように見解を述べている。

まず、残念ながら、公務にあたる医師の得る給与は科学的職務を適切に果たすのに十分でない。したがって医師は、この給与に依存する限り、ただ食べていくことはできても、科学の進歩についていくだけの資本を持つことができない。また、職務を終えた後、残った時間をほかの有益な活動にあてることを禁じる法はない。特に、我が国では医師不足ゆえに、もしその職務をただ公務の遂行に限定すれば、貧困層でない、富裕層の者は医師を見つけられなくなるだろう。したがって、その職務を濫用しない限りは、医師は自身の利益を念頭に、ほかの形で医療行為を行えばよいと私は考える。[54]

このように当時の衛生行政のトップである衛生総局長が、医師の経済状況と地域の医療事情という両面から反対の立場を示し、この提案が盛り込まれることはなかったが、地方出身議員からこのような意見が出ること自体、社会における医師の立ち位置を如実に表しているだろう。

現代においても、医師に高い倫理観や慈悲心を求める通念は存在するが、そのことも近代オスマン社会の医師たちを悩ませた一因であった。『医師』において診療費問題について論じたタフシンも、医師が三つの顔を持つとされ、「医師の顔は、人間社会の中では人の顔に、治療に取り組む病人の前では天使のようであり、その後料金の支払いを望まない人の前では悪魔のような顔」を持つと俗に言われていることを嘆いている。[55] 同時期においても医師に対して貧民に対する無償での診療に尽力した医師に叙勲がなされた例を見れば、国の官僚レベルにおいても医師に対して無償での奉仕を求める態度が存在していたことは明らかである。[56] 診療行為にどれほど対価が支払われるべきかという問題の背景には、医学教育や医療そのものの価値が上がったことと、人々が医師たちに変わらず無私無欲の精神を期待していたこととの間の相容れない現実があった。

このように、市行政医としての激務と薄給、非正規医との競合、診療費の支払いや社会の期待する医師像との間の葛藤など、様々な困難に直面していた。二〇世紀転換期のオスマン社会を生きた市行政医たちは、国家医療の担い手としての社会的使命とそれに反する不安定な社会的地位というアンビバレントな状況に置かれていた。次節では、市行政医を含めた正規の医師たちがどのような主体的取り組みを通じてこうした現実に抗おうとしたのか、いくつかの事例を通じて検討する。

四　市行政医たちの抵抗

顧客獲得の試み

様々な「非正規」の医療との競合の中での顧客獲得という視点からは、例えば第四章第一節で見たような医薬協業的なあり方や、特定の薬局に様々な診療科の医師を揃えるような営業形態は、医師・薬局の生存戦略の一種と見ることもできよう。診療費の受領と顧客の確保という観点からは、一八九四年にイズミル・ムスリム慈善病院医師のアリー・ヌーレッディン Ali Nureddin、イズミル市行政医のヒュスニュとエドヘムの三人が始めた年間定額診療サービスの試みが興味深い。『調和』の広告欄に掲載され、同紙の一八九四年六月八日の号でも記事に取り上げられた新たな診療形態は[57]、要約すると一年間の定額サービスへの申し込みにより、家族全員が上記三名の医師の診療をいつでも受けられるというものであった。約款の第一条ではまず、「契約者（abone olanlar）は病気が発症した場合、治療のために前述の医師たちのうち一人を招き、相談（konsolto）、すなわち医学上の相談が必要な場合には三人を招き、それぞれに料金を払うことはない」と規定された。それ以下の条項においては、契約者は薬を特別価格で購入可能であり（第一条）、顧客（müşteriler）はいつでも前述の医師たちを自由に受診でき（第四条)、必要があれば医師たちは昼夜問わず訪問診療を行う(第五条)。費用については、出産やその他の手術に関する費用は支払われず、ただ大手術のために別の医師を呼ぶことを希望した場合のみ、当該医師の報酬だけ支払われ(第六条)、契約料は家族人数や財力に応じて一—三リラ(第七条)、契約料は半年ごとの分割で支払われ、支払いがなければ利用できない(第八条)とされた。[58]

実際にこれにどれほどの申し込みがあり、どれほどの顧客獲得につながったかは不詳だが、「医師と友達となって、診療費が支払われなく」なる現状の中で、定額の前払いでの診療費の請求は合理的な発想ではある。また料金の請求をめぐる顧客との諍いによる悪評の流布も避けられる。つまり、非正規医との顧客獲得の競合、そして診療費の支払いや社会の期待する医師像との間の葛藤を一度に解決しうる事業と見ることができよう。

職業利益団体の結成

こうした個々の取り組みの一方で、市行政医の待遇改善と雇用安定を目指した組織的な権利保護運動が見られ始めたのもこの時期の特徴である。一九〇八年に第二次立憲政が成立すると、ハミト期に規制されていた様々な結社・団体が各地で誕生することになったが、職業利益団体としての医師会もその一つであった。[59] 一九〇八年七月二三日の立憲政宣言のわずか一週間後の七月三〇日には、イスタンブルを本部として統一オスマン文民医師会 Etibba-yı Mülkiye-i Osmaniye Cemiyet-i İttihadiyesi が結成された。会則の第二条に「会員の官吏としての利益(menafi-i mülkiyeleri)をあらゆる手段を講じて保護すること」とあるように、[60] 文民医学校卒業者の権利保護を基本目的とした同医師会は、ここまで検討してきた文民医学校卒業者たちの直面した様々な困難に対する組織的な抵抗の先駆的試みであった。

しかし『医師』が「明けの明星のように消えてしまった」とこれを評したように[61]、同医師会は第二次立憲政とともに誕生した他の多くの団体や出版物のように短命に終わった[62]。これに失望したイズミルの市行政医が中心となって一九〇九年四月頃に結成したのが地方文民医師会 Taşra Etibba-yı Mülkiye Cemiyeti である。元アイドゥン州衛生監察官ゼキ、イズミル市行政医ダノン、イズミル・ムスリム慈善病院医師テヴフィク・リュシュトゥ Tevfik Rüştü（間もなくセラーニキ州衛生監察官に異動）らを中心的なメンバーとした同会は、結成の背景を以下のように説明している。すなわち、ハミト専制のもとで地方に任じられた医師たちは、ただでさえ少ない給与の支払いも遅延し、医学の勉強に割くべき時間も、法務業務のために村から村へ奔走し、その交通費を受け取るための諸手続きに費やされていた。わずか六〇〇クルシュの給与すら減給にあい、あるいは非正規の医師に取って代わられる不条理な事態も生じている。このように現状を述べた同会は、地方の市行政医ほどハミト期の悪政の犠牲となった官職はほかにないと考えていたが、立憲政の成立によって事態が改善する一縷《いちる》の望みも叶わなかったという[63]。このように、同会がイズミルにおいて結成に至った理由は、前節で検討した地方の市行政医の窮状が、専制政治から立憲政へ移行しても何ら変わらなかったことにあった。

『医師』がイズミルで結成された同会の活動と成果について好意的な意見を述べつつ、その特徴をイスタンブルの医師たち、つまり帝都医師会 Dersaadet Etibba Cemiyeti との非連帯にあったと評したように[64]、同会は地方の市行政医の窮状の一因がイスタンブルの医師たちにあるとして、イスタンブル側との対決姿勢を明確にした。彼らによれば、特権的な存在であったイスタンブル出身者（İstanbullu）は、イスタンブルの各区や諸病院を任地として悠々自適な生活を送り、地方の同僚のことを思い返すこともなく、それゆえに、イスタンブルに拠点を置いた統一オスマン文民医師会は、地方文民医の窮状を理解しえなかった。地方の文民医の窮状を解決するためには地方

（イズミル）に拠点を置き、すべての諸州の文民医を会員とする医師会の設立が必要であり、こうして地方文民医師会が結成されたのである。[65] このように主張する同会は、オスマン全土の諸州で勤務する文民医に声明文を送り、地方文民医の権利保護に組織的に取り組む結社の必要性を訴え、参加を促した。[66]

後に同医師会がイスタンブル医師会と協調姿勢を見せ協力を模索した際にイスタンブル側に提示した以下の六項目から、同会の活動目的が窺える。[67]

一、地方市行政医への法の定める権利の保証。
二、公衆衛生保護のための方策の遂行と、国民を真の危険に晒すムスリムおよびオスマン人の人口減少危機の原因の発見と除去。
三、医学校の授業計画が改善され、現在の医学の発展に適切な内容にすること。
四、医学校で授業に従事する教師と助手は、教員能力試験を受けさせられること。
五、外国で科学を習得した医師がオスマン帝国における文民職において職位を得るために博士試験を課し、討論式の試験（colloquium）制度の廃止。
六、地方市行政医も、進歩と発展が秩序のもとで保証されること。

以上のような文民医の権利保護、国家的衛生事業の促進、医学校改革、免許制度改革などを主要な目標として活動した地方文民医師会は、短期間に多くの会員を集め、帝国議会に地方文民医の窮状を訴えることに成功した。『医師』によれば、その最たる成果は一部の市行政医の給与の引き上げと、財務省への移管について中央からの約束を取りつけたことであった。[68] 前述のように市行政医の給与は各自治体予算から支払われることになっており、そのことが低予算の自治体における市行政医の不在や、非正規医の雇用の原因となっていた。そこで、一部の低予算の自治体に関しては国から市行政医の給与が支給されるようにして解決が図られたのである。[69] その後「部分的に目的を達成した会員の多くが徐々に身を引いたこと」などを理由に会の活動は縮小したが、[70] 一九一二年一月には、イスタンブルを拠点として文民医師会 Etibba-yı Mülkiye Cemiyeti が結成され、一九一九年まで継続したと言われている。[71] このほかにも宗派や地域などを単位とした様々な医師会が誕生し、イズミルにも一九〇九年に様々な共同体の医師が集まってイズミル医師会 İzmir Cemiyet-i Tıbbiye という名で地方文民医師会とは別の、都市単位での医師会組織も結成された。[72]

「非正規」医療の批判的検証

非正規の医療者を排除し、医療市場における独占的な地位を獲得するためには、非正規医療を公に批判し、患者／住民に対して正規の医療の受診を促すことも、取りえた戦略の一つであった。市行政医もそれ以外の正規の医師たちも、新聞や雑誌といった媒体を通じて、非正規の医療者の行う治療がいかに根拠のなく、ときに危険を伴うものかを批判し、受診を避けるように勧め、その排除を訴えていた。こうした事例は当時の新聞や雑誌に多く見られるが、中でもトラブゾンの衛生雑誌『医師』においてハサン・タフシンが連載していた既製薬の効能検証のコラムは興味深い。それは、新聞の広告欄で宣伝されている様々な既製薬について、[73] その宣伝内容を検討し、またときに実際に購入して、広告で謳われている効能の真偽を明らかにする連載コラムであった。

その第一回の検証対象に選ばれたのが「ピンク錠（pink hapları）」であった。ピンク錠とは、「蒼白な人のための

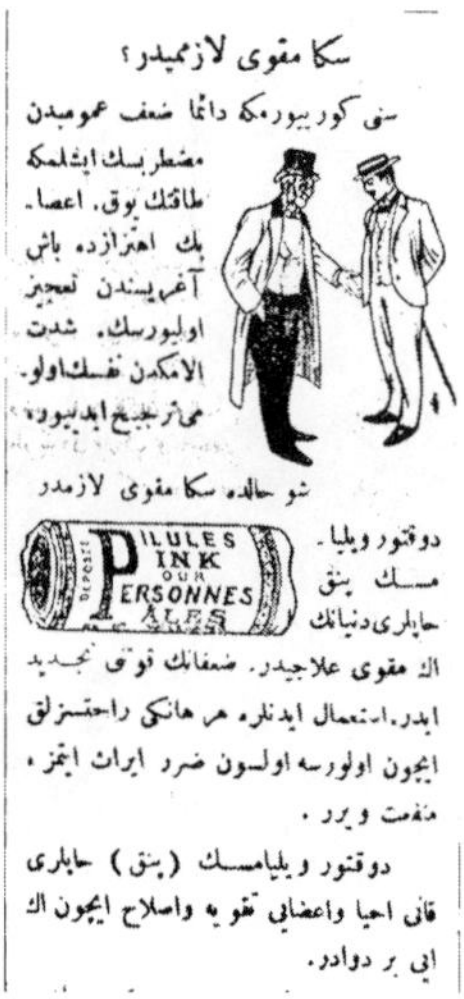

図5-1　ピンク錠の外観（1904年）

ウィリアム博士のピンク錠（Dr. William's Pink Pills for Pale People / Pilules pink pour personnes pales）」という商品名で一九世紀末頃から世界的に広く流通した一種の強壮剤である（図5―1）[74]。同時期のオスマン帝国にも輸入され、薬局で購入可能であり、二〇世紀転換期のイズミルの新聞の広告欄にも、ピンク錠の絵付き広告がよく掲載されていた。イズミルではイギリスのA. Moore社（A. Moore & Co./ A. Moore ve Şürkası）が取り扱っており、値段は一箱一六クルシュ、六箱で九〇クルシュであった[75]。新聞の四面に掲載される他の広告の大半が常に同様の文面であるのと異なり、ピンク錠の広告は毎回違う「利用者の声」や「医師の推薦」、異なる謳い文句が用いられた。つまり、ピンク錠は新聞広告を通じた積極的な宣伝と、語呂の良い商品名で商業的成功を収めた薬剤であった。ただし、以下に見るような過度な誇大広告であることを理由に、欧米諸国においても専門家による批判の的となっていた[76]。

広告においてピンク錠は、貧血、糖尿病、倦怠感、偏頭痛、神経症、腹痛、胃痛、リウマチなどに効能があるとされ、上記の症状に悩む「利用者の声」が挿絵とともに掲載された。典型的なものとして、シラ（シロス島）[77]に住むある婦人から届いた感謝の手紙が以下のように引用されている（図5―2）。

三年前から苦しんでいた貧血（fakrüddem）病から、〈ピンク〉錠のおかげで完全に回復しました。病気の初期において食欲不振（iştihasızlık）に陥り、だんだん顔色が悪く（solgunluk）なりました。最初の頃は食べたものは簡単に消化されましたが、だんだんに消化不良（sab-ı hazım）に陥り、痛みを感じ始めました。もはや食べたものから何も得ることができませんでした。日に日に虚弱（zayıf）になり、身体のあちこちが痛み始めました。ある晩、心臓が激しく動悸してすぐ目覚めました。すぐに前に医者からもらった薬を飲みましたが、残念ながら効果はありませんでした。こうして、常に苦しんでいたのです。最終的に、〈ピンク〉錠を使うことに決めました。友人たちは私に向かって、「なぜあなたはピンク錠を使わないの？」と言って、これで治った人を一人一人挙げていきました。実際に、ピンク錠の効果をすぐに目にしました。実際に二週間後、完全に健康を取り戻しました。以来、健康に問題なく、一切の虚弱を感じることはありません。[78]

こうした長年の身体の不調の悩み、試した数々の治療、最終的に手にしたピンク錠という典型的なパターンを持つ「利用者の声」には、胃痛や神経症、倦怠感、リウマチなど様々な症状に悩んでいた患者のほか、自身の患者にピンク錠を処方し治療効果を臨床的に確認したとする医師も登場し（図5—3）、また節々の痛みに悩む男性、勉学に励む学生、子どもを育てる母親（子どもに服用させる）など、典型的な利用者像を想定したパターンも存在した（図5—4〜7）。こうした広告の中でピンク錠は、血を蘇らせ（kanı ihya）、身体組織の強壮と改善（azayı takavvi ve ıslah）のために最良の治療であり、これといった治療法が存在しない貧血（fakr-ı dem）、リウマチ（romatizma）、股関節痛（veca-i vereki）神経痛（nevraljiya）、舞踏病（raks-ı senegi）、頭痛（baş ağrıları）を改善、顔色をよくし（güzel renk verir）、女性に起こる倦怠感（zayıfiyat）、男性の身体的・精神的な疲れ、あるいは不摂生に起因するあらゆる病気を完全に治療できると謳った。

さて、このピンク錠の広告はトラブゾンの地元紙にも掲載されたようで、タフシンはこのコラムを『医師』で

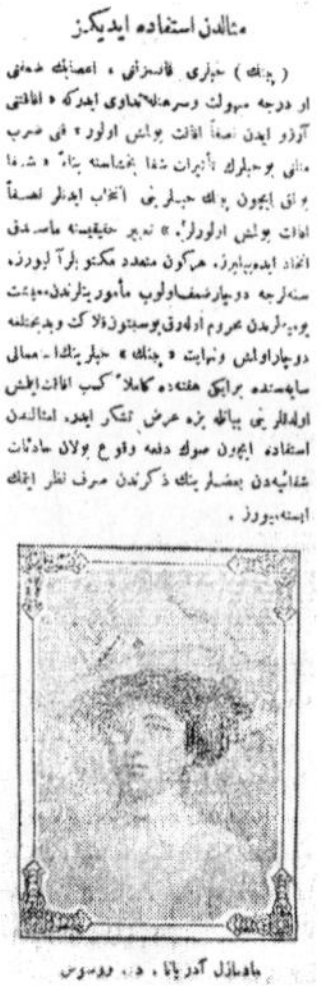

図 5-2　ピンク錠の「利用者の声」(1911 年)

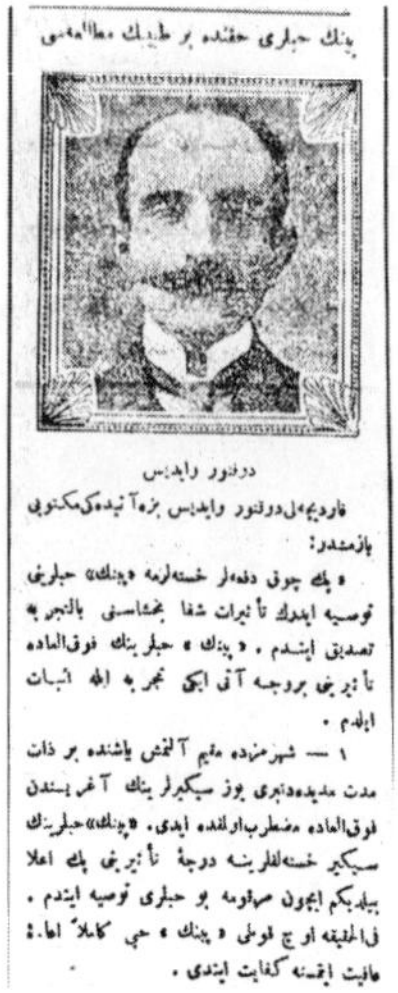

図 5-3　ピンク錠の効能を証言する医師（1911 年）

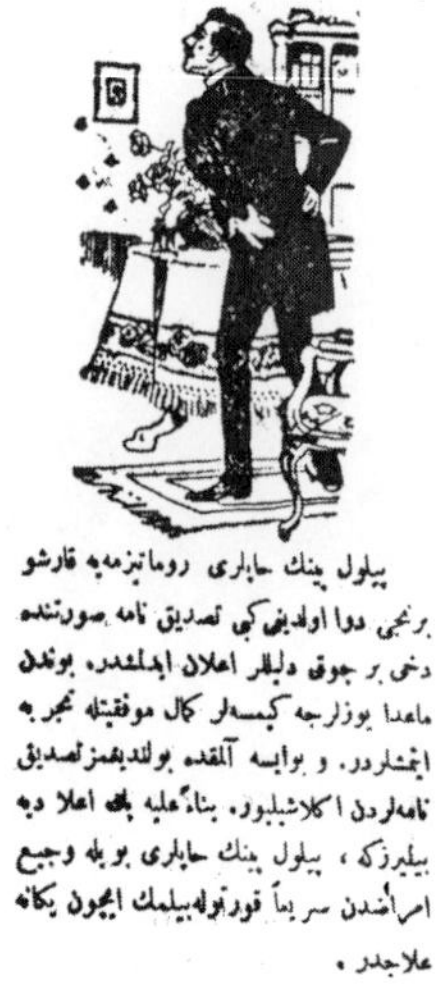

図 5-4　リウマチに悩む男性（1909 年）

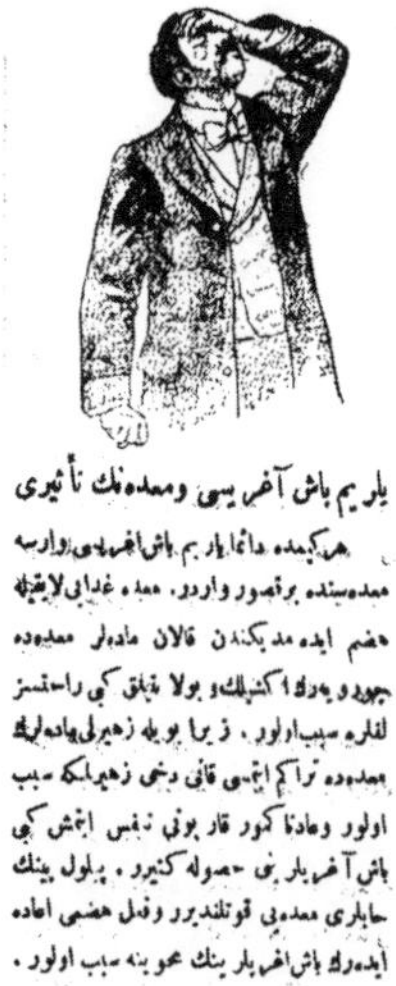

図 5-5　偏頭痛に悩む男性（1909 年）

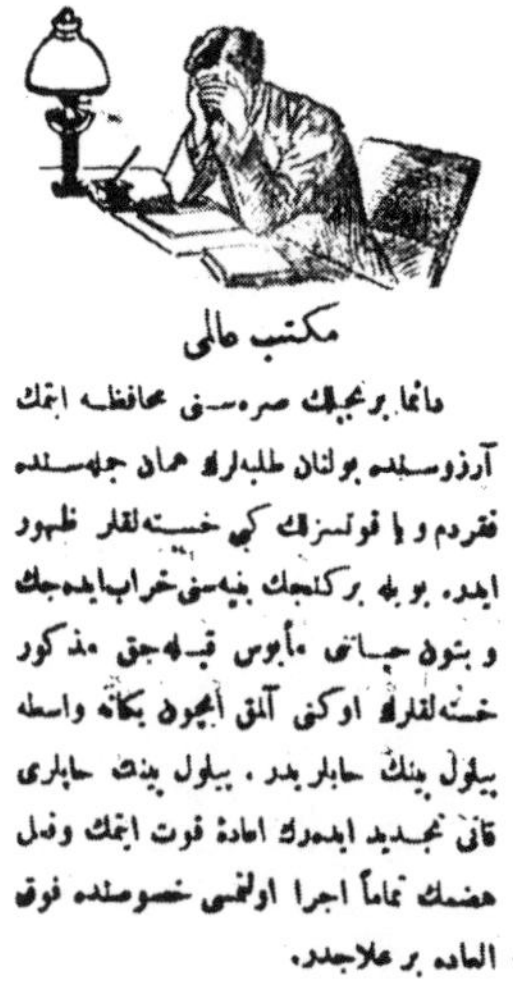

図 5-6　勉学に疲れた学生（1909 年）

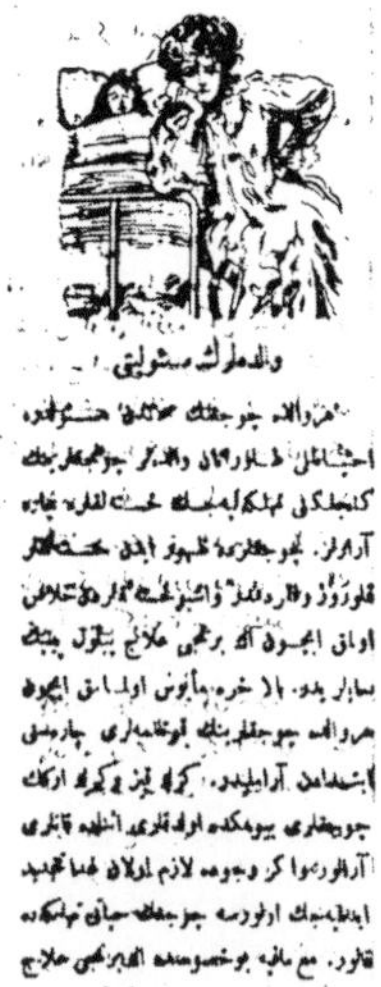

図 5-7　母親の責任（1909 年）

始めた理由を以下のように説明している。

我々がピンク錠についてこのコラムを書いた理由は、ライオンのような軍人が胃の不調のために薬局でピンク錠を探していたことである。誰が勧めたのか尋ねた。新聞で見て、二〇年来胃の病気を患っていた日本人がこの錠剤のおかげで治ったという話を新聞がしていたと返事があった。彼に必要な助言をして、新聞の四面は壁（duvar）であり、そこには何でも貼りたいものを貼れるのだと説明した。[79]

実際に広告を見てピンク錠を買いに来た患者に遭遇したことを連載開始の理由として説明し、「ピンク錠は、広告で見られる想像上の人物（eşhas-ı muhayyele）以外に誰も治していない」と広告の「利用者の声」を批判するなど、一通りの前置きを終えたタフシンは、「これを科学的に批判する。学知の真実の宣言の前で、この錠剤がいかに無益、無力であるかを、丸裸にしようと思う」と述べて、それぞれの広告の文言を引用しつつ、その矛盾を指摘していく。

例えば「ほとんどの身体の損傷は、人間の最も重要な臓器である腎臓から始まります」という文言から始まる広告の謳い文句に対しては、「ほとんどの身体の損傷は、この詐欺広告に騙され、ピンク錠を飲むことから始まる」と皮肉を述べた後に、腎臓炎の治療について解説を加えていく。それによると、腎臓炎の科学的治療には排尿を促進するために利尿剤を用いる一方で、鬱血を解消するために血を抜く必要があるという。タフシンによれば、奇跡の薬（kerametli ilacınız）であるピンク錠の成分がこの二つと同等の作用を有するとすれば、「ピンク錠は貧血を解消します」という文言と明らかに矛盾し、ピンク錠はやはり詐欺であるという。腎臓が不調であれば「患者は適切なときに医師のもとに行き、食餌と対策を注意深く実行し、排尿も増やせば、極めて例外的な場合を除いて回復可能である。しかし何オッカもパンと食べ物を食べ、炎症で燃えるとき、ピンク錠を飲むことを信じれば、まさにこのとき、問題に陥った（hapı yuttu）ことを意味する」として、ピンク錠を過信して食事に気を使わねば、病状はさらに悪化すると警告している。[80]

　このような謳い文句の内容検討とそれへの反論を、胃痛と頭痛への特効薬であると主張するピンク錠の別の広告文についても同様に続けるタフシンは、最後に自身の行いについて「祖国愛と市民的努力の追求以外のいかなる動機、目的、理由にも基づいていない」ことを強調し、ピンク錠への批判を締めくくっている。[81] しかし、歴史的な視点からは、「非正規」の医療を排除し、医療市場における独占的な地位を確立していく「正規」の医療者の主体的な試みとして捉えるべきだろう。

　同コラムで「民間療法師（ocak hekimleri）」[82]による治療行為が取り上げられた際には、タフシンは「正規」の医師・医療の条件を長々と論じている。それによると、医師になるには長年の犠牲と修練が必要である。人体の構造と各器官の働きという人間についての科学、そして鉱物・植物・動物それぞれの作用と人体への科学的影響という物質の作用についての学を修め、そこから内科・外科、そして眼科・耳鼻科・皮膚科といった派生分野を学んでいく。さらには高潔な医師倫理（deontoloji/ ilm-i merasim ve vezaif-i etibba）を学び、そして「棚いっぱいの書籍、ノート、器具、機材とともに、昼夜問わず目を開き、脳を疲弊させて育ったこの祖国の子どもたち（evlad-ı vatan）は、あらゆる困難を伴う六つの学年試験と三つの討論式の試験、そして恐ろしい「学位」試験（“tez” imtihanı）を受けて、医師の候補生となる」のである。[83] こうして医師たる条件を、医学校における長期の教育・訓練、これを通じて得られる科学的治療と医療倫理に求めつつ、「非正規」の医療行為がいかに不適切なものかを様々な具体例から論じていった。例えば接骨医について、人体に何本の骨があるか、それがどのように結合しているか、どのような形・長短であるのかを知っているのか、人骨を触ったことがあるかなど、自らの医療の科学性と、非正規の接骨医の非科学性を対比的に論じつつ、自他の差異を強調した。

トラブゾン州衛生監察官アブデュルケリム Abdülkerim が『医師』に寄稿した「医師とは誰か」という文章では、医師とは何かを定義しつつ、非正規の医療者が批判されている。すなわち、医学校において医学全般の知識を得た後に、各専門領域についての知識の習得と臨床、技術の習得の段階に移る。こうして生まれるのが専門医（spe-siyalist/ mütehassıs）であり、ゆえに本当の専門医というのは、眼病や耳鼻咽喉病を理解しても、産科医になることはできない。これに対して「ヤブ医者（mutatabbipler）」を批判して以下のように述べる。

ある人は言う、梅毒を治すと。しかし医学がどういう意味か知らず、梅毒がどのように広まり、いかにして血に混じり、どの器官で破壊をしているか、用いる薬の性質、影響、利用条件を知らず、ただ耳に挟んだ水銀を様々な方法で与え、命を終わらせる以外にできることはないのである。[84]

新聞などの刊行物における医師の広告にも注意を促すアブデュルケリムは、「一週間で梅毒を治します、三日で淋病（bel soğukluğu）を治しますといった広告は枚挙に暇がない。こうした類のものは、嘘つき、シャルラタン以外の何物でもない」と批判する。そして正規の医師とは、専門とする分野以外の領域に手を出さない良識、そして専門分野での能力の持ち主であることが必要であると締めくくっている。[85]

以上のように、市行政医を含めた正規の医師たちは、非正規医との競合やそれに起因する雇用の不安定、長期の教育に見合わない社会的地位と経済状況といった様々な困難に直面する中、新たな診療制度の発案や職業利益団体の結成、そして無免許の医療者への批判といった手段を通じて、専門的な職業集団としての地位の確立を試みていた。長期の医学教育を通じて習得した科学知に基づく医療を行う自らを「正規」の医療者として定義しつつ、無免許医の排除を試みたことは、医療の専門職化という線引きが、医師の側からも主体的になされたことを意味している。無免許の医療者への規制を通じて医療体制の向上を図ろうとした国家と、その排除を通じて自らの地位を確立しようとした医師たちの根本的な動機は異なるものであった。しかしそれらは結果として、医療の専門職化の推進という方向性で一致していた。社会における実質的な意味での専門職化の進展は、医療を受ける人々の意識、これを変えようとする医師たちの様々な説得の試み、国家による法的な規制といった様々な要素が絡み合う中で進んでいったのである。

終章 地方から見えるもの

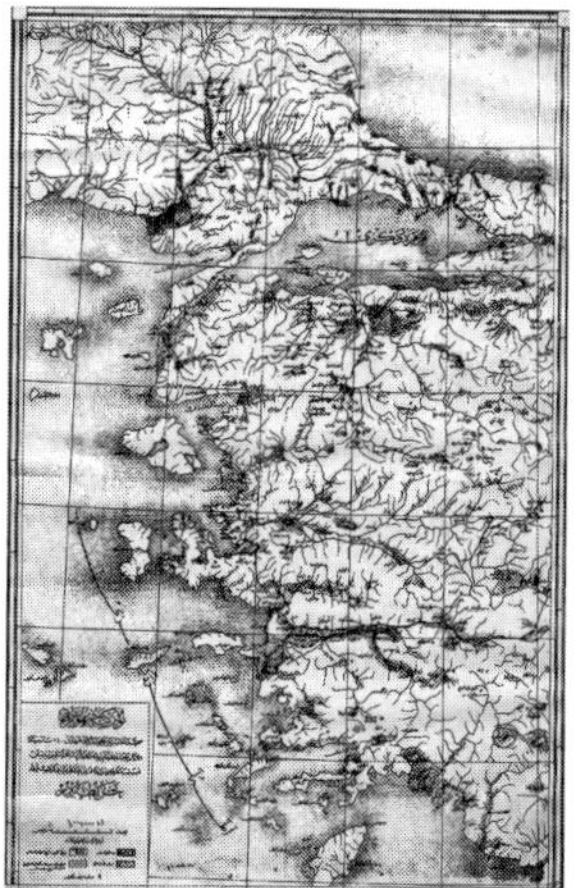

トルコ共和国初期に作られたマラリア・沼地地図
新生トルコ共和国が誕生するより早く、アンカラ政府では国家的な医療・衛生政策が準備された。その際に、残されたアナトリアの国土の衛生地理的調査がなされたが、その調査の任を担ったのは、オスマン帝国期末期に各地に任じられた地方の行政医たちだった。

本書では、二〇世紀転換期のイズミルとその周辺地域を事例に、近代オスマン帝国における国家的な医療・衛生制度の地方への普及について論じてきた。本書が明らかにした第一の点は、近代オスマン帝国において国家的な医療・衛生制度が、一定のモデルを持ちつつ地方にも展開されていったことである。すなわち、内憂外患への対処を迫られた近代帝国による住民の健康問題への関心、治療から予防への医学の焦点の変化とそれに伴う社会への監視と規制、中央集権的な国家体制の確立と地方行政の再編、近代西洋医学への方向転換による医師の不足、こうした近代オスマン社会に生起した様々な条件が、中央集権的な地方行政に組み込まれた都市自治体と、新たな官立医学校を卒業した市行政医を中核とした地方への国家医療の普及という形に帰結した。本書ではイズミルとその周辺地域に焦点を絞り、主に地方紙に依拠して日々の様々な職務からこの問題を例証してきた。

一九一三年の「州衛生行政法」により、地方の衛生行政が再編され、州全体の衛生行政を総括する衛生局長(sıhhiye müdürü)と、各行政単位を担当する官医(hükumet tabibi)が各州、県、郡に置かれると定められた。[1]従来の研究では「医事行政法」における「地方医」が、一九一三年以降「官医」へ移行したものと捉えられてきたが、[2]「地方医」が実質的に市行政医を指し、また「州衛生行政法」以降も市行政医職が存続したことを踏まえれば、この理解に問題があることは明白である。同法において衛生局長、官医、市行政医はそれぞれ別の官職として言及されていることからも、[3] すでに存在していた市行政医職を包摂する形で、地方医療・衛生行政が再編されたものと見るべきである。すなわち、中央の衛生総局の下に置かれ、任免される（地方）衛生局長、およびその管轄下にある官医と、地方の衛生局長が管轄し、都市自治体などの雇用先の予算から給与が支払われる市行政医という二重構造となった。[4] 以上の再編を、オスマン帝国における「国家医療」が、より中央集権的な構造へ変化したと捉えることも可能だが、この一九一三年以降の医療・衛生行政体制の変化を、法の条文だけから論じることも難しい。まず、同時期にはすでにオスマン帝国は戦乱の時代を迎え、翌年には大戦が勃発、軍医以外の行政医も戦地に駆り出されるという、例外的状況が生まれていた。[5] また、「州衛生行政法」はあくまでも枠組みを定めたに過ぎず、即座に各地で形になったわけではない。一九一五年の帝国議会においても、各行政単位に官医を配置する構想は「一〇年計画の組織（on senelik bir teşkilat）」であったと議長が述べているように、[6] 少なからぬ地域で市行政医が医療・衛生行政の中心を担う状況が継続したものと考えられる。そして一〇年を経たず一九二二年にはオスマン帝国は滅亡した。イズミルに至っては一九一九年以降、ギリシア軍の占領下にあった。

独立戦争（一九一九年—二三年）の最中、アンカラにトルコ大国民議会が設立された直後の一九二〇年五月、衛生・社会扶助省 Sıhhiye ve Muavenet-i İçtimaiye Vekaleti がアンカラの臨時政府によって設置された。一九二三年にトルコ共和国が誕生すると、新政府の衛生大臣に任命されたレフィク・サイダム Refik Saydam を中心に、マラリアやトラコーマ、結核、梅毒などの感染症対策、医師の育成、病院や診療所の拡大、母子センターの開設といった様々な衛生政策が実行に移された。[7] この新生トルコ国家の建設とともに進められた諸施策についてはよく研究がなされているものの、「建国史」の文脈にそれらを位置づけた研究の中で、オスマン帝国期からの連続性はほとんど等閑に付されるか、負の遺産として記述されることも少なくない。[8] 確かにトルコ共和国の衛生行政の原型は、独立戦争期にアンカラ政府によって形作られ、それゆえにオスマン帝国のそれを直接継承したものではなく、また新生トルコ政府の衛生政策の中心を担った医師レフィク・サイダムは、オスマン帝国期末期の国家医療の中心にいた医系官吏ではない。彼は第九軍監察官ムスタファ・ケマルとともにサムスンに上陸し、激動の時代を彼とともにした軍医である。彼が新生国家の医療・衛生行政の基礎を築いたことに疑問の余地はなく、新たな船出となったトルコ共和国が、長く続いた戦争で荒廃した国内の衛生問題に重点を置いたことも事実であろう。しかしそれでも、様々な施策やそれを実行する医師たちは、無から突然に生じたわけではない。特に公の医師の任命・配置を基礎としたトルコ共和国初期の地方医療・衛生行政は、オスマン帝国期からの連続性が看守される。[9]

例えばトルコ共和国で最初に重点対策が取られた感染症はマラリアであったが、[10] その調査のために準備された「マラリア・沼地地図」（本章の章扉）は、各地の衛生局長らの報告をもとに作成された。[11] また、衛生・社会扶助省は、早くから全国的な衛生改革事業に乗り出し、『トルコにおける社会・衛生地誌』シリーズの編纂事業を進めた。このアナトリアの各地方別の衛生地誌の編纂を命じられたのも、オスマン帝国期以来の各地の衛生局長たちであった。[12] さらにこの衛生地誌の編纂事業は、衛生・社会扶助省のムヒッディン・ジェラル・ドゥル Muhiddin Celal Duru の提案であったことが同シリーズの創刊号の序文で明らかにされているが、彼もまた、一九一一年に文民医学部を卒業した「文民医」であった。[13] このように、オスマン帝国末期に国家的な医療・衛生制度の地方普及の核となった「文民医」たちは、トルコ共和国初期にも重要な役割を果たしていたのである。

また、オスマン帝国期からトルコ共和国期にかけての医療・衛生行政を通時的に論じたエルデム・アイドゥンは、法令に依拠して、オスマン帝国期の医療・衛生政策の根幹が「地方医」の地方への派遣であったとした上で、その点においてトルコ共和国期との連続性を認めるが、両者の本質的な差異を衛生ユニットの有無と指摘した。つまり単に医療者としての医師がいるだけでなく、その他の衛生人員や衛生設備を含めた地方医療・衛生組織の誕生をトルコ共和国期に求めている[14]。しかし本書が明らかにしたように、二〇世紀転換期のオスマン帝国の都市自治体に雇用された市行政医は、一八九〇年代頃には、種痘官や化学分析官、助産師など、すでに様々な衛生人員と協力して地方における衛生行政を推進し、そのための設備や法も整備された。もちろんそこまでの体制整備は規模の大きい都市に限られ、また時代を下れば一層の充実を見ることになるだろうが、オスマン帝国末期にその萌芽はすでに現れていたと見るべきだろう。国家医療の「誕生」と冠した本書のタイトルは、様々な内憂外患への対処を余儀なくされた「近代帝国」としてのオスマン帝国が置かれた様々な現実の中で、こうした地方医療・衛生行政体制が生まれたことを明示するものである。

オスマン帝国の近代史研究は、オリエンタリズムの延長線上にある「不十分な近代化」という認識的枠組みに支配されてきた[15]。これを乗り越えようとする新たな展開を近年迎えていることは確かだが、医学・衛生の分野は依然その傾向が顕著である。近代医学・衛生知の受容という「進歩」が描かれる一方で、それに対する官吏の無理解や住民の無知、財政難と給与の未払い、医師の不足といった「停滞」がもう一つの極として強調される。本書はこうした進歩と停滞という二項対立的な図式によらない視座から、近代オスマン帝国における医療・衛生問題を論じるように努めた。

例えば自治体による市内清掃への「怠慢」や、それへの批判、清掃への要求が当時の新聞記事に多数現れることを、従来の研究はオスマン帝国都市の自治体行政の停滞を印付けるものと見なしてきた。しかしそれは同時に、公衆衛生問題への世論の意識の高まりを反映している。そのことは、住民主導の上水道延伸キャンペーンの展開などの事例からも明らかである。二〇世紀転換期イズミル社会における非正規医療の存在と患者の医療の選好の問題は、オスマン社会の「後進性」を示す絶好のエピソードだが、診療費という観点から見ると、近代医学を嫌う無知な住民という図式では捉えきれないことがわかる。これは、単に医科学の発展の問題ではなく、何に対して対価を支払うかをめぐる文化的変容のプロセスとして検討すべき問題なのである[16]。そのことが、近代社会における医師の社会的地位、さらには専門職化という、より広い問題へとつながっていくことは、本書で示した通りである。

序章で述べたように、一九九〇年頃からオスマン帝国の「近代帝国」としての側面を明らかにする研究が主流となり、また「新しい医学史」の影響も受ける形で、近代オスマン帝国医学・衛生史も新たな展開を迎えた。しかし、オスマン帝国の「脱周縁化」という潮流の中で生まれた研究は、オスマン国家の主体性を強調するあまり、今度は地方を被支配の対象として客体化し、地方社会の主体性を閑却してきた。こうした国家偏重になりがちであった傾向を批判し、近年では非国家主体や、改革がもたらした矛盾に着目する研究が増えつつある[17]。地方社会はそれが最も顕著に現れた場所の一つであり、本書もまた、中央集権国家による医療・衛生体制という枠組みは共有しつつも、地方紙を主要史料として用いることによって、地方の側からこれを照射することを試みた。市行政医たちによる「非正規」医療への批判が、医務官としての彼らの職務からというより、地方社会に生きる一個人としての経済的な損得に発したものであったとすれば、オスマン帝国の医療・衛生行政が「失敗」であったか否かという問い自体の妥当性に疑問が投げかけられるべきだろう。

地方における医療・衛生行政は、新たに設立された都市自治体、そこに任命された市行政医と地方社会の住民それぞれの主体の利害に基づく相互関係によって方向づけられ、そこに新たな出版メディアや医学知が加わり、それぞれが複雑に交錯することで形作られていった。都市自治体と市行政医を中核とする制度が一旦地方社会に導入されると、その後の運用と展開においては人口増加によって深刻化する都市の衛生問題や感染症の流行に左右されつつ、出版メディアによって形成される世論や快適で健康的な生活環境を求める住民の声によって実現された事業も少なくなかった。医療の専門職化はその好例であり、医療の質の向上により社会全体の健康向上を企図する国家、より安価で質の高い医療を求める住民、自らの専門知と技術に対して相応の対価を求める医師といったそれぞれの主体のせめぎ合いによって形作られた。ゆえに、中央集権国家による医療者の統制管理の徹底といった単純な構図だけで理解することはできないのである。このように、地方の側から国家的な医療・衛生行政を照射することにより、単なる「不十分な近代化」という枠組みからは捉えきれない近代社会の力学を看取できよう。

本書の内容は以下のようにまとめられる。

第一章では、地方医療・衛生行政の枠組みを提示するために、法および組織、人材育成の仕組みを概観した。地方における医療・衛生体制の確立は、一九世紀後半以降の地方行政制度の再編と不可分なものとして進んだ。州―県―郡それぞれの単位に設置された都市自治体が公衆衛生対策の中心となり、各自治体には医療専門職として市行政医が任命された。これらを統轄するのが州衛生監察官であった。実際には現地雇用も多く見られたが、制度設計の上では一八六七年に新設された文民医学校において行政医が育成され、各地に任官されるように設計された。以上の方向性を法的に定めたのが一八七一年の「医事行政法」であり、ここではじめて市行政医の職務が明示された。元来帝国全体の医療・衛生行政は帝国医学校を中心に運営されていたが、一九一三年以降は衛生総局が設置され、医学校から独立した医療・衛生行政への転換が図られた。イズミルの属するアイドゥン州は、二〇世紀初頭の段階でオスマン帝国全体の中でも最も市行政医の普及が進んだ地域であった。アイドゥン州各地における市行政医の雇用割合は、特に一八九〇年代に増加し、一八八〇年に四割ほどであったが、一八九〇年に五割、一九〇〇年には八割ほどの地域で市行政医が雇用されるに至った。このことは二〇世紀転換期が近代オスマン帝国における国家的な医療・衛生制度の地方普及の画期であったことを示している。

第二章では、近代オスマン都市における公衆衛生問題を扱った。経済発展に伴う急速な都市拡大と人口増加が進んだ近代イズミルでは、上下水道などの衛生インフラが不足し、公衆衛生問題が深刻化していた。都市自治体はこれに対処すべく、市内清掃の強化や貧民の居住環境への介入を進めたが、いずれの問題も、先行研究でも広く指摘されている財政問題との関わりが認められた。すなわち、清掃員を雇用して行われた市内清掃は、市内清掃税を財源として実施されたが、この徴収の不備や額の多寡がしばしば問題となった。貧民の居住環境への対策の中で浮上した「屑屋」業への対応も、財政問題と無関係ではなかった。襤褸や骨を集めて売る屑屋を自治体は公衆衛生上の脅威と認識しつつも、自身の基本業務の一つであった市内清掃で得られる襤褸などの物資を売ることで収入も得ていたのである。こうした事例からもわかるように、近代オスマン都市における自治体行政の本質を財政問題として捉えてきた先行研究の指摘は確かに正鵠《せいこく》を射ている。しかし。それだけでは近代オスマン都市の経験は一面的にしか把握できない。

本書では、公衆衛生問題を住民と自治体の関係に着目して論じた。当時の地元紙の分析から、日常的な街路や広場、トイレの清掃から市場の非衛生状態、水道衛生まで、都市自治体の様々な衛生業務が新聞や都市住民からの要請・批判によって突き動かされていたことを明らかにした。二〇世紀転換期における「清潔」を重んじる衛生観を内面化した都市住民からの要請は、都市生活をより快適で健康的なものにしようという根源的な欲求に支えられていた。人々の身体や生活に介入し、衛生という規範・規律に従わせる抑圧的な権力だけとしては捉えきれない近代行政と住民の間の相互の作用がここからは看取される。近代都市を象徴する近代的上水道の延伸も、まさに「下からの」働きかけと具体的な取り組みがあって実現した。地方都市における公衆衛生の改善は、衛生当局と住民、そして出版メディア相互の関係の中で進んでいったのである。

第三章では、一八九三年と一九一〇―一一年にイズミルを襲った二度のコレラ流行を事例に、細菌学という新たな医学知の受容と感染症対策の変化について考察した。中でも、同時期に登場し、オスマン帝国にも輸入された細菌学説が、オスマン帝国においてどう受容され、どのように理解され、現実の防疫対策にいかに組み入れられたかを論じた。確かに細菌学の受容は上水道への措置をはじめ、新たなコレラ対策につながった。顕微鏡による細菌調査は罹患者の正確な特定を可能にし、早期の罹患地の把握、隔離の実施を助けた。しかし、こうした変容と同時に、かつての諸対策との連続性も見られた。混雑やそれによる空気の淀みといった要因は、細菌学を取り入れた病気と健康に関する知的枠組みの中で新たに位置づけられ、対策の焦点であり続けたのである。細菌の「侵入」と「生育」を防ぐという防疫の構想は、行政には都市衛生の維持や各種インフラの整備を、個々の住民には健全な生活習慣、健康な身体の獲得を求めることになった。こうした個人衛生の啓蒙に取り組んだのが、各地の都市自治体に雇用された市行政医たちであり、イズミルにおいては初の一般向け衛生雑誌が市行政医によって刊行されるに至った。細菌学の受容と感染症への新たな理解は、上水道という具体的な重点対策対象を定めたのみならず、都市空間や身体への眼差しの変化を促し、医療・衛生行政のあり方にも影響を及ぼしたのである。

第四章では、都市自治体に雇用された市行政医の具体的な職務と役割の検討を通じて、地方医療・衛生体制の実相に迫った。市内各所の病院とともに都市の慈善的医療の中核を担った市行政医による無料診療は、病院のそれと同様に飽和状態となっていた。結果として、貧困の証明を求める形で、無料診療には実質的な所得制限が設けられた。このことからは、近代医学に基づく医療が社会に広く受け入れられ、相当の需要があったことが読み取れる。他方でそれは、住民たちの治療・薬代への支出が医療需要の高まりに比例して増加したわけでなかったことも示唆する。つまり、健康でありたいという人々の願望と、それに必要な対価を支払う感覚は必ずしも釣り合っていなかった。そうした状況の中、医師と各薬局は「医薬協業」的な方向性を強め、新聞広告などを通じて積極的に顧客獲得に努めていた。

アイドゥン州内の各地において市行政医の雇用割合が増加した一八九〇年代頃から、その主たる職務である種痘や食品衛生に関わる法律の整備、種痘官や化学分析官などの補助人材の雇用や育成、国産の痘苗の製造の開始や化学分析施設の整備など、地方衛生行政の遂行に関わる重大な取り組みも加速した。近代オスマン帝国における国家医療の形成において二〇世紀転換期が一つの転機であったことは、ここからも窺える。こうした地方医療・衛生の新たな体制が徐々に構築されていく中で、市行政医の無料診療は都市の私営薬局で行われ、また種痘対象者の特定や接種の推進には各共同体の指導者層が重要な役割を担っていた。つまり、様々な職務の実施においては、もともと都市に開業していた薬局、街区共同体やその指導者層など、社会に既存のリソースが有効に活用された。市行政医の役割は病人の治療にとどまらず、食の安全管理などの公衆衛生に関わるものや、種痘の普及という社会全体の病気への免疫に関わるものまで様々な領域に広がり、化学分析官や種痘官などの新たな人材と分担し、地域社会全体の健康維持に努めた。住民の健康への国家的関心が高まる中で、各地の行政医たちは、地方社会の住民の健康と国益とを結びつける役割を期待された。一般向けの衛生雑誌の刊行や新聞への科学記事の掲載を通じた住民の啓蒙は、健康な身体の獲得のための主体的な努力を住民に促すのみならず、自然性と科学に依拠した母乳育児論を軸とした育児指南を通じて母子の健康を政治化し、地方社会に生きる個人・家庭を国家全体の衛生政策に組み込む役割を果たしていた。

第五章では、近代オスマン帝国における国家医療の形成と深く関わる医療の専門職化を論じた。近代オスマン社会に生まれた「近代医」たちは、それが自律的な職業集団として自己を確立する前に国家による統制下に置かれたことから、医療専門職の形成における国家の役割の大きさは無視できない。近代医学に基づく画一的な教育、それを条件とした資格制度による全国一律の医療の質の保証と、これを通じた住民の健康向上と国家の繁栄という青写真は、近代国家の典型的な特徴として整合的に理解されうる。

他方、こうした中央集権国家の強力な存在感とは裏腹に、異なる事情から医療の専門職化を希求し、様々な「抵抗」を行った市行政医をはじめとする正規の医師たちの主体性にも注目した。官立の医学校を出て各地に派遣された市行政医は、確かに地方における国家のエージェントであり、国家的な医療・衛生行政の担い手であった。しかし、彼らが国家の手足となって法の適用を試み、非正規医を取り締まっていたという見方は一面的である。彼らは自身の社会的地位、さらには生活のためにそれを行っていたのである。つまり、近代オスマン社会における医療の専門職化とは、非正規医との競合やそれに起因する雇用の不安定、長期の教育に見合わない社会的地位と経済状況といった様々な困難に直面した正規の医師たちが、これに対処する上で行った様々な抵抗の結果でもあった。

以上のように本書では、一八六〇年代以降の地方行政の再編と都市自治体の設立、そして一八六七年の文民医学校の開校と一八七一年の「医事行政法」によって準備された地方医療・衛生制度が、二〇世紀転換期のイズミルとその周辺地域において実質化していった過程を論じた。近代オスマン帝国における地方医療・衛生制度は、衛生行政に関わる法令の整備や官立医学校による行政医の育成、州制度への組み込みといった点から、全国一律のものとして導入される中央集権的な性格を有するものであった。そのことは、近代オスマン帝国における医療・衛生行政が、人口や健康問題への関心を高めた一近代国家による事業であったことを確かに示している。他方、それが地方において実質化していく中で、無免許の医師の現地雇用やその継続雇用についての住民からの請願など、中央の意図とは反する状況も生まれていた。都市自治体による日々の衛生対策やインフラの整備は、確かにその実施が法令によって定められたものだったが、実際には出版メディアを通じた世論の声の高まりによって実現したものも少なくなかった。医療の専門職化における国家の影響力は確かに大きいものであったが、医師たちもまた、自らの社会的地位の向上や生活のために、医療の専門職化を推進していった。このように、一定の構想に基づいた地方医療・衛生体制が二〇世紀転換期のオスマン社会に浸透していったが、それは同時に、地方社会に生きた住民との関係の中で形作られていったものでもあった。

最後に、本書で扱いきれなかった点と今後の展望を述べておきたい。近代オスマン帝国が中央集権国家であったことは誰もが認める事実だが、中央集権体制を成立せしめた官僚国家構造の末端に位置した役人層の具体的な姿を描いた研究は多くない。文官の履歴文書を用いて末端の役人層を数量的に分析するプロソポグラフィ（集合的伝記研究）研究は、トルコ国内の学位論文を中心に少なからず成果が見られる。[18] しかしこうした研究は、集団として捉えているがゆえに、特定の都市社会で職務にあたる特定の官吏に注目して、その具体的な活動の諸相を明らかにするものではない。本書は、一官吏としての市行政医の具体的な職務だけでなく、彼らが直面した様々な困難と、それに対する主体的な抵抗を明らかにすることで、中央集権的な官僚制国家としての近代オスマン帝国に異なる角度から光を当てた。

ただし、この点についてはさらなる追求の余地がある。二〇世紀初頭のアイドゥン州内の約八割の地域で市行政医が雇用されていたことは明らかになったが、その医師たちはどこから来たのか。そのうちどれだけが文民医学校の卒業生であり、さらには、文民医学校に入学して市行政医となった医師たちは、元来どのような社会階層に属した人々だったのだろうか。例えば本書にも繰り返し登場したイズミル・ムスリム慈善病院長ムスタファ・エンヴェルは、イズミル近郊のオデミシュで生まれ、父親はイスラーム法廷の書記だった。伝記によれば、彼は地元の伝統的なマドラサで学んだ後「父親の反対を押し切って」上京し、文民医学校の門を叩いた。[19] その後イズミルに戻って四〇年以上地域医療の発展に貢献したことは、本書でも折に触れて述べたが、この事例は近代に普及した公教育を通じて、従来国家体制の外にいた人々が、膨張する官僚機構の末端を担う構成員となった社会移動の好例であると言える。したがって、履歴文書などの史料を活用しつつ、無名の市行政医たちの出自や教育背景をさらに明らかにすることで、巨大な官僚組織体に変容した近代オスマン帝国の国家像のさらなる解明につながるだろう。

あとがき

本書は、慶應義塾大学大学院文学研究科に提出し、二〇二三年に博士号を授与された博士論文に大幅な加筆修正を加えたものである。本書の出版にあたっては、日本学術振興会令和六年度科学研究費助成事業（研究成果公開促進費、課題番号24HP5072）の交付を受けた。

博士論文の一部をなした文章の初出は以下の通りである。

「一九世紀末イズミルにおける都市行政と公衆衛生」『日本中東学会年報』三一―一、二〇一五年、一―二七頁。

「一九世紀末から二〇世紀初頭イズミルにおけるコレラ対策の変容と継続――近代オスマン帝国における衛生政策と地方社会」『史学雑誌』一三三編三号、二〇二一年、六一―八五頁。

「近代オスマン帝国における国家医療の形成と市行政医――一九世紀末―二〇世紀初頭イズミルにおける医療・衛生体制」『史学』九〇巻四号、二〇二二年、三一―七三頁。

ちょうど私がコレラに関する研究をまとめようとしていた二〇二〇年初頭、未知の感染症が日本列島を襲った。

後に「コロナ禍」と総称される一連の出来事は、横浜港に停泊したクルーズ船を端緒に、国内での関心と危機感が急速に高まったことをよく覚えている。その時は、「これに乗じて感染症史の研究を始めたと思われても癪だ」などと、本屋に平積みにされた感染症関連の本を横目に感じたが、遅々として進まぬ私の研究を尻目に、気づけばコロナは世間的には過去のものとなり、その心配は杞憂に終わった。

歴史上の医療や感染症を研究する学者の端くれとして、私も「コロナ禍」を目に焼き付けねばと思い、外出自粛の空気が高まる中、ネット上で展開される様々な議論を観察していた。その中で最も強く感じたのは社会の分断だった。外国人や「県外人」への偏見や中傷、高齢者と若者の分断、特定の職種への偏見、経済か防疫かの論争、検査やワクチンをめぐる対立、さらにそれらが政治批判などの党派性とも結びつきながら、グロテスクな様相を呈していた。次第に気分が悪くなってきて見るのを止めてしまい、その観察が本書に生かされているとは言い難いが、疫禍を背景に様々な社会矛盾や対立が顕在化する様を見て、医学や感染症の歴史を、人文科学の視点から紐解く意義を再認した。

コロナ禍を通じて、多くの人が公衆衛生の権力性を痛感したことだろう。ここで言う権力とは、公権力と同時に、社会に遍在する眼差しの権力でもある。正直に告白すれば、私自身も当時「ノーマスク」の乗客を目にして、別の車両に移ろうと無自覚に考えたことや、逆に屋外でマスクを外して周囲の視線を感じた覚えはある。衆人環視の衛生権力の遍在性をその身で体験した。本書はコロナ禍を受けて取り組み始めた研究ではないが、二一世紀の列島社会で体感したことと、二〇世紀転換期のオスマン社会のあり様を見比べ、既視感を感じたことは一度や二度ではない。国家が国民の生命と健康に責任を負うことの歴史的文脈、個人・家庭が国家的な衛生政策の一部に位置づけられていくこと、あるいは衛生観念を内面化した住民と衛生当局の相互関係など、明示的ではなくとも、内容にいくらか反映されている部分はあるかもしれない。

　こうしてコロナ前からコロナ後まで長く要した私の一連の研究は、多くの人に助けられて、ようやく形となった。以下に一部となって恐縮だが、何人かのお名前を挙げさせて頂きたい。

　法学部政治学科に入学して一年目の秋頃であったか、様々なことが重なって文学部への転部を思い立ち、文学部東洋史学専攻へと二年次編入学をした。筆者がその後一五年近く居座った東洋史で、常に程よい距離感を保ちながらも学問的な刺激を与えてくれる二人の先生に、まず感謝を申し上げたい。長谷部史彦先生は、卒業論文から博士論文まで、指導教員として研究全般の面倒を辛抱強く見て下さった。先生が常に若々しい好奇心と向学心を持ち続けているのを見て、学者としてあるべき姿を学ぶ日々である。藤木健二先生には、オスマン・トルコ語の指導から研究全般の相談まで、大変お世話になった。ちょうど着任されたて先生の（事実上の）一期生として、一学年下の金くんと切磋琢磨して読んだオスマン・トルコ語のナスレッディン・ホジャの頓知話は今でも忘れがたい。博士論文の審査では、中国史の岩間一弘先生にも、近代中国との比較の視点から有益なコメントを頂戴できた。また、明治大学の江川ひかり先生には外部副査をお引き受け頂き、近代オスマン史の立場から数々の有益なご指摘を頂いた。改めて感謝申し上げたい。

　坂本勉先生には、修士課程まで講義を受けさせてもらった。ちょうどご退任の時期と重なってしまったが、少しでも先生の指導を受けられたのは幸運であった。大学院の先輩の山口元樹氏は、二人とも「キャレル族」だったこともあり、大学院進学以降よく面倒を見てもらい、本書出版への助言も含め、若手研究者のイロハを伝授して頂いた。後輩の相磯尚子氏には、日頃から良くしてもらっている上に、特に今回は本書の校正の手伝いをお願いし、数々の重要な指摘をして頂いた。大学院を出た後は、日本学術振興会特別研究員（PD）として、東京大学東洋文化研究所の秋葉淳先生に受け入れを依頼した。学生の立場で秋葉先生から直接指導を受けたことはなくとも、先生がこれまで書かれたものからを学んだことは、私の学問の基層部分をなしているように思う。

イズミルのAPİKAMに当時勤めていたŞahin Yıldırım氏は、右も左もわからぬまま来訪した日本人学生に懇切丁寧に対応して下さった。氏の協力がなければ、私の修士論文は迷子になっていただろう。イズミル国民図書館のEren Akçiçek先生には、イズミル滞在中によく気にかけてもらった。ウシャク大学のMehmet Karayaman先生は、エレン先生の紹介で貴重な史料を快く分与して下さった。留学先のボアジチ大学では、まず故Vangelis Kechriotis先生に感謝の念を捧げたい。渡航直前に急逝され、対面することは叶わなかったが、留学先に悩む中、先生が快く受け入れてくれたことは私にとって大きな支えであった。Edhem Eldem先生は、おそらく超がつくほどにご多忙でありながら、宙ぶらりんとなった私の受け皿となって下さった。

本書の刊行に際しては、慶應義塾大学出版会の片原良子氏のお世話になった。書籍の出版ということに関して素人である私の素朴すぎる質問にもいつも丁寧にお答え頂き、出版までの道筋を示して下さった。

大学院での研究は暗中模索だった。肝心の研究主題について、現地社会に関する記事があるとしかわからない地方新聞を挙げ、「史料を読んで出てきたことをやります」と苦し紛れに言ったことを思い出す。そもそも現地の図書館や文書館に初めて行くときは大抵、入口すらわからず、裏口から入ることも少なくなかった。イズミルのAPİKAMはもともと消防署の建物なので、消防車が出入りする門から入ったし、オスマン文書館ではバス停を降りて塀沿いに歩くのもわからず、野良犬を横目に坂道を登っていった。正門を知る前に、カード支払いとなった今では滅多に使わないATMの場所を先に知った人間はそういないだろう。文字通り入口も出口もわからず、研究そのものの不透明さを暗示するようであった。私自身はそれはそれとして楽しんだ部分もあるが、家族は気が気でなかったに違いない。最後に私事ながら、家族への感謝を記すことをご寛恕頂きたい。
突如文学部に転部して研究者を志すと宣言をされて、サポートはするからやりたいようにやれと即答できる両親なくして研究を続けることはできなかった。人生の素晴らしい先達として、感謝と敬意を表したい。妻にしても、人生の伴侶が目的地の入口もわからず暗中模索しているとは中々のことと思うが、不満どころか進捗さえ気にせず応援し続けてくれることに感謝してもしきれない。常に苦楽をともにしてくれる彼女と、毎晩遊びに誘ってくれる二人の子どもに本書を捧げ、あとがきを締めることとしたい。

二〇二四年一一月二一日

鈴木　真吾

著者
鈴木真吾（すずき　しんご）
1988年滋賀県生まれ。慶應義塾大学大学院文学研究科後期博士課程単位取得退学。博士（史学）。現在、日本学術振興会特別研究員PD（東京大学）。専門は近代オスマン帝国史、医療・衛生史。主な業績に「近代オスマン帝国における国家医療の形成と市行政医——19世紀末—20世紀初頭イズミルにおける医療・衛生体制」（『史学』90巻4号、2022年）、「19世紀末から20世紀初頭イズミルにおけるコレラ対策の変容と継続——近代オスマン帝国における衛生政策と地方社会」（『史学雑誌』133編3号、2021年）がある。

近代オスマン帝国における国家医療の誕生
——湾岸都市イズミルの衛生と感染症

2024年12月20日　初版第1刷発行

著　者————鈴木真吾
発行者————大野友寛
発行所————慶應義塾大学出版会株式会社
〒108-8346　東京都港区三田2-19-30
TEL〔編集部〕03-3451-0931
〔営業部〕03-3451-3584〈ご注文〉
〔　〃　〕03-3451-6926
FAX〔営業部〕03-3451-3122
振替　00190-8-155497
https://www.keio-up.co.jp/
装　丁————小川順子
印刷・製本——藤原印刷株式会社
カバー印刷——株式会社太平印刷社

Printed in Japan ISBN978-4-7664-3001-1

事項索引

ア　行

カ　行

サ　行

タ　行

ナ　行

ハ　行

マ　行

ヤ　行

ラ　行

ワ　行

人名索引

注

序章

1　本書では、原則としてベレディエを（都市）自治体と呼ぶが、例えば市長（belediye reisi）やイズミル市（İzmir Belediyesi）、市行政医（belediye tabibi）など、日本語としての語感を重視した訳語を当てた場合もある。

2　本書では、各地の都市自治体に雇用された医師（belediye tabibi）を市行政医と訳出した。これと州衛生監察官などを含めて公的組織に奉職する医師については、まとめて行政医と呼ぶが、こちらは具体的な原語があるわけではない。これに近い概念として、軍医（etibba-yı askeri）の対となる文民医（etibba-yı mülkiye）があるが、これは第1章第2節で取り上げる文民医学校を卒業した医師の総称であり、軍医や無免許の医師が行政医となることは現実にはありえたので、必ずしも一致しない。

3　デイヴィッド・アーノルド『身体の植民地化——19世紀インドの国家医療と流行病』見市雅俊（訳）、みすず書房、2019年、164頁；見市雅俊『コレラの世界史』晶文社、1994年、18–26頁。

4　富士川游『日本疾病史』平凡社、1969年、213–215頁。

5　見市『コレラの世界史』13–18頁。

6　Mesut Ayar, *Osmanlı Devletinde Kolera: İstanbul Örneği (1892–1895)*, İstanbul: Kitabevi, 2007, pp. 22–23; Gülden Sarıyıldız, “XIX. Yüzyılda Osmanlı İmparatorluğu’nda Kolera Salgını,” *Tarih Boyunca Anadolu’da Doğal Âfetler ve Deprem Semineri Bildiriler*, İstanbul, 2001, p. 310.

7　Gülden Sarıyıldız, “Karantina Meclisi’nin Kuruluşu ve Faaliyetleri,” *Belleten*, 58/222 (1994), pp. 329–376.

8　Nuran Yıldırım, *İstanbul’un Sağlık Tarihi*, İstanbul: İstanbul Üniversitesi Yayınları, 2010, p. 74.

9　Yıldırım, *İstanbul’un Sağlık Tarihi*, pp. 73–93.

10　Yıldırım, *İstanbul’un Sağlık Tarihi*, p. 78.

11　Charles Issawi, *The Fertile Crescent 1800–1914: A Documentary Economic History*, New York; Oxford: Oxford University Press, 1988, p. 52.

12　Michael Christopher Low, *Imperial Mecca: Ottoman Arabia and the Indian Ocean*

Hajj, New York: Columbia University Press, 2020; Sinan Kuneralp, “Osmanlı Yönetimindeki (1831–1911) Hicaz’da Hac ve Kolera,” Münir Atalar (trans.), *Osmanlı Tarihi Araştırma ve Uygulama Merkezi Dergisi*, 7 (1996), pp. 497–511.

13　Nermin Ersoy, Yuksel Gungor, and Aslihan Akpinar, “International Sanitary Conferences from the Ottoman Perspective (1851–1938),” *Hygiea Internationalis*, 10/1 (2011), pp. 59–61.

14　Low, *Imperial Mecca*; Gülden Sarıyıldız, *Hicaz Karantina Teşkilatı (1865–1914)*, Ankara: Türk Tarih Kurumu, 1996; Birsen Bulmuş, *Plague, Quarantines, and Geopolitics in the Ottoman Empire*, Edinburgh: Edinburgh University Press, 2012; Isacar A. Bolaños, “The Ottomans during the Global Crises of Cholera and Plague: The View from Iraq and the Gulf,” *International Journal of Middle East Studies*, 51/4 (2019), pp. 603–620. 日本の歴史学界でも、国際保健の文脈からしばしばオスマン帝国への言及が見られる。最近では、永島剛「感染症・検疫・国際社会」小川幸司（編）『構造化される世界――14 ～ 19 世紀』岩波講座世界史 11、岩波書店、2022 年、251–254 頁。

15　Yıldırım, *İstanbul’un Sağlık Tarihi*, p. 40.

16　“Sokaklara Dair Nizamname (20 Apr. 1859/ 17 Ramazan 1275 A.H.),” in *Düstur*, Vol. 2, İstanbul: Matbaa-i Amire, 1289 A.H., pp. 478–490; 永田雄三・江川ひかり『世紀末イスタンブルの演劇空間――都市社会史の視点から』白帝社、2015 年、265–269 頁。

17　フランクの経歴や著作の歴史的意義については、川喜田愛郎『近代医学の史的基盤（上）』岩波書店、1977 年、425–430 頁を参照。この中で川喜田は「医療ポリツァイ Medizinischen Polizey」が「医事警察」と訳されることについて疑問を呈し、「医事行政」の訳語を当てる卓見を示している。

18　ジョージ・ローゼン『公衆衛生の歴史』小栗史朗（訳）、第一出版、1974 年、113–117 頁。

19　ローゼン『公衆衛生の歴史』71–78 頁。

20　ローゼン『公衆衛生の歴史』114 頁。

21　秋葉淳「オスマン帝国における近代国家の形成と教育・福祉・慈善」広田照幸・橋本伸也・岩下誠（編）『福祉国家と教育――比較教育社会史の新たな展開に向けて』昭和堂、2013 年、142 頁；秋葉淳「オスマン帝国の諸改革」『近代アジアの動態――19 世紀』岩波講座世界歴史 17、岩波書店、2022 年、70–75 頁。

22 Meclis-i Umur-ı Tıbbiye-i Mülkiye ve Sıhhiye-i Umumiye, *Sıhhiye Müfettişlerine ve Etibba-yı Belediyeye Ait Vezaif*, İstanbul: Arşak Garoyan Matbaası, 1326, p. 3.

23 この議論について日本語では、永島剛「疫病と公衆衛生の歴史――西欧と日本」秋田茂・脇村孝平（編）『人口と健康の世界史』ミネルヴァ書房、2020 年、175–179 頁を参照。

24 Dorothy Porter (ed.), *The History of Public Health and the Modern State*, Amsterdam; Atlanta: Rodopi, 1994.

25 Patrick E. Carroll, "Medical Police and the History of Public Health," *Medical History*, 46 (2002), pp. 461–494.

26 『タイムズ』紙がエドウィン・チャドウィックの政策に反対して、脅されてまでして健康になるくらいならコレラのほうがまし、と書いたことは有名である。

27 Carroll, "Medical Police," pp. 485–486. ヘンリー・ラムゼイとその著作については、小川眞里子『病原菌と国家――ヴィクトリア時代の衛生・科学・政治』名古屋大学出版会、2016 年、15–19 頁も参照。

28 Paul Weindling, "Public Health in Germany," in Porter (ed.), *The History of Public Health and the Modern State*, pp. 122–123; Dorothy Porter, *Health, Civilization and the State: A History of Public Health from Ancient to Modern Times*, London: Routledge, 1999, p. 105.

29 永島剛「19 世紀末イギリスにおける保健行政――ブライトン市衛生当局の活動を中心として」『社会経済史学』68 巻 4 号、2002 年、23–25 頁。

30 なお、オスマン帝国における西洋諸国からの制度の継受の観点から、フランスの影響をまず考える向きもあるだろうが、全国的な医療・衛生行政は、制度面ではフランスではあまり発達しなかった。西洋世界の公衆衛生史の通史である Porter, *Health, Civilization and the State*, pp. 98–103 を参照。

31 "İdare-i Tıbbiye-i Mülkiye Nizamnamesi (1 Dec. 1869/ 27 Şaban 1286 A.H.)," in *Düstur*, Vol. 2, pp. 803–807.

32 Rüya Kılıç, *Hasta, Doktor ve Devlet: Osmanlı Modern Tıbbında Hastalıkla Mücadelenin Bitmemiş Hikâyeleri*, İstanbul: Kitap Yayınevi, 2020, p. 7.

33 Miri Shefer-Mossensohn, "A Tale of Two Discourses: The Historiography of Ottoman-Muslim Medicine," *Social History of Medicine*, 21/1 (2008), p. 4.

34 鈴木晃仁「医学と医療の歴史」社会経済史学会（編）『社会経済史学の課題と展望』有斐閣、2002 年、426–439 頁；鈴木晃仁「医学史の過去・現在・

未来」『科学史研究』第 53 巻 269 号、2014 年、27–35 頁。

35　秋葉淳「近代帝国としてのオスマン帝国――近年の研究動向から」『歴史学研究』798 号、2005 年、22 頁。

36　近代医学との関わりから君主の先取性が意図的に誇示された例として、1890 年代にイスタンブルのシシュリに設立され、スルタンの名を冠されたハミディエ小児病院の事例（Nadir Özbek, “The Politics of Poor Relief in the Late Ottoman Empire, 1876–1914,” *New Perspectives on Turkey*, 21 (1999), pp. 18–22）や集団割礼儀式の事例（Nadir Özbek, *Osmanlı İmparatorluğu'nda Sosyal Devlet: Siyaset, İktidar ve Meşruiyet, 1876–1914*, İstanbul: İletişim Yayınları, 2002, pp. 136–148）が挙げられる。近代オスマン帝国の統治イデオロギーにおける健康の重要性ついては Miri Shefer-Mossensohn, “Health as a Social Agent in Ottoman Patronage and Authority,” *New Perspectives on Turkey*, 37 (2007), p. 163.

37　ヒジャーズに関しては、Sarıyıldız, *Hicaz Karantina Teşkilatı*. イラン国境地域については守川知子『シーア派聖地参詣の研究』京都大学学術出版会、2007 年や、守川知子「隔離される巡礼者たち――シーア派聖地巡礼と検疫制度の近代」『歴史学研究』1011 号、2021 年、26–37 頁において国境検疫の問題が論じられている。ベイルートにおける宣教団と自治体による予防接種を論じたものとして、Malek Sharif, “Missionaries, Medicine and Municipalities: A History of Smallpox Vaccination in the Nineteenth Century Beirut,” *Archaeology and History in the Lebanon*, 22 (2005), pp. 34–50. アメリカの医療宣教とオスマン政府の競合に関しては、İdris Yücel, *Anadolu'da Amerikan Misyonerliği ve Misyon Hastaneleri (1880–1934)*, Ankara: Türk Tarih Kurumu, 2017 を参照。

38　ダマスクスの官立医学校は 1903 年 9 月、アブデュルハミト 2 世の即位式典に合わせて開校した。詳しくは Abdul-Karim Rafeq, “Traditional and Institutional Medicine in Ottoman Damascus,” *Turkish Historical Review*, 6 (2015), pp. 76–102; Ekmeleddin İhsanoğlu, *Suriye'de Modern Osmanlı Sağlık Müesseseleri, Hastahaneler ve Şam Tıp Fakültesi*, Ankara: Türk Tarih Kurumu, 1999, pp. 35–43 を参照。

39　Daniel Panzac, *La peste dans l'Empire Ottoman, 1700–1850*, Louvain: Éditions Peeters, 1985. 近年の研究として、Vladimir Hamed-Troyansky, “Ottoman and Egyptian Quarantines and European Debates on Plague in the 1830s–1840s,” *Past & Present*, 253/1 (2021), pp. 235–270.

40　Bulmuş, *Plague, Quarantines, and Geopolitics*; Andrew Robarts, *Migration and Disease in the Black Sea Region: Ottoman-Russian Relations in the Late Eighteenth and Early*

Nineteenth Centuries, London: Bloomsbury Academic, 2017; Bolaños, "The Ottomans during the Global Crises of Cholera and Plague."

41 近代オスマン帝国における堕胎問題を検討したものとして、Gülhan Balsoy, *The Politics of Reproduction in Ottoman Society, 1838–1900*, London: Pickering and Chatto, 2013; Tuba Demirci and Selçuk Akşin Somel, "Women's Bodies, Demography, and Public Health: Abortion Policy and Perspectives in the Ottoman Empire of the Nineteenth Century," *Journal of the History of Sexuality*, 17/3 (2008), pp. 377–420 がある。「出産奨励主義」の言説を検討したものとして、Gülhan Balsoy, "Ottoman Pronatalism in Printed Sources in Late Nineteenth Century," *İletişim: Araştırmaları*, 12/2 (2014), pp. 13–40.

42 Kılıç, *Hasta, Doktor ve Devlet*. 特に第 5・6 章。

43 例外的にマグリブとエジプトは、こうした傾向を先取りしてきた。代表的なものとして、Nancy Elizabeth Gallagher, *Medicine and Power in Tunisia, 1780–1900*, Cambridge; New York: Cambridge University Press, 1983; LaVerne Kuhnke, *Lives at Risk: Public Health in Nineteenth-century Egypt*, Berkeley: University of California Press, 1990; Amira el-Azhary Sonbol, *The Creation of a Medical Profession in Egypt, 1800–1922*, Syracuse; New York: Syracuse University Press, 1991. 中東地域全体に関する研究動向として、Christopher S. Rose, "The History of Public Health in the Modern Middle East: The Environmental-Medical Turn," *History Compass*, 19/5 (2021), pp. 1–14.

44 その他、環境史や感染症史、狭義の医学史に焦点をあてた研究動向として以下の論文も参照。Aykut Kazancıgil, "Türkiye'de Tıp Tarihi," *Türkiye Araştırmaları Literatür Dergisi*, 2/4 (2004), pp. 213–232; Sam White, "Rethinking Disease in Ottoman History," *International Journal of Middle East Studies*, 42 (2010), pp. 549–567; Shefer-Mossensohn, "A Tale of Two Discourses"; Chris Gratien, "Ottoman Environmental History: A New Area of Middle East Studies," *Arab Studies Journal*, 20/1 (2012), pp. 246–254; Ceren Gülser İlikan-Rasimoğlu, "Türkiye'de Modernleşme Çalışmaları ve Tıp Tarihi: Eleştirel Yaklaşımlar," *Hayat Sağlık ve Sosyal Bilimler Dergisi*, 4 (2012), pp. 52–57; Miri Shefer-Mossensohn, "A Historiography of Epidemics in the Islamic Mediterranean," in Nükhet Varlık (ed.), *Plague and Contagion in the Islamic Mediterranean*, Kalamazoo and Bradford: Arc Humanities Press, 2017, pp. 3–25.

45 Selim Deringil, *The Well-Protected Domains: Ideology and the Legitimation of Power in the Ottoman Empire 1876–1909*, London; New York: I. B. Tauris, 1998.

46 メッカ巡礼とコレラの流行については、Low, *Imperial Mecca* の第 3 章に詳しい。こうした研究の理論的な背景となった「オスマン版オリエンタリズム」については、Ussama Makdisi, "Ottoman Orientalism," *The American Historical Review*, 107/3 (2002), pp. 768–796 を参照。

47 Jens Hanssen, *Fin de Siècle Beirut: The Making of an Ottoman Provincial Capital*, Oxford; New York: Oxford University Press, 2005 の第 4 章。

48 人口政策に関わる総論としては、Selçuk Dursun, "Procreation, Family and 'Progress': Administrative and Economic Aspects of Ottoman Population Policies in the 19th Century," *History of the Family*, 16 (2011), pp. 160–171 を参照。

49 Kılıç, *Hasta, Doktor ve Devlet*, pp. 31–32.

50 例えば以下の研究を参照。Balsoy, *The Politics of Reproduction in Ottoman Society*; Demirci and Somel, "Women's Bodies, Demography, and Public Health."

51 Nuran Yıldırım, "Türkiye'de Çiçek Aşısı Üretimi, 1840–1980," *Türk Hijyen ve Deneysel Biyoloji Dergisi*, 80/3 (2023), pp. 387–406; Başak Ocak and Abdurrahman Fatih Şendil, "Osmanlı Devleti'nde Çiçek Hastalığı ile Mücadele: Taşra Telkihhaneleri," *Belgi Dergisi*, 26 (2023), pp. 211–237; Rüya Kılıç et al., "Osmanlı'da Aşının Tarihi: Aşı Memurları ve Aşı Evleri," *J Pediatr Inf*, 17/4 (2023), pp. 273–289.

52 Erdem Aydın, *Türkiye'de Sağlık Teşkilatlanması Tarihi*, Ankara: Naturel Yayıncılık, 2002, p. 23.

53 「医事行政法」における memleket hekim(ler)i/tabibi(etibbası) について、ヤングによる同法のフランス語版では、Médecins municipaux と翻訳されている（"İdare-i Umumiye-i Tıbbiye Nizamnamesi"; «Règlement sur l'administration municipale médicale,» in Young, *Corps de droit ottoman*, Vol. 3, pp. 205–207）。その他の史料の中では、市行政医（belediye tabibi, あるいはその複数形など）や州衛生監察官（vilayet sıhhiye müfettişi）など、実際の官職名で呼ばれることがほとんどである。官吏の履歴文書（sicill-i ahval）においても、通常は beledi tababeti と記され、管見の限り memleket hekimi は見られない。1909 年の『職務』においては州衛生監察官と区別した上で、belediye-memleket etibbası という表記も見られることから（*Sıhhiye Müfettişlerine ve Etibba-yı Belediyeye Ait Vezaif*, p. 4）、おそらく制度が実質化していく中で memleket hekimi と belediye tabibi は同じものを指すようになったと考えられる。

54 Aydın, *Türkiye'de Sağlık Teşkilatlanması Tarihi*, pp. 18–25; Erdem Aydın, "19. Yüzyılda Osmanlı Sağlık Teşkilatlanması," *Osmanlı Tarihi Araştırma ve Uygulama*

Merkezi Dergisi, 15 (2004), pp. 185–207.

55 Ceren Gülser İlikan-Rasimoğlu, "The Foundation of a Professional Group: Physicians in the Nineteenth Century Modernizing Ottoman Empire (1839–1908)," Ph. D. Dissertation, Boğaziçi University, 2012. 特に第5章。Ceren Gülser İlikan-Rasimoğlu, "Taşra'yı İyileştirmek: 19. Yüzyıl Osmanlı İmparatorluğu'nda Memleket Hekimleri," *Lokman Hekim Journal*, 3/1 (2013), pp. 1–6. より新しい研究として、Ahmet Köç, "XIX. Yüzyıl Sonlarında Anadolu'da Koruyucu Sağlık Hizmetlerinin Temsilcileri Olarak Belediye Tabipleri," *Osmanlı Medeniyeti Araştırmaları Dergisi*, 18 (2023), pp. 213–228 がやはり低給、住民との対立、遠隔地勤務、戦争の影響というように、彼らの直面した困難に着目した議論を行っている。

56 İsmail Yaşayanlar, "Osmanlı Devleti'nde Kamu Sağlığın Kurumsallaşmasında Koleranın Etkisi," in Burcu Kurt and İsmail Yaşayanlar (eds.), *Osmanlı'dan Cumhuriyet'e Salgın Hastalıklar ve Kamu Sağlığı*, İstanbul: Tarih Vakfı Yurt Yayınları, 2017, p. 24.

57 Yaron Ayalon, *Natural Disasters in the Ottoman Empire: Plague, Famine, and Other Misfortunes*, Cambridge: Cambridge University Press, 2015, pp. 203–204.

58 ミシェル・フーコーの議論の医療・衛生史へ応用の研究史についてはひとまず、宝月理恵『近代日本における衛生の展開と受容』東信堂、2010年を参照。

59 Khaled Fahmy, "Medicine and Power: Towards a Social History of Medicine in Nineteenth-Century Egypt," in Enid Hill (ed.), *New Frontiers in the Social History of the Middle East*, Cairo: American University in Cairo Press, 2001, pp. 15–62.

60 オスマン史における先駆的研究として、前掲の Kılıç, *Hasta*, *Doktor ve Devlet* を参照。

61 Ebru Boyar, "'An Inconsequential Boil' or a 'Terrible Disease'? Social Perceptions of and State Responses to Syphilis in the Late Ottoman Empire," *Turkish Historical Review*, 2 (2011), p. 103.

62 近代イギリスの地方都市ブライトンに焦点を当て、衛生政策についてのコンセンサス形成過程を論じた永島剛が、衛生改革の地方における施行を追求することの重要性を指摘しているように、同様の問題意識は同時代の他地域の歴史研究においても見られる（永島「19世紀末イギリスにおける保健行政」；永島剛「ヴィクトリア時代ブライトン市における衛生環境改革事業の展開」『三田学会雑誌』94巻3号、2001年、65–84頁）。

63 Musa Çadırcı, *Tanzimat Döneminde Anadolu Kentleri'nin Sosyal ve Ekonomik*

Yapıları, Ankara: Türk Tarih Kurumu, 1991; Osman Nuri (Ergin), *Mecelle-i Umur-ı Belediye*, 5 vols., İstanbul: Arşak Garoyan Matbaası, 1330–1338; İlber Ortaylı, *Tanzimat'tan Cumhuriyet'e Yerel Yönetim Geleneği*, İstanbul: Hil Yayın, 1975; Steven Rosenthal, *The Politics of Dependency: Urban Reform in Istanbul*, Westport: Greenwood Press, 1980.

64 Mahmoud Yazbak, *Haifa in the Late Ottoman Period 1864–1914: A Muslim Town in Transition*, Leiden; Boston: Brill, 1998; Mahmoud Yazbak, "The Municipality of a Muslim Town: Nablus 1864–1914," *Archiv Orientalni: Journal of African and Asian Studies*, 67 (1999), pp. 339–360; Nora Lafi, *Une ville du Maghreb entre ancien régime et réformes ottomanes: Genèse des institutions municipales à Tripoli de Barbarie (1795–1911)*, Paris: L'Harmattan, 2002; Yasemin Avcı, *Değişim Sürecinde Bir Osmanlı Kenti: Kudüs (1890–1914)*, Ankara: Phoenix Yayınevi, 2004; Hanssen, *Fin de Siècle Beirut*; Jens Hanssen, "The Origins of the Municipal Council in Beirut (1860–1908)," in Nora Lafi (ed.), *Municipalités méditerranéennes: Les réformes urbaines ottomanes au miroir d'une histoire comparée (Moyen-Orient, Maghreb, Europe méridionale)*, Berlin: Klaus Schwarz Verlag, 2005, pp. 137–172; Johann Büssow, "Ottoman Reform and Urban Government in the District of Jerusalem, 1867–1917," in Ulrike Freitag and Nora Lafi (eds.), *Urban Governance under the Ottomans: Between Cosmopolitanism and Conflict*, London: Routledge, 2014, pp. 97–141; Malek Sharif, *Imperial Norms and Local Realities: The Ottoman Municipal Laws and the Municipality of Beirut (1860–1908)*, Beirut: Ergon Verlag Würzburg, 2014; Angelos Dalachanis and Vincent Lemire (eds.), *Ordinary Jerusalem, 1840–1940: Opening New Archives, Revisiting a Global City*, Leiden; Boston: Brill, 2018.

65 佐原徹哉『近代バルカン都市社会史――多元主義空間における宗教とエスニシティ』刀水書房、2003 年。

66 Sibel Zandi-Sayek, *Ottoman Izmir: The Rise of a Cosmopolitan Port, 1840–1880*, Minneapolis: University of Minnesota Press, 2012, pp. 70–71; Feryal Tansuğ, "İzmir'de Belediyenin Kuruluşu Öncesinde Şehir Gelişimi ve Sosyal Düzen Anlayışı," in Ertekin Akpınar (ed.), *İzmir Belediyesi'nin 150. Kuruluş Yıldönümünde Uluslararası Yerel Yönetimler, Demokrasi ve İzmir Sempozyumu*, İzmir: İzmir Büyükşehir Belediyesi Akdeniz Akademisi, 2019, pp. 92–99. ザンディ・サイェクの研究については、鈴木真吾「書評：シベル・ザンディ・サイェク著『オスマン帝国のイズミル――国際港の興隆 1840–1880』」『史学』82 巻 4 号、2014 年、173–182 頁も参照。

67 İlber Ortaylı, “Tanzimat ve Meşrutiyet Dönemlerinde Yerel Yönetimler,” in *Tanzimat'tan Cumhuriyet'e Türkiye Ansiklopedisi*. Vol. 1, İstanbul: İletişim Yayınları, 1985, p. 243; Avcı, *Değişim Sürecinde Bir Osmanlı Kenti*, p. 135.

68 Erkan Serçe, *Tanzimat'tan Cumhuriyet'e İzmir'de Belediye, 1868–1945*, İzmir: Dokuz Eylül Yayınları, 1998, p. 46.

69 近代イェルサレムに関する近年の研究プロジェクトは、シタディニテ（citadinité）を鍵概念として、都市住民（ahali）と国家の相互関係から近代イェルサレムを「普通の」都市として捉え直し、聖地の特殊性を強調した支配－被支配の二分法的なナラティブからの「正常化」を試みている（Angelos Dalachanis and Vincent Lemire, “Introduction: Opening Ordinary Jerusalem,” in Dalachanis and Lemire (eds.), *Ordinary Jerusalem*, pp. 1–10; Beshara Doumani, “Introduction,” in Dalachanis and Lemire (eds.), *Ordinary Jerusalem*, pp. 139–142; Noémi Lévy-Aksu, “The State and the City, the State in the City: Another Look at *Citadinité*,” in Dalachanis and Lemire (eds.), *Ordinary Jerusalem*, pp. 143–160.

70 Büssow, “Ottoman Reform and Urban Government in the District of Jerusalem,” p. 104; Hanssen, *Fin de Siècle Beirut*, pp. 115–137; Yazbak, “The Municipality of a Muslim Town,” p. 353; Serçe, *Tanzimat'tan Cumhuriyet'e İzmir'de Belediye*, p. 48.

71 Yaşayanlar, “Osmanlı Devleti'nde Kamu Sağlığın Kurumsallaşmasında Koleranın Etkisi.”

72 近代イズミル出版史をまとめたゼキ・アルカンは、19世紀末に登場したオスマン・トルコ語新聞『奉仕 *Hizmet*』が、都市の諸問題、様々な生活上の不便や悩みを俎上に載せ、関係当局に警告を発したことは、都市問題に敏感な世論の形成に寄与したと指摘している（Zeki Arıkan, *İzmir Basın Tarihi, 1868–1938*, İzmir: Ege Üniversitesi Basımevi, 2006, p. 45）。

73 Ayar, *Osmanlı Devletinde Kolera*; Nuran Yıldırım, “1893'te İstanbul'da Kolera Salgını,” *Tarih ve Toplum*, 129 (1994), pp. 14–29; Nuran Yıldırım, “1893 İstanbul Kolera Salgını İstatistikleri,” *Tarih ve Toplum*, 150 (1996), pp. 51–54; Nuran Yıldırım, “Su ile Gelen Ölüm: Kolera ve İstanbul Suları,” *Toplumsal Tarih*, 145 (2006), pp. 2–11; Metin Menekşe, “İzmir'de Kolera Salgını ve Etkileri (1893),” *TAD*, 39/67 (2020), pp. 385–433; Nilüfer Gökçe, “1893–1894 Kolera Salgınları Karşısında Edirne'de Alınan Koruyucu Sağlık Önlemlerinin Edirne Gazetesine Yansıması,” *Yeni Tıp Tarihi Araştırmaları*, 7 (2001), pp. 45–63; Paul Dumont, “Jews, Muslims, and Cholera: Intercommunal Relations in Baghdad at the End of the Nineteenth Century,” in Avigdor Levy (ed.),

The Jews of the Ottoman Empire, New Jersey: Darwin Press, 1994, pp. 353–372.

74 接触伝染説とミアズマ説の拮抗関係については、Erwin Ackerknecht, "Anti-contagionism between 1821 and 1867," *Bulletin of the History of Medicine*, 22 (1948), pp. 562–593.

75 永島「19 世紀末イギリスにおける保健行政」23 頁。

76 Weindling, "Public Health in Germany."

77 Matthew Ramsey, "Public Health in France," in Porter (ed.), *The History of Public Health and the Modern State*, pp. 45–118; Evelyn Ackerman, "Medical Care in the Countryside near Paris, 1800–1914," *Annals of the New York Academy of Sciences*, 412 (1983), pp. 1–18.

78 Samuel C. Ramer, "The Zemstvo and Public Health," in Terence Emmons and Wayne S. Vucinich (eds.), *The Zemstvo in Russia: An Experiment in Local Self-government*, Cambridge; New York: Cambridge University Press, 1982, pp. 279–314; Nancy M. Frieden, *Russian Physicians in an Era of Reform and Revolution, 1856–1905*, Princeton: Princeton University Press, 1981; Susan Gross Solomon, "The Expert and the State in Russian Public Health: Continuities and Changes Across the Revolutionary Divide," in Porter (ed.), *The History of Public Health and the Modern State*, pp. 183–223.

79 竹原万雄『近代日本の感染症対策と地域社会』清文堂出版、2020 年、16–18 頁。

80 永島剛・市川智生・飯島渉（編）『衛生と近代――ペスト流行にみる東アジアの統治・医療・社会』法政大学出版局、2017 年、ix–x 頁。

81 Erkan Serçe, "İzmir Belediyesi ve Kamu Sağlığı," in Eren Akçiçek and Onur Kınlı (eds.), *İzmir'in Sağlık Tarihi Kongresi: 1–3 Aralık 2005 Bildiriler*, İzmir: Egetan Basın Yayın, 2009, pp. 250–254; Avcı, *Değişim Sürecinde Bir Osmanlı Kenti*, pp. 150–151, 229–238; Serçe, *Tanzimat'tan Cumhuriyet'e İzmir'de Belediye*, pp. 78–79; Sharif, *Imperial Norms and Local Realities*, pp. 181–208.

82 Rauf Beyru, *19. Yüzyılda İzmir'de Sağlık Sorunları ve Yaşam*, İzmir: İzmir Büyükşehir Belediyesi Kültür Yayını, 2005; Mehmet Karayaman, *20. Yüzyılın İlk Yarısında İzmir'de Sağlık*, İzmir: İzmir Büyükşehir Belediyesi Kültür Yayını, 2008; Ali Sarıkoyuncu and Ali Tomalı, *Osmanlı'dan Cumhuriyete Denizli'de Sağlık Hizmetleri (1839–1939)*, Denizli: Denizli Belediyesi, 2019; Ceyhun İrgil (ed.), *Bursa Sağlık Tarihi*, 2 vols., Bursa: Bursa Büyükşehir Belediyesi, 2017; Baki Sarısakal, *Samsun Sağlık Tarihi*, Sam-

sun: Barış Gazetesi Yayınları, 2005; Veysel Usta, "Tanzimattan Cumhuriyete Trabzon'da Sağlık," in Mustafa Çulfaz (ed.), *Anadolu'nun İlk Tıp Gazetelerinden Hekim*, Trabzon: Serander; Trabzon Tabip Odası Yayını, 2017, pp. XIX–XXXIV.

83 Low, *Imperial Mecca*; Bulmuş, *Plague, Quarantines, and Geopolitics in the Ottoman Empire*; Bolaños, "The Ottomans during the Global Crises of Cholera and Plague."

84 M. Kâmil Dursun, *İzmir Hatıraları*, Ünal Şenel (ed.), İzmir: Akademi Kitabevi, 1994, p. 8. 伝統的にオスマン社会では、医業・薬剤師業につくのは非ムスリムであった。

85 Ö. Faruk Huyugüzel, *İzmir Fikir ve Sanat Adamları (1850–1950)*, Ankara: T. C. Kültür Bakanlığı Yayınları, 2000, pp. 434–436.

86 Cemil Şerif, *Merhum Şeyhuletibba Operatör Mustafa Enver Beyin Hatıraları*, İzmir: Bilgi Yayınları, 1933, p. 14.

87 Eren Akçiçek, "İzmir'de Belediye Başkanlığı Yapan Hekimler," in Akçiçek and Kınlı (eds.), *İzmir'in Sağlık Tarihi Kongresi*, pp. 396–402; Huyugüzel, *İzmir Fikir ve Sanat Adamları*, pp. 251–254.

88 他にも、イズミル市行政医、ムスリム慈善病院医師、州衛生監察官を歴任した医師ヒュスニュ Hüsnü はイズミル出身で、エドヘムとは文民医学校の同期である。1910年代にアイドゥン州衛生監察官職を長く務めたシュクリュ・オスマン Şükrü Osman はイスタンブル出身だが、文民医学校の出である。彼はエドヘムの出版した『衛生』にも多くの記事を寄稿した（Karayaman, *20. Yüzyılın İlk Yarısında İzmir'de Sağlık*, pp. 35–39）。

89 村岡健次『ヴィクトリア時代の政治と社会』ミネルヴァ書房、1980年、247–314頁；黒崎周一「19世紀イギリスの医師制度改革における医師の社会的権威と国家介入」『社会経済史学』75巻5号、2010年、45–67頁。

90 服部伸「世紀転換期ドイツにおける専門職としての医師——教育とステイタス」『西洋史学』174、1994年、1–18頁；服部伸「医師資格の制度と機能」望田幸男（編）『近代ドイツ＝「資格社会」の制度と機能』名古屋大学出版会、1995年、199–236頁。

91 橋本鉱市「医師の「量」と「質」をめぐる政治過程——近代日本における医師の専門職化」望田幸男・田村栄子（編）『身体と医療の教育社会史』昭和堂、2003年、111–135頁。

92 İlikan-Rasimoğlu, "The Foundation of a Professional Group," p. 95.

93 İlikan-Rasimoğlu, "The Foundation of a Professional Group," p. 121.

94　ベイルートにミッション系の医学校が2校（フランス系・アメリカ系）存在したほか、留学によって海外で学位を取得する者も少数派ながらいた。

95　Ekrem Kadri Unat, "Osmanlı Devletinde Tıp Cemiyetleri," in Ekmeleddin İhsanoğlu (ed.), *Osmanlı İlmî ve Meslekî Cemiyetleri: 1. Millî Türk Bilim Tarihi Sempozyumu, 3–5 Nisan 1987*, İstanbul: Edebiyat Fakültesi Basımevi, 1987, pp. 86–88; Bedi N. Şehsuvaroğlu, "Türkiye'de Tıbbî Cemiyetler Tarihçesi Hakkında," in A. S. Ünver and B. N. Şehsuvaroğlu, *Türk Tıp Cemiyeti, "Cemiyeti Tıbbiyei Şâhâne" 1856–1956*, İstanbul: Yeni Türkiye Basımevi, 1956, p. 21.

96　詳しくは、Nil Sarı, "Cemiyet-i Tıbbiye-i Osmaniye ve Tıp Dilinin Türkçeleşmesi Akımı," in İhsanoğlu (ed.), *Osmanlı İlmî ve Meslekî Cemiyetleri*, pp. 121–142.

97　Emre Dölen, "Bilimsel ve Mesleki Cemiyetler," in M. Âkif Aydın and Coşkun Yılmaz (eds.), *Antik Çağ'dan XXI. Yüzyıla Büyük İstanbul Tarihi*, Vol. 9, İstanbul: İBB Kültür A.Ş., 2015, p. 357.

98　Matthew Ramsey, *Professional and Popular Medicine in France, 1770–1830: The Social World of Medical Practice*, Cambridge: Cambridge University Press, 2002, pp. 2–3.

99　ベスィム・オメル・アカルン（Besim Ömer Akalın: 1862–1940）は、オスマン帝国末期から共和国期にかけての代表的なトルコ人医師の一人であり、様々な衛生組織において中心的な役割を果たした。専門とする産科・婦人科に関する多数の著作のほか、全4巻からなる『保健年鑑 *Nevsal-i Afiyet*』（1899–1906）が医学史上重要である。詳しくは、İnci Hot, "Besim Ömer Akalın'ın Hayatı (1862–1940)," *Yeni Tıp Tarihi Araştırmaları*, 2–3 (1996–1997), pp. 213–232を参照。

100　その大半が市行政医（belediye tabibi）だが、例えば化学者（kimyager）や公立病院の医師、薬剤師なども含まれる。煩雑さを避けるため、すべて区別せずに数えた。

101　例えば1888年の「行政医・薬剤師に関する法」の第9条には、周縁諸地域（ヒジャーズ、バグダード、バスラ、モスル、ベンガジ、トリポリ、イエメン州とゾル県）に任命された市行政医への特別手当に関する規定がある（"Memleket Etibbası ve Eczacıları Hakkında Nizamname (16 Apr. 1888/4 IV 1304)," in Osman Nuri (Ergin), *Mecelle-i Umur-ı Belediye*, Vol. 4, İstanbul: Arşak Garoyan Matbaası, 1331, pp. 20–24）。希望外の任地に配属された医師による勤務拒否と罰則の事例として、Köç, "XIX. Yüzyıl Sonlarında Anadolu'da Koruyucu Sağlık Hizmetlerinin Temsilcileri Olarak Belediye Tabipleri," pp. 222–223も参照。

102 İhsanoğlu, *Suriye'de Modern Osmanlı Sağlık Müesseseleri, Hastahaneler ve Şam Tıp Fakültesi*, pp. 59–60.

103 例えば本書でも何度か比較対象とするベイルートでは、早い時期に都市自治体が設立され、そこに雇用される医師も存在していた。しかし、その医師たちの多くは、行政医となるべくイスタンブルの官立医学校で育成された医師というよりも、カイロやベイルートの医学校を卒業し現地で雇用された医師たちであった（Sharif, *Imperial Norms and Local Realities*, p. 189）。

104 イズミルの 16–17 世紀の発展については、Daniel Goffman, *Izmir and the Levantine World, 1550–1650*, Seattle: Washington University Press, 1990; Necmi Ülker, "The Rise of Izmir, 1688–1740," Ph. D. Dissertation, University of Michigan, 1974 を参照。18 世紀以降については、Elena Frangakis-Syrett, *The Commerce of Smyrna in the Eighteenth Century, (1700–1820)*, Athens: Centre for Asia Minor Studies, 1992; Reşat Kasaba, *The Ottoman Empire and the World Economy: The Nineteenth Century*, Albany: State University of New York Press, 1988 を参照。

105 本書では 19 世紀末から 20 世紀初頭の都市域の拡大に伴う衛生問題を考察するが、それ以前の都市の拡大については、Marie-Carmen Smyrnelis, *Une société hors de soi: Identités et relations sociales à Smyrne aux XVIIIe et XIXe siècles*, Paris: Éditions Peeters, 2005, pp. 256–261 を参照。

106 Zandi-Sayek, *Ottoman Izmir*, pp. 115–149.

107 Daniel Goffman, "Izmir: From Village to Colonial Port City," in Edhem Eldem, Daniel Goffman, and Bruce Masters, *The Ottoman City between East and West: Aleppo, Izmir, and Istanbul*, Cambridge; New York: Cambridge University Press, 1999, p. 130.

108 *Aydın Vilayeti Salnamesi*（以下、*AVS* と略記）, 13 (1308 A.H.), pp. 403, 546–547.

109 周辺地域を結びつける中核的役割を果たす典型的な「ゲートウェイ都市」としての近代イズミルの性格については、Onur Inal, "The Making of an Eastern Mediterranean Gateway City: Izmir in the Nineteenth Century," *Journal of Urban History*, 45/5 (2019), pp. 891–907 を参照。後背地との関係については、永田雄三「商業の時代と民衆――「イズミル市場圏」の変容と民衆の抵抗」『商人と市場――ネットワークの中の国家』岩波講座世界歴史 15、岩波書店、1999 年、235–261 頁を参照。

110 土地の高低という地理的条件に応じた地域区分の呼称として「山手／山の手／上町」という日本語があるが、日本の都市の歴史的文脈では住民層の

貧富という社会的条件も内包しており使いづらい。またイズミルの場合、全く反対に、貧しい住民が住んだ地区であったこともあり混乱を招く。そのため日本語としてはやや耳慣れないものの、より中立的に「高台地区」と訳出した。

111　Murat Gül, *The Emergence of Modern Istanbul: Transformation and Modernization of a City*, London: I. B. Tauris, 2009, p. 40 の引用文から。

112　佐原『近代バルカン都市社会史』106–116 頁。

113　近代イズミルにおける出版史については以下の文献を参照。Efdal Sevinçli, *İzmir Basın Tarihi: Gazeteler, Dergiler*, İzmir: İzmir Büyükşehir Belediyesi, 2019; Erkan Serçe, *İzmir'de Kitapçılık 1839–1928*, İzmir: İzmir Büyükşehir Belediyesi Kültür Yayını, 2002; Arıkan, *İzmir Basın Tarihi*.

114　近代オスマン／トルコ文学を代表する作家の一人。イスタンブルに商人の子として生まれ、幼少期にイズミルに移り、イズミルのフランス系学校で教育を受けた。教師やオスマン銀行の会計として勤める傍ら小説を執筆、1886 年には『奉仕』を出版した。詳しくは、Huyugüzel, *İzmir Fikir ve Sanat Adamları*, pp. 185–189 を参照。文学者としての側面については、保科眞一『トルコ近代文学の歩み』叢文社、2001 年、65–70 頁も参照。

115　軍人の子として生まれ、イズミルの新式学校で教育を受けた。イズミルで教師や弁護士業を行う傍ら、ウシャクルギルとともに文芸誌『ネヴルーズ *Nevruz*』を出版するなど、出版業に進出し、1886 年には『奉仕』を、1895 年には『調和』を創刊した。反ハミト的な言動のかどで何度か流刑に処され、1905 年に流刑地のアダナで死亡した。詳しくは、Huyugüzel, *İzmir Fikir ve Sanat Adamları*, pp. 573–580 を参照。

116　新聞創刊の発意は官の側から出され、ウシャクルギルが自伝の中で「私とテヴフィク・ネヴザトはこの企画において活動する 2 つの歯車として選ばれた」と述懐するように、州知事を中心に発行の認可など準備がなされた後、事実上の編集・出版業務が 2 人に委ねられた。また 2 人が若年であったため、発行名義人はアイドゥン州印刷所の植字工長メフメト・シェリフ・エフェンディ Mehmet Şerif Efendi となった（Halit Ziya Uşaklıgil, *Kırk Yıl*, İstanbul: Özgür Yayınları, 2008, p. 296）。

117　実際には 1870 年代に出版された『時代 *Devir*』（1872 年）、『再生 *İntibah*』（1875 年）、『イズミル *İzmir*』（1876 年）の 3 紙が先行している。なお 1869 年から官報である『アイドゥン *Aydın*』が、また、フランス語やギリシア語の

新聞は1820年代から発行された。以上を含めたイズミルの出版事情に関して　は、Sevinçli, *İzmir Basın Tarihi*; Serçe, *İzmir'de Kitapçılık*; Arıkan, *İzmir Basın Tarihi* を参照。

118　Uşaklıgil, *Kırk Yıl*, p. 300.

119　ハミト期から第二次立憲政期のイズミルで弁護士・ジャーナリストとして活躍、第二次立憲政期から戦時期には国会議員や法相も務めた。詳しくは、Huyugüzel, *İzmir Fikir ve Sanat Adamları*, pp. 277–279を参照。

120　1897年から1920年までの間、20年以上『調和』の出版に携わったジャーナリスト、弁護士である。1910〜11年にはイズミル市長も務めた。詳しくは、Huyugüzel, *İzmir Fikir ve Sanat Adamları*, pp. 59–63を参照。

121　セヴィンチリによれば、『村人』は第二次立憲政期のイズミル周辺地域において最も多く売れていた新聞であった（Sevinçli, *İzmir Basın Tarihi*, p. 119）。

122　近代オスマン帝国における諷刺文化については、佐々木紳「近代トルコの諷刺と戯画」成蹊大学文学部学会（編）『人文学の沃野』風間書房、2017年、69–98頁を参照。

123　秋葉「オスマン帝国の諸改革」69–70頁。

第一章

1　初期の地方行政改革については、秋葉淳「オスマン帝国における代議制の起源としての地方評議会」粕谷元（編著）『トルコにおける議会制の展開──オスマン帝国からトルコ共和国へ』東洋文庫、2007年、95–129頁；秋葉淳「タンズィマート初期改革の修正──郡行政をめぐる政策決定過程（1841–42年）」『東洋文化』91号、2011年、219–241頁；Stanford J. Shaw, "Local Administrations in the Tanzimat," in Hakkı Dursun Yıldız (ed.), *150. Yılında Tanzimat*, Ankara: Türk Tarih Kurumu, 1992, pp. 33–50を参照。土地および税制改革との関係から論じたものとして、江川ひかり「タンズィマート改革期におけるトルコ農村社会──土地法改正と行政・税制改革」『オリエント』38巻1号、1995年、61–78頁；江川ひかり「タンズィマート改革と地方社会──1840年のバルケスィル郡『資産台帳』にみる土地「所有」状況を中心に」『東洋学報』79巻2号、1997年、1–29頁。

2　秋葉「オスマン帝国の諸改革」76頁。

3　詳しくは、Rothenthal, *The Politics of Dependency*, pp. 369–385を参照。

4　佐原『近代バルカン都市社会史』84頁。

5 佐原『近代バルカン都市社会史』84 頁。

6 Sharif, *Imperial Norms and Local Realities*, pp. 29–49. イズミルについては次章第1 節を参照。

7 "Vilayet Dahilinde Olan Şehir ve Kasabalarda Teşkil Olunacak Daire-i Belediye Meclislerinin Suret-i Tertibi ve Memurlarının Vezaifi Hakkında Talimiyetttir (25 Jul. 1867/ 23 Rebiülevvel 1284 A.H.)," in *Düstur*, Vol. 2, İstanbul: Matbaa-i Amire, 1289 A.H., pp. 491–497.

8 "İdare-i Umumiye-i Vilayat Nizamnamesi (22 Jan. 1871/9 I 1286)," in *Düstur*, Vol. 1, İstanbul: Matbaa-i Amire, 1289 A.H., p. 650.

9 "Vilayat Belediye Kanunu (5 Oct. 1877/ 23 IX 1293)," in *Düstur*, Vol. 4, İstanbul: Mahmud Bey Matbaası, 1299 A.H., pp. 538–540.

10 "Vilayat Belediye Kanunu," pp. 550–552.

11 "Vilayat Belediye Kanunu," pp. 552–553.

12 開校時には、当時の宮廷侍医ムスタファ・バフチェト・エフェンディ がヴェネツィア留学経験を有したこともあり、イタリア語も重視されていた。後にウィーンやフランスから招致した教師の影響力が高まるにつれ、フランス語による教育が軸となった。詳しくは、Nuran Yıldırım, "An Overview of the Educational Models in Terms of the History of the Medical Education in Our Country 1827–1933," in Ayşegül Demirhan Erdemir and Öztan Öncel (eds.), *1st International Congress on the Turkish History of Medicine 10th National Congress on the Turkish History of Medicine: Selected Papers on Turkish Medical History*, İstanbul: Türk Tıp Tarihi Kurumu, 2008, pp. 169–179.

13 Mustafa Münif Paşa, "Mektebi Tıbbiyei Mülkiyenin Tarihçesi," in Mazhar Osman (ed.), *Sıhhat Almanakı: Cumhuriyetin Onuncu Senesini Kutlularken Hekimlerimizin Halkımıza Armağanı*, İstanbul: Kader Matbaası, 1933, p. 68.

14 Ayten Altıntaş, "Mülkî Tıbbiye'nin Kuruluşu," *Tarih ve Toplum*, 184 (1999), pp. 13–14.

15 Cemil Şerif, *Merhum Şeyhületibba*, pp. 8–10.

16 Besim Ömer, *Nevsal-i Afiyet*, Vol. 1, İstanbul: Alem Matbaası, 1315, p. 74. 1290 年から 1315 年の 25 年間。およそ西暦 1874 年から 1899 年に相当する。

17 後述のように、地方での公務が義務となるのは少し時代を下ってのことである（Galip Ata, *Tıp Fakültesi*, İstanbul: Yeni Matbaa, 1341, p. 138）。

18 Besim Ömer, *Nevsal-i Afiyet*, Vol. 1, pp. 71–74; Ekrem Kadri Unat and Mustafa Sa-

mastı, *Mekteb-i Tıbbiye-i Mülkiye (Sivil Tıp Mektebi) 1867–1909*, İstanbul: İstanbul Üniversitesi Cerrahpaşa Tıp Fakültesi Yayınları, 1990; Yıldırım, *İstanbul'un Sağlık Tarihi*, pp. 272–275.

19　ただしフランス語自体はカリキュラムから消えることはなく、また臨床教育の充実などを理由に修学期間はその後長期化した。医学教育カリキュラムについては、Yıldırım, "An Overview of the Educational Models in Terms of the History of the Medical Education in Our Country 1827–1933" を参照。

20　従来、文民医学校の前に医学協会が設立されたと考えられていたが（Unat and Samastı, *Mekteb-i Tıbbiye-i Mülkiye*, p. 4)、アルトゥンタシュは文書史料に依拠して、順序が逆であると論証した（Altıntaş, "Mülkî Tıbbiye'nin Kuruluşu," pp. 12–18)。

21　Unat and Samastı, *Mekteb-i Tıbbiye-i Mülkiye*, p. 5; Sarı, "Cemiyet-i Tıbbiye-i Osmaniye ve Tıp Dilinin Türkçeleşmesi Akımı," pp. 131–134.

22　文民医とは、軍医の対となる、職階と位階を有する文民医階級に属する医師を指す。ヤングのフランス語訳では Médecins civils とされている (« Médecins et pharmaciens civils, loi », in George Young, *Corps de droit ottoman*, Vol. 3, Oxford: The Clarendon Press, 1905, pp. 203–205)。したがって、以下の「県医」なども実際の官職名ではなく階級を示している。ただし、郡レベルの自治体には「郡医」階級の文民医が、さらに上位の行政区分にはさらに上の階級の文民医が任命されることは当然考えられ（例えば州庁であるイズミルの自治体には「州医」、県庁であるマニサには「県医」、郡庁であるアラシェヒルには「郡医」が任命されるということ)、その意味では、階級と実際の官職の間に全く関係がないとは言い切れない。ただしそれは制度設計上のことであり、十分な数の医師がいたわけではないので、現実にその通りであったとは限らない。なお呼称の上では、それらは区別されずに belediye tabibi などと呼ばれる。

23　"Mekteb-i Tıbbiye-i Mülkiye Nizamname-i Esasisine Zeyl Olan Fıkra-i Nizamiye (8 Oct. 1870/26 IX 1286)," in *Düstur*, Vol. 2, pp. 812–813.

24　"Memleket Etibbası ve Eczacıları Hakkında Nizamname," pp. 20–24.

25　İlikan-Rasimoğlu, "The Foundation of a Professional Group," p. 234. ムスタファ・エンヴェルも一時期、病院医と市行政医職を掛け持ちしていた（Cemil Şeref, *Merhum Şeyhületibba*, pp. 10–11)。

26　佐原『近代バルカン都市社会史』85 頁。

27 "İdare-i Umumiye-i Vilayat Nizamnamesi," p. 649.

28 1870年代初頭にイズミル周辺を見聞したシェルツァーは、「都市あるいは地域医療体制はこの地域では全く未知のものであり、このサービスをすべき行政医（Memleket-tschekemi）の大部分は無免許の医師であり、その唯一の活動は病気になったジャンダルマや服役者の世話、法医学上の検分をすることである」と証言している（Karl von Scherzer, *La province de Smyrne: considérée au point de vue géographique, économique et intellectuel*, Vienna, 1873, p. 26）。

29 İlikan-Rasimoğlu, "The Foundation of a Professional Group," pp. 235–249.

30 "Memleket Etibbası ve Eczacıları Hakkında Nizamname," p. 23.

31 "İdare-i Umumiye-i Tıbbiye Nizamnamesi (20 Jul. 1871/9 VII 1287)," in *Düstur*, Vol. 2, pp. 800–803.

32 アイドゥン州には衛生委員会 Sıhhiye Komisyonu が存在したが、1907年時の州衛生監察官ゼキ Zeki によれば、この委員会の主要な職務は裁判所からの所見報告書の調査に限られていた。そこで彼は、常時地域の衛生状態を監督し、医学的知見を交換する組織が必要として、1907年に新たな医学・衛生組織の設置を提案している（"Bir Teşebbüs-i Nafi," *Ahenk*, 3352 (25 Jul. 1907/12 VII 1323), p. 1）。むしろ、急性感染症の流行や、一時的な対策強化などの際に、臨時の議会や委員会が設置されるケースのほうが多く見られる。

33 *Ahenk*, 4017 (18 Jan. 1910/5 I 1325), p. 2.

34 Şinasi, "Malumat-ı Sıhhiyenin Tamimi," *Ahenk*, 4018 (19 Jan. 1910/6 I 1325), p. 1.

35 共和国初期の衛生キャンペーンを論じたボヤルの研究も、オスマン帝国末期に住民の協力の必要性が認識されていたことを指摘している（Ebru Boyar, "Taking Health to the Village: Early Turkish Republican Health Propaganda in the Countryside," in Ebru Boyar and Kate Fleet (eds.), *Middle Eastern and North African Societies in the Interwar Period*, Leiden: Brill, 2018, p. 185）。

36 ここでは混乱を避けるため検疫議会としたが、他にも衛生局 Sıhhiye Nezareti、衛生議会 Meclis-i Umur-ı Sıhhiye など同組織を指す呼称は様々ある。詳しくは、Yıldırım, *İstanbul'un Sağlık Tarihi*, p. 21.

37 Yıldırım, *İstanbul'un Sağlık Tarihi*, p. 26.

38 *Salname-i Devlet-i Aliye-i Osmaniye*, 56 (1318 A. H.), pp. 382–383.

39 Yıldırım, *İstanbul'un Sağlık Tarihi*, p. 30.

40 "İdare-i Tıbbiye-i Mülkiye Nizamnamesi," pp. 803–807.

41 医療従事者の資格管理を行う組織は、それ以前にも帝国医学校内に存在し

た。詳しくは、Yıldırım, *İstanbul'un Sağlık Tarihi*, pp. 32–33.

42 Besim Ömer, *Nevsal-i Afiyet*, Vol. 1, pp. 117–118.

43 Besim Ömer, *Nevsal-i Afiyet*, Vol. 1, pp. 119–120. 他に Meclis-i Sıhhiye-i Umumiye、Meclis-i Umur-ı Tıbbiye と呼ばれることもあるが、いずれも同議会を指す。

44 Besim Ömer, *Nevsal-i Afiyet*, Vol. 1, p. 119; *Salname-i Devlet-i Aliye-i Osmaniye*, 40 (1302 A. H.), p. 310.

45 Ergin, *Mecelle*, Vol. 4, p. 41; Yıldırım, *İstanbul'un Sağlık Tarihi*, p. 34.

46 *Salname-i Devlet-i Aliye-i Osmaniye*, 63 (1325 A. H.), pp. 366–367.

47 MAZC, Devre 3, İçtima Senesi 1, İçtima 29, p. 460.

48 戦中に外務省に付属していた従来の検疫議会が廃止され、内務省に付属する国境衛生総局 Hudud-ı Sıhhiye Müdüriyet-i Umumiyesi が設置されていた (Yıldırım, *İstanbul'un Sağlık Tarihi*, p. 31)。

49 Yıldırım, *İstanbul'un Sağlık Tarihi*, p. 37.

50 MMZC, Devre 3, İçtima Senesi 1, İçtima 20, p. 289. 1914 年の帝国議会に登壇した衛生総局のテヴフィク・リュシュトゥの説明による。なお、ヒジュラ暦 1302 年（西暦 1884–85 年）の国家年鑑やベスィム・オメルの『保健年鑑』の時点では週に一度の開催とされている（*Salname-i Devlet-i Aliye-i Osmaniye*, 40 (1302 A. H.), p. 310; Besim Ömer, *Nevsal-i Afiyet*, Vol. 1, p. 119)。

51 MMZC, Devre 3, İçtima Senesi 1, İçtima 20, p. 289.

52 Sharif, *Imperial Norms and Local Realities*, p. 182.

53 Sharif, *Imperial Norms and Local Realities*, p. 189. カスル・アル＝アイニー医学校は、オスマン帝国の首都に先駆け、1827 年にムハンマド・アリーがカイロに設立した近代的医学校である。

54 Veysel Usta, "Tanzimattan Cumhuriyete Trabzon'da Sağlık," p. XIX.

55 Ali Açıkel, "Sivas Vilayetinde Sağlık Örgütü'nün Teşkili ve Sağlık Kurumları (1867–1920)," in Ayşegül Demirhan Erdemir et al (eds.), *1. Uluslararası Türk Tıp Tarihi Kongresi–10. Ulusal Türk Tıp Tarihi Kongresi Bildiri Kitabı*, Vol. 2, Ankara: Türk Tıp Tarihi Kurumu, 2008, pp. 1394–1395.

56 Cemil Şeref, *Merhum Şeyhületibba*, pp. 10–11

57 İlikan-Rasimoğlu, "The Foundation of a Professional Group," p. 107.

58 なお参考としてヒジュラ暦 1308 年（西暦 1890–91 年）における各県の人口は、イズミル県が 495,787 人、アイドゥン県が 207,791 人、デニズリ県が 212,514 人、サルハン県が 346,963 人、メンテシェ県が 145,544 人であった

(*AVS*, 13, 1308 A.H., pp. 400–402)。

59 *AVS*, 13 (1308 A.H.), p. 403.

60 *AVS*, 13 (1308 A.H.), p. 409.

61 *AVS*, 13 (1308 A.H.), p. 419.

62 *AVS*, 13 (1308 A.H.), p. 419.

63 *AVS*, 13 (1308 A.H.), p. 414.

64 *Hizmet*, 252 (30 Apr. 1899/18 IV1305), p. 1.

65 Karayaman, *20. Yüzyılın İlk Yarısında İzmir'de Sağlık*, p. 35.

66 *Ahenk*, 2229 (18 Nov. 1903/29 X 1319), p. 2.

67 *Ahenk*, 2325 (17 Mar. 1904/4 III 1320), p. 3.

68 なお、1921年にイズミルのインターナショナル・カレッジの研究者が行った調査によれば、イズミル市には10名の医師、2名の種痘官、2名の助産師が雇用されていた（Rıfat N. Bali, (ed.), *A Survey of Some Social Conditions in Smyrna, Asia Minor-May 1921*, İstanbul: Libra, 2009, p. 30）。

69 Karayaman, *20. Yüzyılın İlk Yarısında İzmir'de Sağlık*, pp. 34–39.

70 *Hizmet*, 263 (11 Jun. 1889/ 30 V 1305), p. 1; 267 (26 Jun. 1889/ 13 VI 1305), p. 2.

71 *Hizmet*, 198 (23 Jan. 1888/ 11 I 1304), p. 2.

72 史料には熟練の医師（etibba-yı hazıka）とあるが、前後の文脈から行政組織や各共同体病院に勤務せずに個人で開業する医師と解釈し、「開業医」と訳出した。

73 *Hizmet*, 522 (27 Jan. 1892/ 15 I 1307), p. 1.

74 *AVS*, 14 (1311 A.H.), p. 90.

75 一般に、結核は都市化や工業化の進展とともに社会に蔓延した疾患であり、住環境・労働環境、栄養状態の劣悪さを背景に西欧諸国の多くで18〜19世紀にかけて大きな社会問題になった。イスタンブルでも1908–09年の死者の6人に1人が結核によるものであったと言われるように、20世紀初頭にオスマン社会でも問題視され始めた。イズミルにおいてもトルコ共和国建国後に結核対策委員会 İzmir Verem Mücadele Cemiyeti が設立され、トルコ全体でもおよそ戦間期を通じて医療・衛生政策の中心的な位置を占めた（Karayaman, *20. Yüzyılın İlk Yarısında İzmir'de Sağlık*, pp. 205–209）。

76 *Ahenk*, 937 (14 Sep. 1899/ 3 IX 1315), p. 2. その記録自体は、断片的に新聞に掲載されたものしか残っておらず、また医師による未届けや住民による未受診、隠蔽などを理由に統計としての信頼性は必ずしも高くない。例えば1907

年 8 月の『調和』掲載の市からの公示では、死亡の届け出は、死者とその父親の名、職業、地区、通り、居住地の番地、死因についての説明を記す必要があること、死因が特定できないゆえに患家の消毒が適切に行えないことが指摘されている（"Daire-i Belediyeden," *Ahenk*, 3365 (9 Aug. 1907/ 27 VII 1323), p. 2)。また同年 1 月には、アイドゥン州各地の統計は、各地の市行政医が取りまとめ、月末に州衛生監察官に送られるはずだったにも拘らず、マニサ、ナジッリ、チェシュメ、ウルラ、メネメン、カラジャスの市行政医からのみ提出があり、その他の 35 の地域からは未提出であること、未提出の市行政医への罰則が報じられている（*Ahenk*, 3194 (17 Jan. 1907/ 4 I 1322), p. 1)。

77 *Ahenk*, 2277 (16 Jan. 1904/ 3 I 1319), p. 2.

78 *Ahenk*, 2606 (11 Feb. 1905/ 29 I 1321), p. 2.

79 *Ahenk*, 3497 (19 Jan. 1908/ 6 I 1323), p. 2.

80 *Ahenk*, 3321 (19 Jun. 1907/ 6 VI 1323), p. 1.

81 "Bir Teşebbüs-i Nafi," *Ahenk*, 3352, p. 1.

82 *Ahenk*, 3365 (9 Aug. 1907/ 27 VII 1323), p. 1.

83 BOA, Dahiliye Mektubi Kalemi (DH. MKT), 1198/ 54 (14 Sep. 1907/ 1 IX 1323: アイドゥン州から内務省に送られた文書).

84 *Ahenk*, 3528 (25 Feb. 1908/ 12 II 1323), p. 2.

85 *Ahenk*, 3551 (22 Mar. 1908/ 9 III 1324), p. 1.

第二章

1 例えばオスマン都市における公衆衛生政策の主眼の一つが強制移住などの貧民の住環境への対策であった事実は、このことを物語っている。近代イスタンブルに関する以下の文献を参照。İbrahim Halil Kalkan, "Public Hygiene and Social Control in Late Ottoman İstanbul," *Journal of History School*, 50 (2021), pp. 1–24.

2 本章で扱う事例とは異なるものの、新聞を通じた住民からの公権力への衛生改善の要求という視点からの研究として、Ufuk Adak, "Water, Sewage and Sanitation: Infrastructure Projects and Public Health in Izmir in the Late Ottoman Empire," *Journal of Balkan and Near Eastern Studies*, 24/2 (2022), pp. 263–284.

3 Zandi-Sayek, *Ottoman Izmir*, pp. 67–74.

4 Zandi-Sayek, *Ottoman Izmir*, p. 96.

5 Serçe, *Tanzimat'tan Cumhuriyet'e İzmir'de Belediye*, pp. 53–57.

6 新埠頭建設について詳しくは、Zandi-Sayek, *Ottoman Izmir*, pp. 115–149 を参照。

7 Serçe *Tanzimat'tan Cumhuriyet'e İzmir'de Belediye*, p. 58.

8 Tansuğ, "İzmir'de Belediyenin Kuruluşu Öncesinde Şehir Gelişimi ve Sosyal Düzen Anlayışı," pp. 92–99.

9 公共事業により地価の上昇した不動産に課せられる税のこと。

10 "Vilayat Belediye Kanunu," p. 545.

11 *Hizmet*, 173 (21 Jul. 1888/ 9 VII 1304), p. 1; Serçe, *Tanzimat'tan Cumhuriyet'e İzmir'de Belediye*, pp. 70–71.

12 *Hizmet*, 177 (4 Aug. 1888/ 23 VII 1304), p. 1.

13 *Hizmet*, 177, p. 1.

14 *Himzet*, 178 (7 Aug. 1888/ 27 VII 1304), p. 1.

15 *Hizmet*, 239 (16 Mar. 1889/ 3 III 1305), p. 1.

16 *AVS*, 13 (1308 A.H.), p. 556.

17 Adnan Bilget, *Son Yüzyılda İzmir Şehri, 1849–1949*, İzmir: Meşher Basımevi, 1949, p. 23.

18 Serçe, *Tanzimat'tan Cumhuriyet'e İzmir'de Belediye*, p. 62.

19 Serçe, *Tanzimat'tan Cumhuriyet'e İzmir'de Belediye*, p. 314.

20 Serçe, *Tanzimat'tan Cumhuriyet'e İzmir'de Belediye*, p. 70.

21 *Hizmet*, 373 (12 Aug. 1890/ 31 VII 1306), p. 1; 374 (16 Aug. 1890/ 4 VIII 1306), p. 1.

22 *AVS*, 13 (1308 A.H.), p. 555.

23 "Vilayat Belediye Kanunu," pp. 541–542.

24 イズミルにおける都市自治体の先駆と目される 1850 年代の資産委員会は外国人を含む富裕住民から構成された（Zandi-Sayek, *Ottoman Izmir*, pp. 96–98）。また先述の 60 年代の設立の試みの中でも、外国人の多いイズミルでは例外的に外国人の参政権が認められていた（Serçe, *Tanzimat'tan Cumhuriyet'e İzmir'de Belediye*, p. 55）。

25 Serçe, *Tanzimat'tan Cumhuriyet'e İzmir'de Belediye*, p. 69.

26 "Vilayat Belediye Kanunu," p. 540.

27 *AVS*, 13 (1308 A.H.), p. 107. それ以前において 1 名程度の増減はある。その他の年度については、各年度のアイドゥン州年鑑を参照。

28 "Vilayat Belediye Kanunu," pp. 548–549.

29 Serçe, *Tanzimat'tan Cumhuriyet'e İzmir'de Belediye*, pp. 40–41; 佐原『近代バルカ

ン都市社会史』85 頁。

30 Serçe, *Tanzimat'tan Cumhuriyet'e İzmir'de Belediye*, p. 77.

31 カルシュヤカ Karşıyaka はイズミル中心地の対岸の街であり、1887 年にイズミル市の支部が形成された。カルシュヤカ市については、Engin Berber, *Kuruluşundan Cumhuriyete Karşıyaka Belediyesi Tarihi (1887–1923)*, İzmir: Karşıyaka Belediyesi Kültür Yayınları, 2005 を参照。

32 詳しくは、Serçe, *Tanzimat'tan Cumhuriyet'e İzmir'de Belediye*, pp. 77–87 を参照。

33 İlber Ortaylı, *Tanzimattan Sonra Mahalli İdareler (1840–1878)*, Ankara: Türkiye ve Orta Doğu Amme İdaresi Enstitüsü Yayınları, 1974, p. 108; Mehmet Mazak and Fatih Güldal, *Tanzifat-ı İstanbul: Osmanlı'dan Günümüze Temizlik Tarihi*, İstanbul: Yeditepe Yayınevi, 2011, pp. 11–29: Ozan Çekmez, "II. Abdülhamid Dönemi İstanbul'unda Temizlik Hizmetleri," *Türk Kültürü İncelemeleri Dergisi*, 48 (2022), pp. 2–3.

34 Mazak and Güldal, *Tanzifat-ı İstanbul*, p. 21.

35 例えば Diren Çakılcı, *Selânik Şehri 1800–1860*, Ankara: Türk Tarih Kurumu, 2023, pp. 316–322.

36 Mazak and Güldal, *Tanzifat-ı İstanbul*, pp. 25–29.

37 Abraham Marcus, *The Middle East on the Eve of Modernity: Aleppo in the Eighteenth Century*, New York: Columbia University Press, 1989, p. 262.

38 *Hizmet*, 74 (1 Aug. 1887/ 22 VII 1303), p. 1.

39 *Hizmet*, 730 (18 Feb. 1894/ 5 II 1309), p. 2.

40 *Hizmet*, 767 (7 Jul. 1894/ 25 VI 1310), p. 1.

41 *Hizmet*, 772 (24 Jul. 1894/ 14 VII 1310), pp. 1–2.

42 "İzmir Birinci Daire-i Belediyesi'nden: Bir Çok İlel ve Emrazdan Vareste Olmak ve Ale'l-husus Sıtma İlletinden Ari ve Masun Kalmak İçin İttihaz ve İcrası Lazım Gelen Baz Tedabir-i Sıhhiye Hakkında Tenbihnamedir," *Hizmet*, 279 (13 Aug. 1889/ 1 VIII 1305), p. 2.

43 "Vilayet Sıhhiye Müfettişliği'nden: Tanzifat-ı Belde İçin İktiza Eden Tedabir-i Sıhhiye," *Hizmet*, 373 (12 Aug. 1890/ 31 VII 1306), p. 2.

44 "Helaların Sokaklara Boşaltılması," *Ahenk*, 4697 (28 Dec. 1911/ 15 XII 1327), p. 2.

45 大森弘喜『フランス公衆衛生史——19 世紀パリの疫病と住環境』学術出版会、2014 年、343 頁；ロジェ＝アンリ・ゲラン『トイレの文化史』大矢タカヤス（訳）、筑摩書房、1987 年、16 頁。

46 車輪のついた手押し、ないし動物に引かせる小さな車のこと。

47 “Belediye Meclisi’nden,” *Hizmet*, 468 (22 Jul. 1891/ 10 VII 1307), p. 4.

48 イスタンブルの事例として、Çekmez, “II. Abdülhamid Dönemi İstanbul’unda Temizlik Hizmetleri,” pp. 10–21. 自治体設立前における事例として例えば、セラーニキでは「市内清掃委員会」が設置され、住民から支援金を募って清掃事業が行われた事例が見られる（Çakılcı, *Selânik Şehri 1800–1860*, p. 318）。

49 “Belediyenin Butçesine Bakalım. Hizmet Edelim,” *İttihad*, 202 (4 Jun. 1909/ 22 V 1325), p. 4.

50 *Ahenk*, 2300 (12 Feb. 1904/ 30 I 1319), p. 2.

51 Serçe, *Tanzimat’tan Cumhuriyet’e İzmir’de Belediye*, pp. 90–91.

52 Şinasi, “Tanzifat Rüsumu,” *Ahenk*, 3934 (23 Jun. 1909/ 9 VI 1325), p. 1.

53 *Ahenk*, 3933 (21 Jun. 1909/ 7 VI 1325), p. 2.

54 “Belediye Bütçesi Münasebetiyle,” *Ahenk*, 4481 (12 Apr. 1911/ 30 III 1327), p. 2.

55 “Belediyeden: İzmir Belediye Dairesi’ne Ait Tanzifat Rüsumunun Tarife-i Cedidesidir,” *Ahenk*, 4515 (22 May 1911/ 9 V 1327), p. 4. イスタンブルでも資産価値などに応じた税額の調整が進められた。詳しくは、Çekmez, “II. Abdülhamid Dönemi İstanbul’unda Temizlik Hizmetleri,” pp. 12–21.

56 “Belediye Bütçesi,” *Ahenk*, 4847 (21 Jun. 1912/ 8 VI 1328), p. 2.

57 通常イズミルの「モルタキア」はギリシア正教徒のコミュニティがあったイズミル東部の街区名（現在のカフラマンラル Kahramanlar）だが、ここでは同地に立地したギリシア系ホスピスのことを指すと思われる。

58 “Vilayet Sıhhiye Müfettişliği’nden,” *Hizmet*, 373, p. 2.

59 スタンフォード・ショーが「貧しいユダヤ教徒の家族が一緒になって詰めこまれた、多くの窓を持つ重厚な建物」と述べるように、ユダヤ教徒の貧困層が居住した集合住宅である（Stanford J.Shaw, *The Jews of the Ottoman Empire and the Turkish Republic*, Basingstoke: Palgrave Macmillan, 1991, p. 673）。kortijo/cortejo というスペイン語由来の別称がある。伝統的なヤフードハーネは中庭を部屋が囲い、一般に 2 階建てで、洗濯や調理、掃除は共有部分でなされる（Siren Bora, *Bir Semt Bir Bina: Karataş Hastanesi ve Çevresinde Yahudi İzleri*, İzmir: İzmir Büyükşehir Belediyesi, 2015, p. 112）。州年鑑（1894–95 年）によれば、イズミルにはギリシア正教徒の集合住宅であるルームハーネ（rumhane）も含め 125 棟が存在した（*AVS*, 15, 1312 A.H., p. 199）。

60 18 世紀の終わり頃からイズミルのユダヤ教徒コミュニティは商業の場で重要性を失い、収入の少ない交易や厳しい肉体労働に仕事の場を求めるよう

になった結果、貧民層を形成するようになっていた（Jacob Barnai, "The Development of Community Organizational Structures: The Case of Izmir," in Avigdor Levy (ed.), *Jews, Turks, Ottomans: A Shared History, Fifteenth through the Twentieth Century*, Syracuse: Syracuse University Press, 2002, pp. 48–51; Rauf Beyru, "19. Yüzyılın İlk Yarısında İzmir'de Sosyal Yaşam," in *Üç İzmir*, İstanbul: Yapı Kredi Yayınları, 1992, pp. 186–195）。また同時代の証言としては、ロールストンが「スミルナ（イズミル）に裕福なユダヤ教徒はほとんどいない。裕福なユダヤ教徒でもとても裕福というわけではない。他方、貧しい者はとことん貧しい。貧しいユダヤ教徒の状況は、ここに住むほかのどの民族よりも悲惨である。彼らの住居は過密で、通りは汚く、食事は貧相である」と述べている（George Rolleston, *Report on Smyrna*, London: G. E. Eyre & W. Spottiswoode, 1856, p. 43）。19世紀以前においてはGoffman, "Izmir," pp. 97–104, 110–114; Goffman, *Izmir and the Levantine World*, pp. 77–92を参照。

61 "Daire-i Belediyeden," *Ahenk*, 2499 (7 Oct. 1904/ 24 IX 1321), p. 3; *Ahenk*, 2555 (14 Dec. 1904/ 1 XII 1321), p. 2; "Daire-i Belediyeden," *Ahenk*, 2568 (29 Dec. 1904/ 16 XII 1321), p. 3.

62 "Amalthea Gazatesi'nde Okunmuştur," *Ahenk*, 3045 (24 Jul. 1906/ 11 VII 1322), pp. 1–2.

63 "Daire-i Belediyeden," *Ahenk*, 3048 (27 Jul. 1906/14 VII 1322), p. 2.

64 ロシアからイズミルに流入したユダヤ教徒の移民・難民については、Dina Danon, *The Jews of Ottoman Izmir: A Modern History*, Stanford: Stanford University Press, 2020, pp. 46–48を参照。

65 "Kolera: Cihet-i Askeriyenin Raporu," *Ahenk*, 4592 (21 Aug. 1911/ 8 VIII 1327), p. 1.

66 Şemseddin Sami, *Kamus-ı Türki*, İstanbul: İkdam Matbaası, 1317, p. 340.

67 Ahmet Bulut Tamgörgü, "Osmanlı İmparatorluğu'nda Paçavracı Esnafının Doğuşu ve Gelişimi," *Kebikeç*, 52 (2021), pp. 419–421.

68 "Vilayet Sıhhiye Müfettişliği'nden," *Hizmet*, 373, p. 2.

69 "Daire-i Belediyeden," *Ahenk*, 3029 (5 Jul. 1906/ 27 VI 1322), pp. 2–3.

70 "Belediye Meclisi'nden," *Hizmet*, 468, p. 4.

71 "303 Senesi Şehr-i Mart İptidasından Şubat Gayesine Kadar Bir Sene Zırfında İkinci Daire-i Belediye Sandığının Tahsilat ve Sarfiyatını ve Sene-i Mezkure Zırfındaki İnşaat ve Muamelatını ve Zimem-i Nasında Bulunan Matlubat ve Harice Olan Düyunatını

Mübeyyin Cedveldir," *Hizmet*, 151 (1 May 1888/ 19 IV 1304), p. 2.

72 "Belediyenin Butçesine Bakalım. Hizmet Edelim", *İttihad*, 202, p. 4.

73 "Belediye Bütçesi," *Ahenk*, 4847, p. 2.

74 イスタンブルの襤褸屋に関する前掲のタムギョルグの研究でも、襤褸輸出がコレラの影響を大きく受けたと指摘されている（Tamgörgü, "Osmanlı İmparatorluğu'nda Paçavracı Esnafının Doğuşu ve Gelişimi," pp. 424–426）。

75 BOA, Babıali Evrak Odası Evrakı (BEO), 2664/199768 (13 Sep. 1905/ 31 VIII 1321).

76 BOA, BEO, 2664/199768.

77 BOA, BEO, 2664/199768.

78 *Hizmet*, 293 (29 Oct. 1889/ 17 X 1305), p. 1.

79 マラリアは西アナトリア沿岸部の風土病で（Rolleston, *Report on Smyrna*, p. 60）、オスマン語では「沼地の熱」を意味する humma-yı merzagiye、あるいはそれぞれマラリアの間欠熱の症状を指す「波の熱」、「断続的な熱」の意である humma-yı dalga や humma-yı naibe と呼ばれる。また、単に「熱病」を意味する sıtma でマラリアを指すことも多い。

80 *Hizmet*, 279 (13 Aug. 1889/ 1 VIII 1305), p. 2.

81 *Hizmet*, 279, p. 2.

82 *Hizmet*, 279, p. 2.

83 *Hizmet*, 280 (17 Aug. 1889/ 5 VIII 1305), p. 2.

84 *Hizmet*, 281 (20 Aug. 1889/ 8 VIII 1305), p. 1.

85 近代イズミルにおけるインフラ整備全般については、Sadık Kurt, *İzmir'de Kamusal Hizmetler 1850–1950*, İzmir: İzmir Büyükşehir Belediyesi, 2012 を参照。

86 当時のイズミルには主に 3 つの上水道が存在した。それぞれ 17 世紀後半と 18 世紀前半にイスラームの宗教寄進制度であるワクフにより整備されたヴェズィール上水（Vezir suyu）とオスマン・アー上水（Osman Ağa suyu）は、古くから都市住民に利用されてきた（Münir Aktepe, "İzmir Çeşmeleri," in *Üç İzmir*, pp. 102–104, 109–112）。1910 年 6 月以降、両上水は市の管轄となった（Serçe, *Tanzimat'tan Cumhuriyet'e İzmir'de Belediye*, p. 127; Kurt, *İzmir'de Kamusal Hizmetler*, p. 27）。上記 2 つに加え、1890 年代にハルカプナル上水（Halkapınar suyu）やコンパンヤ上水（Kompanya suyu）と呼ばれる近代的上水道計画が立ち上がった。1891 年頃からの事業者と国との間の協議の後、1894 年に勅旨が下り、95 年 3 月に「イズミル・オスマン水道会社 İzmir Suları Osmanlı Şir-

keti/ Compagnie Ottomane des Eaux de Smyrne」が設立、96 年にハルカプナルの浄水場が着工した。97 年 8 月までに 18 キロの本管の敷設が完了し、同年 9 月にカラタシュまで至った。1898 年 3 月に全線の敷設が完了、同年 9 月上旬から水の提供が開始された。この水利権は最終的にベルギー資本へ渡り、経営された（Kurt, *İzmir'de Kamusal Hizmetler*, pp. 171–175)。

87 Ali Nazmi, "Yukarı Mahalleler ve Susuzluk Derdi: Şimdiden Düşünmeliyiz," *Ahenk*, 4774 (28 Mar. 1912/ 15 III 1328), p. 1.

88 Ali Nazmi, "Yukarı Mahalleler ve Susuzluk Derdi," *Ahenk*, 4774, p. 1.

89 Ali Nazmi, "Yukarı Mahalleler ve Susuzluk Derdi," *Ahenk*, 4774, pp. 1–2.

90 "Yukarı Mahallatın Susuzluğu Hakkında," *Ahenk*, 4775 (29 Mar. 1912/ 16 III 1328), pp. 2–3.

91 "Yine Su Meselesi: Sıhhiye Müfettişi Beyin Nazar-ı Dikkatine," *Ahenk*, 4780 (4 Apr. 1912/ 22 III 1328), p. 1.

92 "Yine Su Meselesi ve Abone Kaydı Teşebbüsü," *Ahenk*, 4789 (15 Apr. 1912/ 2 IV 1328), p. 3.

93 "Yukarı Mahallatın Su Meselesi," *Ahenk*, 4783 (8 Apr. 1912/ 26 III 1328), p. 2.

94 "Yukarı Mahallatın Su Meselesi," *Ahenk*, 4783, p. 2.

95 "Su Komisyonu," *Ahenk*, 4787 (13 Apr. 1912/ 31 III 1328), p. 2.

96 モスクの導師であるイマームと、近代オスマン社会に登場したムフタルはどちらも末端の地域社会における行政的役割を担った。1829 年のイスタンブルで初めて導入されたムフタル制はその後少しずつ各地に拡大し、それまでイマームやキリスト教の司祭が担っていた行政的役割の一部を肩代わりするようになった。ムフタル制とは「都市部の街区や教区、村落にムフタルと呼ばれる役職者を任命し、住民管理や身元保証書の発行、徴税業務の補助といった業務を委ね、行政・司法当局に対して末端の地域社会を代表させるもの」（上野雅由樹・上柿智生「19 世紀のイスタンブルにおける教区とムフタル制」『歴史科学』249 号、2022 年、20 頁）であった。

97 "Su Aboneleri," *Ahenk*, 4788 (14 Apr. 1912/ 1 IV 1328), p. 2.

98 "Su Aboneleri," *Ahenk*, 4788, p. 2.

99 "Su Aboneleri," *Ahenk*, 4790 (16 Apr. 1912/ 3 IV 1328), p. 2.

100 "Su Aboneleri," *Ahenk*, 4788, p. 2.

101 "Su Aboneleri," *Ahenk*, 4790, p. 2.

102 "Dağ Mahallatının Su Meselesi," *Ahenk*, 4801 (29 Apr. 1912/ 16 IV 1328), p. 2.

103 "Su Çıkarıncaya Kadar," *Ahenk*, 4829 (30 May 1912/ 18 V 1328), p. 2.

104 "Susuzluk ve Dedikoduları," *Ahenk*, 4835 (7 Jun. 1912/ 25 V 1328), p. 2.

105 "Yine Su, Yine Su," *Ahenk*, 4874 (23 Jul. 1912/10 VII 1328), p. 3.

106 "Su Meselesi ve İstimlak Muamelesi," *Ahenk*, 5025 (20 Jan. 1913/ 7 I 1328), p. 2; "İstimlak: Yukarı Mahallat Suları İçin," *Ahenk*, 5034 (30 Jan. 1913/ 17 XII 1328), p. 2.

107 "Tebrik, Teşekkür, Rica-Su," *Ahenk*, 5131 (25 May 1913/ 12 V 1329), p. 3; "Su Meselesi Hakkında: Sezavar-ı Memnuiyet Bir Tekzib," *Ahenk*, 5162 (30 Jun. 1913/ 17 VI 1329), p. 2.

108 "Su Meselesi Hakkında," *Ahenk*, 5162, p. 2.

109 "Su Meselesi," *Ahenk*, 5168 (6 Jul. 1913/ 23 VI 1329), p. 2.

110 "Su Güzergahı," *Ahenk*, 5494 (5 Aug. 1914/ 23 VII 1330), p. 2.

111 "Yukarı Mahallat Ahalisine Müjde: Su Geliyor," *Ahenk*, 5479 (17 Jul. 1914/ 4 VII 1330), p. 2.

112 "Su Meselesi Hakkında," *Ahenk*, 5162, p. 2.

第三章

1 近代オスマン帝国における衛生の制度化とコレラ流行の関係を扱ったヤシャヤンラル近年の論考でも、繰り返されるコレラの流行が衛生改革を強制させたと論ずるも、対策の不十分さを強調する結論に収斂している（Yaşayanlar, "Osmanlı Devleti'nde Kamu Sağlığın Kurumsallaşmasında Koleranın Etkisi," p. 24）。

2 例えば、Michael Worboys, *Spreading Germs: Disease Theories and Medical Practice in Britain, 1865–1900*, Cambridge: Cambridge University Press, 2000.

3 1893年イズミルにおけるコレラ流行をまとめた研究として、Menekşe, "İzmir'de Kolera Salgını ve Etkileri (1893)" がある。

4 BOA, Yıldız Perakende Evrakı Sıhhiye Nezareti Maruzatı (Y.PRK.SH), 4/33 (30 Jul. 1893/ 18 VII 1309); M. Tsakyroglou, *L'épidémie cholérique de Smyrne en 1893*, P. Zipcy (trans.), Smyrne, 1894, p. 15.

5 BOA, BEO, 245/18319 (26 Jul. 1893 /14 VII 1309：宮廷宛て文書原本の日付、ここでは衛生局の写しを参照した). アジア・コレラとノストラス・コレラについては、前者が世界的流行となった真性コレラ、後者は擬似コレラで、当時のイズミルでは夏の季節病とされた。こうした複数の「コレラ」について、見市『コレラの世界史』52–56頁も参照。

6 BOA, Yıldız Sadaret Hususi Maruzat Evrakı (Y.A.HUS), 278/77 (27 Jul. 1893/ 15 VII 1309: 衛生局から大宰相宛ての文書).

7 BOA, Y.A.HUS, 278/77; *Hizmet*, 673 (29 Jul. 1893 /17 VII 1309), p. 1.

8 *Hizmet*, 674 (2 Aug. 1893/ 21 VII 1309), p. 1.

9 *Hizmet*, 767 (7 Jul. 1894/ 25 VI 1325), p. 1.

10 "Kitaplar ve Mikroplar," *Hıfzıssıhha*, 1906, p. 106.

11 アラン・コルバンによれば、地中海の検疫所においては19世紀中頃まで消毒は「におい」と深く結びつき、芳香性物質を用いた昔ながらの消毒法が続いていた。その後徐々に、科学的な消毒剤、すなわち塩素や石灰水、さらし粉といった薬品がこれに取って代わった（アラン・コルバン『においの歴史――嗅覚と社会的想像力』山田登世子・鹿島茂（訳)、新評論、1988年、82–88, 162–169頁)。

12 ミアズマ説的な理解では、動物や人の遺骸、汚物などの腐敗物、淀んだ水や沼、湿地などが発する「毒気・悪い空気」が身体に疾病をもたらすと説明される。接触伝染説との拮抗関係については、Ackerknecht, "Anticontagionism between 1821 and 1867," pp. 562–593を参照。接触説と環境説それぞれの分派については、見市雅俊「インド・コレラとイギリス・マラリア」見市雅俊ほか『青い恐怖 白い街――コレラ流行と近代ヨーロッパ』平凡社、1990年、103–119頁を参照。

13 "Vilayet Sıhhiye Müfettişliği'nden," *Hizmet*, 373, p. 2.

14 *Hizmet*, 684 (6 Sep. 1893/ 25 VIII 1309), p. 1.

15 Tsakyroglou, *L'épidémie cholérique*, p. 22; BOA, BEO, 260/19429 (16 Aug. 1893/ 4 VIII 1309): アイドゥン州知事から大宰相宛の電報). 同様の事例は1900年のペスト流行の際にも見られた。Mesut Ayar, "1900 İzmir ve 1901 İstanbul Salgınları Bağlamında Vebanın XX. Yüzyıl Başlarında Osmanlı İmparatorluğu'nda Devam Eden Etkisi," *History Studies*, 2/2 (2010), p. 176.

16 "Vilayet Sıhhiye Müfettişliği'nden," *Hizmet*, 373, p. 2.

17 *Hizmet*, 675 (5 Aug. 1893/ 24 VII 1309), p. 2.

18 *Hizmet*, 676 (9 Aug. 1893/ 28 VII 1309), p. 2.

19 Ekrem Kadri Unat, *Osmanlı İmparatorluğunda Bakteriyoloji ve Viroloji*, İstanbul: İstanbul Üniversitesi Cerrahpaşa Tıp Fakültesi Yayınları, 1970, pp. 38–39; Anne Marie Moulin, «L'Hygiène dans la ville: la médecine ottomane à l'heure pastorienne (1887–1908),» in Paul Dumont and François Georgeon (eds.), *Villes ottomanes à la fin de l'em-*

pire, Paris: L'Harmattan, 1992, p. 187.

20　イスタンブルに設立された細菌学研究所が、パストゥールの名が冠されたサイゴンやチュニス、アルジェとは違い、帝国細菌学研究所（Bakteriyolojihane-i Şahane）という名称となったのはその一例であろう（Moulin, « L'Hygiène dans la ville, » pp. 187–188）。

21　Unat, *Bakteriyoloji ve Viroloji*, p. 16.

22　Ayar, *Osmanlı Devletinde Kolera*, pp. 247–248, 252–253, 258–262; Unat, *Bakteriyoloji ve Viroloji*, pp. 37–44; Yıldırım "1893'te İstanbul'da Kolera Salgını," pp. 14–25; Nuran Yıldırım and Hakan Ertin, "European Physicians/Specialists during the Cholera Epidemic in Istanbul 1893–1895 and Their Contributions to the Modernization of Healthcare in the Ottoman State," in İlhan İlkılıç et al (eds.), *Health Culture and the Human Body: Epidemiology, Ethics and History of Medicine, Perspectives from Turkey and Central Europe*, Istanbul: BETIM Center Press, 2014, pp. 196–213.

23　Nuran Yıldırım, "Disinfecting Stations in Ottoman Empire," in Ekmeleddin İhsanoğlu and Feza Günergun (eds.), *Science in Islamic Civilisation: Proceedings of the International Symposia "Science Institutions in Islamic Civilisation" and "Science and Technology in the Turkish and Islamic World"*, Istanbul: IRCICA, 2000, pp. 149–154.

24　Yıldırım and Ertin, "European Physicians/Specialists," p. 202.

25　Unat, *Bakteriyoloji ve Viroloji*, p. 44.

26　Yıldırım and Ertin, "European Physicians/Specialists," pp. 191–194.

27　Yıldırım and Ertin, "European Physicians/Specialists," pp. 205–212.

28　Yıldırım and Ertin, "European Physicians/Specialists," p. 212.

29　上流域の住民たちの洗濯やゴミの投棄による水質汚染に対して取られた措置（Ayar, *Osmanlı Devletinde Kolera*, pp. 347–348）。

30　Yıldırım and Ertin, "European Physicians/Specialists," p. 200.

31　Yıldırım and Ertin, "European Physicians/Specialists," p. 212.

32　大局的には、1899年からの世界的流行の一部である。アラブ地域では1899年にバスラ、1902年にアラビア半島、1903年にはシリアとイラク、1907〜8、1910年にはメッカで流行していた。Ekrem Kadri Unat, "Osmanlı İmparatorluğunda 1910–1913 Yıllarındaki Kolera Salgınları ve Bunlarla İlgili Olaylar," *Yeni Tıp Tarihi Araştırmaları*, 1 (1995), p. 58.

33　Unat, "Osmanlı İmparatorluğunda 1910–1913 Yıllarındaki Kolera Salgınları ve Bunlarla İlgili Olaylar," p. 59.

34 “Kolera Nereden Çıktı?,” *Köylü*, 679 (25 Nov. 1910/ 12 X 1326), p. 1. この年のイズミルでのコレラ流行の過程や対策について部分的に検討したものとして、Sabri Yetkin, “Kolera Günlerinde İzmir (1910–11),” *İzmir Kent Kültürü Dergisi*, 3 (2001), pp. 7–18 がある。

35 “Hamd Olsun Kolera Değilmiş,” *Ahenk*, 4355 (10 Nov. 1910/ 28 X 1326), p. 2.

36 “Hamd Olsun Kolera Değilmiş,” *Ahenk*, 4355, p. 2.

37 “Maatteessüf Kolera İmiş,” *Ahenk*, 4358 (14 Nov. 1910/ 1 XI 1326), p. 2.

38 “Kolera,” *Ahenk*, 4363 (20 Nov. 1910/ 7 XI 1326), p. 2.

39 “Vilayet Sıhhiye Komisyonu’nun Mukarreratı,” *Ahenk*, 4365 (22 Nov. 1910/ 9 XI 1326), p. 2.

40 “Kolera Vukuatı: Daire-i Belediyeden,” *Ahenk*, 4365 (22 Nov. 1910/ 9 XI 1326), p. 2.

41 “Ahali-i Muhteremeye: Heyet-i Teftişiye-i Sıhhiye’den,” *Ahenk*, 4419 (30 Jan. 1911/ 16 I 1326), p. 3.

42 “Koleraya Dair Malumat-ı Müteferrika,” *Ahenk*, 4553 (5 Jul. 1911/ 22 VI 1327), p. 3.

43 各流行の統計はそれぞれ、1893 年の流行の際には臨時の衛生委員会、1910 年から 11 年の流行の際には都市自治体の名で、イズミルの各地元紙に掲載された。

44 “Etibba-yı Mahalliyenin Nazar-ı Dikkatine,” *Ahenk*, 4366 (23 Nov. 1910/ 10 XI 1326), p. 2.

45 このことは、1893 年の流行と比較した被害者数の多さもある程度説明しうる（表 3–1 参照）。つまり、罹患・死亡者の絶対数が増えたという以上に、「数えられた」被害者が相当数増えたという説明に一定の妥当性があるように思われる。

46 “Maatteessüf Kolera İmiş,” *Ahenk*, 4358, p. 2.

47 “Kolera Vukuatı,” *Ahenk*, 4365, p. 2.

48 “Mukarrerat-ı Sıhhiye,” *Ahenk*, 4402 (9 Jan. 1911/ 27 XII 1326), p. 2.

49 Avni Muhyiddin, “Bakteriyologun Raporu,” *Ahenk*, 4406 (13 Jan. 1911/ 31 XII 1326), pp. 2–3.

50 “Vezir ve Osman Ağa Suları Kesilecek: Belediyeden,” *Ahenk*, 4413 (22 Jan. 1911/ 9 I 1326), p. 3.

51 “Vezir ve Osman Ağa Suları Hakkında Sıhhiye Müfettişliği Tarafından Makam-ı

Vilayetine Verilen Rapor," *Ahenk*, 4615 (17 Sep. 1911/ 4 IX 1327), p. 3. 後述のように、すでに一部地区では断水が実施されており、それへの抗議を受けた再調査である。

52 "Vezir ve Osman Ağa Suları Hakkında Sıhhiye Müfettişliği'nden Makam-ı Vilayetine Verilen Rapordan Mabad," *Ahenk*, 4617 (19 Sep. 1911/ 6 IX 1327), p. 3.

53 "Pazaryeri Müdafaa-i Sıhhiye Komisyonu," *Ahenk*, 4606 (6 Sep. 1911/ 24 VIII 1327), p. 2. もともとローカルな衛生組織の結成と当局との連携は、防疫対策上、特に患者発見と届け出のための重要課題と目されていた（"Kolera Hakkında," *İttihad*, 859 (6 Sep. 1911/ 24 VIII 1327), p. 3)。パザルイェリの委員会も、ローカルな衛生対策の実行主体としての役割を果たした。アヤ・カテリナ Aya Katerina やカルシュヤカでも、宗教指導者や名士層を中心に、患者の早期発見と報告、住民への対策指南や街区の清掃消毒、必要物資の調達と配布などを目的とした衛生組織の例が見られた（"Müdafaa-i Sıhhiye Komisyonları," *Ahenk*, 4605 (5 Sep. 1911/ 23 VIII 1327), p. 2; *Ahenk*, 4607 (7 Sep. 1911/ 26 VIII 1327), p. 2)。

54 預言者章、30 節。訳文は三田了一（訳・注解）『聖クルアーン——日亜対訳・注解』日本ムスリム協会、1982 年を参照した。

55 "Vali Nazım Paşa Hazretleri İle Heyet-i Sıhhiye'ye Açık Mektup," *Ahenk*, 4613 (14 Sep. 1911/ 1 IX 1327), p. 2. 宗教の教義は、医師や知識人が住民を説得する中でも援用される。例えば「病人を治療しなさい、神は全ての病のために何らかの癒しを人間にお与えになった」(Şinasi, "Etibbanın Nasihatleri: Bizim Vazifemiz," *Ahenk*, 4357 (13 Nov. 1910/ 31 X 1326), p .1）というハディース（預言者ムハンマドの言行録）は、患者の隠匿を非難し、受診を説得する際によく引かれるが、これはブハーリーのハディース集にある（牧野信也（訳）『ハディース——イスラーム伝承集成』中央公論社、1993–94 年、872 頁)。

56 "Su Meselesi: Vali Paşa Hazretlerine Açık Mektup," *Köylü*, 727 (25 Jan. 1911/ 12 I 1326), p. 3.

57 "Pazaryeri Müdaffa-i Sıhhiye Komisyonu," *Ahenk*, 4606, p. 2.

58 "Sıhhiye Müfettişi'nin Nazar-ı İnsaf ve Merhametine: 'Bayramyeri Çeşmesi'," *Ahenk*, 4603 (3 Sep. 1911/ 21 VIII 1327), p. 3; Besim Zühdi, "Kolera Niçin Azaldı?," *Ahenk*, 4617 (19 Sep. 1911/ 6 IX 1327), p. 1.

59 "İttihad ve Terakki Cemiyeti'ne Mensup Cemiyet-i Hayriye-i Sıhhiye Mukarreratı," *Ahenk*, 4415 (24 Jan. 1911/ 11 I 1326), p. 3; "Ahali-i Muhteremeye," *Ahenk*, 4419, p.

3.

60 "Su Meselesi," *Köylü*, 728 (26 Jan. 1911/ 13 I 1326), p. 1; The National Archives, London, United Kingdom, Foreign Office (TNA, FO), 195/2383, Consul Baruham to Ambassador Marling (23 Jan. 1911).

61 Mustafa Enver, "Koleradan Korkmayınız," *Ahenk*, 4356 (11 Nov. 1910/ 29 X 1326), p. 1.

62 Şinasi, "Etibbanın Nasihatleri," *Ahenk*, 4357, p. 1.

63 "Koleraya Karşı," *Ahenk*, 4359 (15 Nov. 1910/ 2 XI 1326), pp. 1–2.

64 Mustafa Enver, "Koleradan Korkmayınız," *Ahenk*, 4356, p. 1.

65 Mustafa Enver, "Koleradan Korkmayınız," *Ahenk*, 4356, p. 1.

66 Kolera Munasebetiyle Dersaadet'ten İzam Buyurulan Heyet-i Teftişiye'nin Beyannamesidir," *İttihad*, 850 (27 Aug. 1911/ 14 VIII 1327), pp. 1–2.

67 "Koleraya Karşı," *Ahenk*, 4359, pp. 1–2.

68 Akil Muhtar and Besim Ömer, *Tedabir ve Etibbaya Rehber*, p. 18.

69 "Kolera Hakkında Bilgili Sözler," *Köylü*, 725 (22 Jan. 1911/ 9 I 1326), p. 3.

70 "Vilayet Sıhhiye Komisyonu'nun Mukarreratı," *Ahenk*, 4365, p. 2.

71 公式の指針でも、「患者と接触した者は隔離所へ送られる、あるいはその場で隔離される。家に留まることを望む者の食事は自前で用意することになるが、貧民や何らかの理由で隔離所へ行くことができない者は、当局によって食事が提供される」と2通りの方法が示された（"Koleraya Dair Malumat-ı Müteferrika," *Ahenk*, 4553, p. 3）。

72 "Belediyenin Vilayete Verdiği Mazbata," *Ahenk*, 4555 (7 Jul. 1911/ 24 VI 1327), p. 3.

73 "Kolera İçin: Yeni Tedbirler," *Ahenk*, 4594 (23 Aug. 1911/ 10 VIII 1327), p. 2.

74 "Katipoğlu Tecridhanesi Hakkında: Belediye İyi Mülahaza Etmiyor, Ahaliyi Anarşiye Sevk Ediyor," *Ahenk*, 4555 (7 Jul. 1911/ 24 VI 1327), p. 3; "Kolera: Aristidi Paşa İle Mülakat," *Ahenk*, 4596 (25 Aug. 1911/ 12 VIII 1327), p. 3.

75 "Maatteessüf Kolera İmiş," *Ahenk*, 4358, p. 2. *Ahenk*, 4594 (23 Aug. 1911/ 10 VIII 1327), p. 2; "Belediyenin Ehemiyeti !!: Meşkur Olsun !," *Ahenk*, 4581 (8 Aug. 1911/ 26 VII 1327), p. 3.

76 "Maatteessüf Kolera İmiş," *Ahenk*, 4358, p. 2; Şükrü Osman, "Kolera Nasıl Bakmalı ?," *Ahenk*, 4374 (2 Dec. 1910/ 19 XI 1326), p. 2; Mustafa Enver, "Ahali-i Muhteremeye Bir Hitap: Kolerayı Def Edelim," *Ahenk*, 4378 (7 Dec. 1910/ 24 XI 1326), pp. 1–2.

77 "Sıhhiye Müfettiş-i Gayuru Şükrü Bey Efendi'nin Hamiyetli Nazarına," *Ahenk*, 4601

(31 Aug. 1911/ 17 VIII 1327), p. 3.

78 "Heyet-i Teftişiye'nin Beyannamesidir," *İttihad*, pp. 1–2.

79 "Kolera," *Ahenk*, 4592, p. 1.

80 Akil Muhtar and Besim Ömer, *Tedabir ve Etibbaya Rehber*, p. 19.

81 ユダヤ系の医師で、1911年のイズミルのユダヤ教徒共同体議会のメンバーの一人。ユダヤ共同体病院にラボ設立のために寄付を行ったことで知られる（Avram Galante, *Histoire des juifs de Turquie*, Vol. 2, Istanbul: İsis, 1985, p. 268; Vol. 3, p. 54）。

82 Centre des Archives Diplomatiques de Nantes, Nantes, France (CADN), Constantinople 166/PO/E/477, Cholera.

83 "Die Cholera-Epidemie in Smyrna 1910/1911," Haus- Hof- und Staatsarchiv, AT-OeStA/HHStA GKA KsA Saloniki 452–14. 地図と報告書は別の所蔵であり、また書かれた言語も異なるが、その内容から感染地図が報告書の添付資料と見て間違いない。

84 "Die Cholera-Epidemie in Smyrna 1910/1911." イムバトとは海から陸に向かって吹く季節風インバット（imbat）のこと。

85 "Die Cholera-Epidemie in Smyrna 1910/1911."

86 Mustafa Enver, "Koleradan Korkmayınız," *Ahenk*, 4356, p. 1; "Maatteessüf Kolera İmiş," *Ahenk*, 4358, p. 2; "Koleraya Karşı," 4359, pp. 1–2.

87 "Heyet-i Teftişiye'nin Beyannamesidir," *İttihad*, pp. 1–2.

第四章

1 *Sıhhiye Müfettişlerine ve Etibba-yı Belediyeye Ait Vezaif*, p. 5.

2 「薬局の数は制限されない」と記した第4条による（"Beledi İspençiyarlık Sanatının İcrasına Dair Nizamname (3 Feb. 1861/ 22 Receb 1277 A.H.)," in *Düstur*, Vol. 2, p. 817）。それ以前に数の制限があったことの裏返しであり、ゲディキと呼ばれた一種の営業権の廃止を意味する。医師と薬剤師のゲディキは不明な点も多いが、先行研究として、Rengin Dramur, "Osmanlılarda Hekim ve Eczacı Gediği," in *I. Türk Tıp Tarihi Kongresi İstanbul: 17–19 Şubat 1988*, Ankara: Türk Tarih Kurumu, 1992, pp. 149–155 がある。

3 Nuran Yıldırım, "İstanbul Eczanelerinde Hasta Muayenesi ve Tıbbi Tahlil Laboratuvarları," *Yeni Tıp Tarihi Araştırmaları*, 2–3 (1996–97), pp. 71–97.

4 "Eczane-i Umumi," *Ahenk*, 2192 (6 Oct. 1903/ 23 IX 1319), p. 4.

5 “Doktor Mercan Ritosyan: Fransa’da Sabık Sıbyan Müfettişi,” *Ahenk*, 4461 (20 Mar. 1911/ 7 III 1327), p. 4.

6 “Gureba-i Müslimin Hastanesi Emraz-ı Nisaiye ve Tabib-i Müvellidi: Nikolaki İkonomidi,” *Ahenk*, 4141 (26 Feb. 1910/ 13 II 1325), p. 4.

7 同時代のイスタンブルの事例として、Yıldırım, “İstanbul Eczanelerinde Hasta Muayenesi” を参照。

8 Vangelis Kechriotis, “Between Professional Duty and National Fulfillment: The Smyrniot Medical Doctor Apostolos Psaltoff (1862–1923),” in Méropi Anastassiadou-Dumont (ed.), *Médecins et ingénieurs ottomans à l’âge des nationalismes*, Paris: IFEA, Maisoneuve & Larose, 2003, pp. 345–346.

9 “Kadızade Hüseyin Rıfat Şifa Eczanesi: İzmir-Hükumet Caddesi,” *Ahenk*, 2935 (17 Mar. 1906/ 4 III 1322), p. 4.

10 “Şifa Eczanesi (Poliklinik)i: Muayenehane-i Tıbbi-Cerrahi-Ayni,” *Ahenk*, 3346 (18 Jul. 1907/ 5 VII 1323), p. 4.

11 “Kadızade Hüseyin Rıfat Şifa Eczanesi,” *Ahenk*, 2935, p. 4.

12 “Kadızade Hüseyin Rıfat Şifa Eczanesi,” *Ahenk*, 2935, p. 4.

13 “Doktor Kimyager Şehab Sadkı,” *Ahenk*, 3483 (29 Dec. 1907/ 11 XII 1323), p. 4.

14 上述のウムーミー薬局も、1910 年の『統一』掲載の広告では血液や痰などの化学・顕微鏡分析を行えることや、いつでも出産を行う準備があることを宣伝している（“Eczane-i Umumi,” *İttihad*, 439 (29 Sep. 1910/ 16 IX 1326), p. 4）。

15 イスタンブルでも同時期に似た状況が見られた。例えばフランスで医学を修めた著名な医師で、イスタンブル市長も務めたジェミル・トプズルは、薬局で患者を診るやり方に納得できず、4 部屋ある邸宅を借り私立診療所を開いた。その後チェンベルリタシュに移転すると、ベスィム・オメルやカドリー・ラシトなど、他の医師たちも同地区に診療所を開設して、そこは診療所地区の様相を呈したという。それでもなお、こうした医師は例外であり、多くの医師は薬局で診療を行っていた（Cemil Topuzlu, *İstibdat-Meşrutiyet-Cumhuriyet Devirlerinde 80 Yıllık Hatıralarım*, Hüsrev Hatemi and Aykut Kazancıgil (eds.), İstanbul: İşaret Yayınları, 2017, pp. 75–76; Nuran Yıldırım, “İstanbul’da Nöbet Mahalleri-Nöbet Eczaneleri (1845–1895),” *Osmanlı Bilimi Araştırmaları*, 6/2 (2005), p. 167）。

16 “Aynen Varaka,” *Ahenk*, 2364 (1 May 1904/ 18 IV 1320), p. 3.

17 “Manisa’dan <Edhem Efendizade Bahayayddin> İmzasıyla Aldığımız Varakadır,”

Ahenk, 2439 (29 Jul. 1904/ 16 VII 1321), p. 3; “Neticesi Muvaffakiyetli Bir Ameliyat-ı Cerahhiye-i Mühimme,” *Ahenk*, 2608 (14 Feb. 1905/ 1 II 1321), p. 3.

18 Yıldırım, “İstanbul Eczanelerinde Hasta Muayenesi,” pp. 88–90.

19 各病院については、Başak Ocak and Özlem Yıldırır Kocabaş, *İzmir Gureba-i Müslimin Hastanesi'nden İzmir Devlet Hastanesi'ne “Bir Hastane Öyküsü”*, İzmir: İzmir Büyükşehir Belediyesi, 2014; Başak Ocak, “Osmanlı Dönemi'nde Faaliyetlerini Sürdüren İzmir'deki Gayrimüslim Hastaneleri,” *Belgi Dergisi*, 2/18 (2019), pp. 1607–1624を参照。また、英仏など、イズミルと商業的結びつきの強い国も自前の病院を運営していた。

20 Ocak, “İzmir'deki Gayrimüslim Hastaneleri,” p. 1610.

21 7ヵ月分の統計から推計（*Ahenk*, 2410 (24 Jun. 1904/ 12 VI 1320), p. 3; 2432 (21 Jul. 1904/ 8 VII 1320), p. 2; 2511 (20 Oct. 1904/ 7 X 1320), p. 3; 2535 (17 Nov. 1904/ 4 XI 1320), p. 3; 2557 (16 Dec. 1904/ 3 XII 1320), p. 3; 2609 (21 Feb. 1905/ 8 II 1320), p. 3; 2631 (18 Mar. 1905/ 5 III 1321), p. 3）。

22 *Ahenk*, 2633 (21 Mar. 1905/ 8 III 1321), p. 2.

23 Mustafa Enver, “Yine Gureba Hastanesi,” *Ahenk*, 5163 (1 Jul. 1913/ 18 VI 1329), pp. 2–3.

24 Cemil Şerif, *Merhum Şeyhületibba*, p. 22.

25 Ocak and Yıldırır Kocabaş, *İzmir Gureba-i Müslimin Hastanesi'nden İzmir Devlet Hastanesi'ne*, p. 111.

26 *Ahenk*, 2663 (25 Apr. 1905/ 12 IV 1321), p. 3.

27 *Ahenk*, 2596 (31 Jan. 1905/ 18 I 1321), p. 2.

28 そもそもオスマン帝国の各地方に24あるという公立病院は一般に、地方当局が借り上げた個人の邸宅に設置される程度の規模に過ぎなかった（Abdul-hakîm Hikmet, « La médecine en Turquie, » *Revue du monde musulman*, 3/9 (1907), p. 64）。

29 *Ahenk*, 2596, p. 2.

30 増築については、Ocak and Yıldırır Kocabaş, *İzmir Gureba-i Müslimin Hastanesi'nden İzmir Devlet Hastanesi'ne*, pp. 110–115を参照。

31 *Ahenk*, 1597 (14 Nov. 1901/ 1 XI 1317), p. 2.

32 *Ahenk*, 3184 (5 Jan. 1907/ 23 XII 1322), p. 1.

33 “Gureba-i Müslimin Hastanesi'nden,” *Ahenk*, 3725 (10 Oct. 1908/ 27 IX 1324), p. 3.

34 Mustafa (Enver), "Humma-yı Nefası," *Hizmet*, 127 (7 Feb. 1888/ 26 I 1303), pp. 1–2.

35 "İdare-i Umumiye-i Tıbbiye Nizamnamesi," pp. 800–801.

36 *Sıhhiye Müfettişlerine ve Etibba-yı Belediyeye Ait Vezaif*, p. 23.

37 *Ahenk*, 271 (30 Jun. 1897/ 18 V 1313), p. 2.

38 "Devair-i Belediyeden Hastagân-ı Fukaraya Meccanen İta Kılınan Mualecatının Usul-i İtasını Muntazammın Talimat (1323)," in Ergin, *Mecelle*, Vol. 4, pp. 632–633.

39 エルギンによれば、医薬品価格の値上がりを受け、1914年に上限が4クルシュに引き上げられた（Ergin, *Mecelle*, Vol. 4, p. 634）。

40 "Fukara-yı Hastagâna Ecza İtası Hakkında Talimatname (24 Apr. 1913/ 11 IV 1329)," in Ergin, *Mecelle*, Vol. 4, p. 634.

41 より正確には、バヤズィットで始められたものが徐々に他地域にも導入され、結果としてこの5つの地区となった。

42 Yıldırım, "İstanbul'da Nöbet Mahalleri-Nöbet Eczaneleri," pp. 151–182.

43 "İdare-i Umumiye-i Tıbbiye Nizamnamesi," p. 800.

44 *Ahenk*, 2652 (12 Apr. 1905/ 30 III 1321), p. 3.

45 *Ahenk*, 2590 (24 Jan. 1905/ 11 I 1321), p. 2.

46 Sharif, *Imperial Norms and Local Realities*, p. 190.

47 "İzmir Daire-i Belediyesi'nden," *Hizmet*, 440 (5 Apr. 1891/ 23 III 1307), p. 4.

48 *Hizmet*, 522 (27 Jan. 1892/ 15 I 1307), p. 1.

49 *Hizmet*, 694 (11 Oct. 1893/ 29 IX 1309), p. 1.

50 *Ahenk*, 1572 (16 Oct. 1901/ 7 X 1317), p. 2; "Daire-i Belediyeden," *Ahenk*, 1578 (23 Oct. 1901/ 10 X 1317), p. 2.

51 "Daire-i Belediyeden," *Ahenk*, 3838 (28 Feb. 1909/ 15 II 1324), p. 3.

52 澤井一彰「15、16世紀オスマン朝の市場メカニズム――法令集におけるイフティサーブの分析を中心に」山田雅彦（編）『市場と流通の社会史I――伝統ヨーロッパとその周辺の市場の歴史』清文堂出版、2010年、123–147頁。

53 *Ahenk*, 3326 (25 Jun. 1907/ 12 VI 1323), p. 1.

54 *Ahenk*, 3329 (28 Jun. 1907/ 15 VI 1323), p. 2.

55 ペシュテイマルジュラルバシュ、庁舎周辺、パサポルト地区、カラタシュ方面、イキチェシュメリキ方面の5つ。

56 "Zabıta-ı Sıhhiye Teşkili," *Ahenk*, 4827 (28 May 1912/ 16 V 1328), p. 2.

57 "Tedabir-i Sıhhiye," *Ahenk*, 4778 (2 Apr. 1912/ 20 III 1328), p. 3.

58 "Tedabir-i Sıhhiye: Esnafın Riayete Mecbur Oldukları Tedabir-i Sıhhiyeden Mabad," *Ahenk*, 4779 (3 Apr. 1912/ 21 III 1328), p. 3.

59 "Tedabir-i Sıhhiye: Esnafın Riayete Mecbur Oldukları Tedabir-i Sıhhiyeden Mabad," *Ahenk*, 4780 (4 Apr. 1912/ 22 III 1328), p. 3.

60 "Beyanname-i Resmi: Dondurmacı Esnafına," *Ahenk*, 4832 (4 Jun. 1912/ 22 V 1328), p. 3.

61 "Gazoz İmalathaneleri Hakkınnda Tatbik İktiza Eden Tedabir," *Ahenk*, 4833 (5 Jun. 1912/ 23 V 1328), p. 3.

62 "Tedabir-i Sıhhiye," *Ahenk*, 4778, p. 3.

63 クッエは重量の単位で、1クッエは約1.3キログラムである。

64 "İcraat-ı Sıhhiye: Belediyeden," *Ahenk*, 4843 (17 Jun. 1912/ 4 VI 1328), p. 4.

65 オスマン帝国における食品管理についての基礎的な研究として、Nuran Yıldırım, "Osmanlı Devleti'nde Gıda Kontrolüne Bakış," in Nuran Yıldırım, *14. Yüzyıldan Cumhuriyet'e Hastalıklar-Hastaneler-Kurumlar: Sağlık Tarihi Yazıları I*, İstanbul: Tarih Vakfı Yurt Yayınları, 2014, pp. 54–69.

66 澤井「15、16世紀オスマン朝の市場メカニズム」126–130頁。

67 澤井「15、16世紀オスマン朝の市場メカニズム」133–144頁。

68 食の安全は19世紀の欧米先進諸国に共通し出現した社会問題で、深刻な食品偽装に対処する中で20世紀以降に「食品監視体制」と言うべき仕組みが誕生した（南直人『〈食〉から読み解くドイツ近代史』ミネルヴァ書房、2015年、205–206頁）。

69 Edhem, "Bir Muhavere-i Sıhhiye," *Hıfzıssıhha*, 5 (3 Jun. 1908/ 21 V 1324), p. 50.

70 Edhem, "Bir Muhavere-i Sıhhiye," *Hıfzıssıhha*, 5, pp. 51–52

71 澄ましバターは、19世紀のオスマン語のレシピ本でも好まれて使われた油類である（Özge Samancı, "The Cuisine of Istanbul between East and West during 19th Century," in Angela Jianu and Violeta Barbu (eds.), *Earthly Delights: Economies and Cultures of Food in Ottoman and Danubian Europe, c. 1500–1900*, Leiden; Boston: Brill, 2018, p. 84）。前近代オスマン社会において利用された油類について検討した以下の文献も参照。Suraiya Faroqhi, "Should It Be Olives or Butter? Consuming Fatty Titbits in the Early Modern Ottoman Empire," in *Earthly Delights*, pp. 33–49.

72 "Mağşuş Yağlar," *Ahenk*, 3038 (15 Jul. 1906/ 2 VII 1322), p. 2.

73 1906年、アメリカの作家シンクレアがシカゴの食品加工工場の闇を暴いた

『ジャングル』を出版、アメリカで食品偽装問題への関心が急速に高まり、刊行後半年も経たずして「食肉検査法」と「純性食品医薬品法」が議会を通過した（アプトン・シンクレア『ジャングル』大井浩二（訳）、松柏社、2009年、549頁）。

74 “Mağşuş Yağlar,” *Ahenk*, 3038, p. 2. 近代オスマン帝国の偽装オリーブ油問題を研究したギョゼル＝ドゥルマズは、オリーブ油への綿実油の混合への対応は、公衆衛生問題と同時に、食用油の産出国である諸外国、特にフランスとアメリカとの関税引き上げ交渉、地元生産者の保護という複数のファクターのバランスの中で決定されたと論じている（Oya Gözel-Durmaz, “Osmanlı'da Gıda Güvenliği: Halk Sağlığı ve Uluslararası Ticaret Kıskacında Mahlût Zeytinyağları Meselesi,” *Osmanlı Araştırmaları*, 54/54 (2019), pp. 277–305）。

75 *Ahenk*, 3035 (12 Jul. 1906/ 29 VI 1322), p. 1.

76 “Mamulat-ı Dahiliyeden Olan Sade Yağlarının Muhafaza-ı Safiyetine Dair Nizamname (1319/ 1903),” in Ergin, *Mecelle*, Vol. 4, pp. 613–614.

77 *Ahenk*, 2274 (13 Jan. 1904/ 31 XII 1319), p. 2.

78 *Ahenk*, 2644 (2 Apr. 1905/ 20 III 1321), p. 3.

79 Gözel-Durmaz, “Osmanlı'da Gıda Güvenliği”; *Ahenk*, 3035, p. 1.

80 “Gümrüklerce İcra Edilecek Muayene-i Sıhhiye Nizamnamesi (2 Jun. 1905/ 20 V 1321),” in *Düstur: Birinci Tertib*, Vol. 8, Ankara: Başvekalet Devlet Matbaası, 1943, pp. 245–250.

81 Gözel-Durmaz, “Osmanlı'da Gıda Güvenliği,” p. 281.

82 “Zamanımızda Terakkiyat-ı Tıbbiye !,” *Ahenk*, 2400 (12 Jun. 1904 / 30 V 1321), p. 3. 前述のように、化学分析室を備えた私営薬局も含めればその限りではない。

83 *Ahenk*, 423 (12 Dec. 1897/ 13 XII 1312), p. 3.

84 Feza Günergun, “XIX. Yüzyılın İkinci Yarısında Osmanlı Kimyager-Eczacı Bonkowski Paşa (1841–1905),” in *I. Türk Tıp Tarihi Kongresi: İstanbul: 17–19 Şubat 1988*, Ankara: Türk Tarih Kurumu, 1992, p. 246.

85 Emre Dölen, “İstanbul'da Kimya Eğitimi,” in Aydın and Yılmaz (eds.), *Antik Çağ'dan XXI. Yüzyıla Büyük İstanbul Tarihi*, p. 143. 税関の医師シェハブ・サドゥクも、分析分野での認定証（sertifika）を得たと自身を紹介している（“Doktor Kimyager Şehab Sadkı,” *Ahenk*, 3483 (29 Dec. 1907/ 11 XII 1323), p. 4）。

86 “Sıhhiye Müfettişliği Tarafından Makam-ı Vilayetine Verilen Rapor,” *Ahenk*, 4615, p. 3.

87 A. Süheyl Ünver, *Türkiye'de Çiçek Aşısı ve Tarihi*, İstanbul: İsmail Akgün Matbaası, 1948, p. 55.

88 Ünver, *Türkiye'de Çiçek Aşısı ve Tarihi*, p. 143.

89 Sharif, *Imperial Norms and Local Realities*, pp. 199–200.

90 Yıldırım, "İstanbul'da Nöbet Mahalleri-Nöbet Eczaneleri."

91 Sharif, *Imperial Norms and Local Realities*, pp. 196–204.

92 Yıldırım, *İstanbul'un Sağlık Tarihi*, p. 69.

93 *Ahenk*, 1024 (26 Dec. 1899/ 14 XII 1315), p. 2.

94 Yıldırım, *İstanbul'un Sağlık Tarihi*, p. 71.

95 Osman Ergin, *İstanbul Tıb Mektepleri, Enstitüleri ve Cemiyetleri*, İstanbul: Osmanbey Matbaası, 1940, pp. 54–55.

96 *AVS*, 18 (1315 A.H.), p. 44.

97 Yıldırım, "Türkiye'de Çiçek Aşısı Üretimi, 1840–1980," p. 392.

98 最近の研究では、各地でのワクチンの生産施設設立の試みがあったことも明らかにされており、国家医療の地方普及の観点から重要である。帝国種痘所で製造された痘苗を各地に運ぶ場合、僻地への輸送、特に気温の高い地域への輸送の際にワクチンの効力が失われてしまう問題があった。当初はオスマン帝国各州での種痘センター（telkihhane）設立が検討されたが、予算の都合により実現せず、イスタンブルから離れた州に重点設置する試みが行われた。実際にイェメンやバスラ、メッカには設立され機能されたという。しかしメディナやモスルでは計画が頓挫し、上記の各地でも順調にはいかなかった。アイドゥン州にも種痘センター設置の試みがあったとされるが、管見の限り現地史料に現れないことを考えると、これも実際の運用には至らなかったものと思われる。地方の種痘センター設立について詳しくは、Ocak and Şendil, "Osmanlı Devleti'nde Çiçek Hastalığı ile Mücadele,"; Kılıç et al., "Osmanlı'da Aşının Tarihi," pp. 283–285.

99 *Ahenk*, 2332 (25 Mar. 1904/ 12 III 1320), p. 3.

100 Hüsnü, "Çiçekten Kırılıyoruz ve İkrar-ı Hakikat," *Ahenk*, 4032 (19 Oct. 1909/ 6 X 1925), pp. 1–2.

101 "Daire-i Belediyeden: Çiçek İllet-i Meşumesine Dair," *Ahenk*, 4014 (23 Apr. 1909/ 10 IX 1325), p. 1.

102 Hüsnü, "Çiçekten Kırılıyoruz," p. 1.

103 *Ahenk*, 3429 (26 Feb. 1908/ 13 II 1323), p. 2.

104 Hüsnü, "Çiçekten Kırılıyoruz," p. 1.

105 "Aşı Hakkında Nizamname (30 May 1885/ 18 V 1301)," in *Düstur: Birinci Tertib*, Vol. 5, Ankara: Başvekalet Matbaası, 1937, pp. 273–274.

106 "Aşı Nizamnamesi (21 Jul. 1894/ 8 VII 1310)," in *Düstur: Birinci Tertib*, Vol. 6. Ankara: Devlet Matbaası, 1939, pp. 1486–1489.

107 "Aşı Talimatı (3 Mar. 1904/ 19 II 1319)," in *Düstur: Birinci Tertib*, Vol. 7. Ankara: Başvekalet Devlet Matbaası, 1941, pp. 1171–1175; *Ahenk*, 2270 (8 Jan. 1904/ 26 XII 1319), p. 2.

108 *Ahenk*, 3345 (17 Jul. 1907/ 4 VII 1323), p. 1.

109 "Daire-i Belediyeden: Umum Mahallat Heyet-i İhtiyariyelerine," *Ahenk*, 4109 (20 Jan. 1910/ 7 I 1325), p. 3.

110 オスマン帝国における解剖学の歴史については、Esin Kâhya, "Bizde Disseksiyon Ne Zaman ve Nasıl Başladı?," *Belleten*, 43/172 (1979), pp. 739–761. またタンズィマート前後の医学に見られた変化については、Esin Kâhya, "Tanzimatta Eski ve Yeni Tıp," in Yıldız (ed.), *150. Yılında Tanzimat*, pp. 289–302 を参照。

111 Kalkan, "Public Hygiene and Social Control in Late Ottoman İstanbul." この論文の元となった著者の修士論文 İbrahim Halil Kalkan, "Medicine and Politics in the Late Ottoman Empire (1876–1909)," MA Thesis, Boğaziçi University, 2004 は、近代オスマン帝国における生—政治に触れる際によく引用されてきた文献であり、同分野の研究に相応の影響力を有してきた。

112 新聞・雑誌の読者層については、佐々木紳「ジャーナリズムの登場と読者層の形成——オスマン近代の経験から」秋葉淳・橋本伸也（編）『近代・イスラームの教育社会史——オスマン帝国からの展望』昭和堂、2014 年、113–137 頁を参照。

113 19 世紀後半ブルガリア地域における啓蒙的知識人・新聞による個人衛生に関わる知識普及の試みを論じた研究として、Svetla Ianeva, "Hygiene in Nineteenth-Century Ottoman Bulgaria," *Turkish Historical Review*, 5/1 (2014), pp. 16–31 があるが、対象とする時代がやや早く、ゆえに自治体や市行政医の役割は検討されていない。またトルコ共和国初期における「衛生プロパガンダ」については、Boyar, "Taking Health to the Village" を参照。

114 Şinasi, "Köylülerimiz ve Sıhhatleri," *Ahenk*, 4611 (12 Sep. 1911/ 30 VIII 1327), p. 1.

115 Şinasi, "Malumat-ı Sıhhiyenin Tamimi," *Ahenk*, 4018, p. 1.

116 Mahmut Rahmi, "Darülmuallimінlerde Hıfzıssıhha Dersleri," *Ahenk*, 4483 (14 Apr. 1911/ 1 IV 1327), p. 1.

117 書誌研究として、Mehmet Karayaman, "İzmir'de Yayınlanan İlk Tıp Dergisi: Hıfzıssıhha Mecmuası," *İzmir Atatürk Eğitim Hastanesi Tıp Dergisi*, 43/4 (2005), pp. 155–162; Mehmet Karayaman, "İzmir'de Yayınlanan İlk Tıp Dergisi Olan Hıfzıssıhha Mecmuasının 1906 Yılı Sayıları Hakkında Bir Değerlendirme," *Yeni Tıp Tarihi Araştırmaları*, 12–15 (2006–2009), pp. 165–182; Gülten Dinç, "İzmir'de Basılan İlk Sağlık Dergisi: Hıfzü's-sıhha/Revue D'hygiene Populaire-Smyrne," in Akçiçek and Kınlı (eds.), *İzmir'in Sağlık Tarihi Kongresi*, pp. 410–422; Eren Akçiçek and Ragıp Kayar, "İzmir'de Yayınlanan Tıp Dergilerinin Tarihçesi," *SSK Tepecik Hastanesı Dergisi*, 2/1 (1992), pp. 81–84 を参照。

118 書誌研究としては、Mustafa Çulfaz, "Anadolu'nun İlk Tıp Gazetelerinden Hekim," in Çulfaz (ed.), *Anadolu'nun İlk Tıp Gazetelerinden Hekim*, pp. XXXV–XLIII.

119 1908年発行の『衛生』の3号以降の表紙。

120 一般読者を想定した医学雑誌でオスマン期のイスタンブルで発行されたものとしては、例えば『健康 *Sıhhat*』(1884年) や『現代医学 *Tababet-i Hazıra*』(1911年) が挙げられる。オスマン・トルコ語の医学・衛生雑誌の書誌については以下の文献を参照。Gülten Dinç, "Arap Harfleri İle Türkçe Basılmış Tıbbi Süreli Yayınlar Üzerine Bir İnceleme I," *Tıp Tarihi Araştırmaları*, 4 (1990), pp. 16–40; Gülten Dinç, "Arap Harfleri İle Türkçe Basılmış Tıbbi Süreli Yayınlar Üzerine Bir İnceleme II," *Tıp Tarihi Araştırmaları*, 5 (1993), pp. 96–131.

121 H. Eyüp, "Hekim (14 Jan. 1910/ 1 I 1325)," in Çulfaz (ed.), *Anadolu'nun İlk Tıp Gazetelerinden Hekim*, pp. 4–5.

122 Rıza Rüstem, "Hıfz-ı Sıhhat Kısmı Ahaliye Hıfzıssıhha Dersleri: İlk Söz (23 Mar. 1910/ 13 III 1326)," in Çulfaz (ed.), *Anadolu'nun İlk Tıp Gazetelerinden Hekim*, pp. 80–83.

123 "Mülahaza-ı Mahsusa: Hıfzıssıhha," *Hıfzıssıhha*, 1906, pp. 113–114. 現時点で該当号の所蔵が確認されておらず、引用元の『奉仕』の記事は参照できていない。

124 "Hıfzıssıhha-ı Mide Hakkında: Bazı İhtarat," *Hıfzıssıhha*, 1906, p. 187. 1323年出版の『食事の手引』からの引用 (Hekimbaşızade Muhyiddin, *Rehber-i Mekulat*, İstanbul: Mahmut Bey Matbaası, 1323)。

125 "Derece-i Hazmiyelerine Göre Agdiyenin Taksim ve Tasnifi," *Hıfzıssıhha*, 1906, pp.

39–40; Zühdi, "Mide Hıfzıssıhhası: İcmal," *Hıfzıssıhha*, 1906, pp. 71–76, et passim.

126 Şükrü Osman, "Matbah-ı Tıbbi," *Hıfzıssıhha*, 1 (6 May 1908/ 23 IV 1324), pp. 9–12, et passim.

127 "Kolera Hakkında Bilgili Sözler," *Köylü*, 725, p. 3. 他地域の事例として、19 世紀後半のイギリスの医学界において力を持っていた「種子と土壌（seed and soil)」の比喩と、現実の対策への影響については、Worboys, *Spreading Germs* を参照。

128 "Koleradan Koruyacak En İyi Vasta," *Köylü*, 696 (20 Dec. 1910/ 7 XII 1327), p. 4.

129 *Ahenk*, 1106 (5 Apr. 1900/ 23 III 1316), p. 2; Cevat Sami and Hüseyin Hüsnü, *İzmir 1905*, Erkan Serçe (ed.), İzmir: İzmir Büyükşehir Belediyesi Kültür Yayını, 2000, p. 47.

130 市場の動きに着目して、市民のコレラ対策を検討した研究として、Akihito Suzuki and Mika Suzuki, "Cholera, Consumer and Citizenship: Modernisations of Medicine in Japan," in Hormoz Ebrahimnejad (ed.), *The Development of Modern Medicine in Non-Western Countries: Historical Perspectives*, London: Routledge, 2009, pp. 184–203. 近代においてミネラルウォーターに誇大なほど多様な効能が付与された点については、19 世紀後半フランスの大衆向け日刊紙の広告を検討した、ジャン＝ピエール・グベール『水の征服』吉田弘夫・吉田道子（訳）、パピルス、1991 年、143–154 頁を参照。

131 "Belediyeden Şikayetler Çoğalıyor," *Ahenk*, 4539 (19 Jun. 1911/ 6 VI 1327), p. 2.

132 Demirci and Somel, "Women's Bodies, Demography, and Public Health"; Balsoy, *The Politics of Reproduction in Ottoman Society*; Balsoy, "Ottoman Pronatalism in Printed Sources in Late Nineteenth Century."

133 Edhem, "İrza: Süt Emzirmek," *Hıfzıssıhha*, 1906, p. 46.

134 Tugce Kayaal, "Breastfeeding: Ottoman Empire," in Suad Joseph (ed.), *Encyclopedia of Women & Islamic Cultures*, Consulted online on 25 September 2022. 同時期における乳母への批判も含めて検討したものとして、Cem Doğan, "Tender Mothers: Breastfeeding, Wetnursing, and the Limits of Social Critique from the Late Ottoman to the Early Republican Periods (1880–1930)," *Mukaddime*, 12/1 (2021), pp. 27–44.

135 Yıldırım, *İstanbul'un Sağlık Tarihi*, p. 47.

136 教師向けの専門誌の中でも、新たに導入されるべき科目の一つとして体育が挙げられていた（田村真奈「オスマン帝国における師範学校の制度的発

展と近代国民教育――第二次立憲制期の『教育雑誌（*Tedrisat Mecmuası*）』の分析を中心に」『お茶の水史学』51 号、2008 年、64–66 頁）。

137　小原淳『フォルクと帝国創設――19 世紀ドイツにおけるトゥルネン運動の史的考察』彩流社、2011 年。

138　福田宏『身体の国民化――多極化するチェコ社会と体操運動』北海道大学出版会、2006 年。

139　姉川雄大「戦間期ハンガリーにおける国民化政策の反自由主義化――学校外体育義務制度（レヴェンテ制）の失敗と転換」『歴史学研究』953 号、2017 年、1–18 頁。

140　研究史として、姉川雄大「ナショナリズム研究の課題と「身体の国民化」」『九州歴史科学』第 51 号、2023 年、113–128 頁。

141　社会ダーウィニズムからナショナリズムへ、身体訓練から軍国主義に転換する過程については、Sanem Yamak Ateş, *Asker Evlatlar Yetiştirmek: II. Meşrutiyet Dönemi'nde Beden Terbiyesi, Askerî Talim ve Paramiliter Gençlik Örgütleri*, İstanbul: İletişim Yayınları, 2012. イズミルのスポーツクラブについては、19 世紀末に設立されたギリシア系のパニオニオンやアポロンという運動協会が知られ、それぞれ 8,000〜10,000 人、3,000〜5,000 人の会員がいた（Hervé Georgelin, *Smyrna'nın Sonu: İzmir'de Kozmopolitizmden Milliyetçiliğe*, İstanbul: Birzamanlar Yayıncılık, 2008, pp. 173–176; Bali (ed.), *A Survey of Some Social Conditions in Smyrna*, pp. 118–123）。

142　Nejla Günay, "Osmanlı Devleti'nde Kurulan Spor Cemiyetleri ve Jimnastik Derslerinin Milliyetçilik Hareketlerindeki Rolü." *Belleten*, 81/292 (2017), pp. 917–946.

143　Selim Sırrı, "Gençler Askerliğe Nasıl Hazırlanmalı?" *Tedrisat Mecmuası*, 28 (7 III 1331/ 30 Mar. 1915), p. 16; 田村「オスマン帝国における師範学校の制度的発展と近代国民教育」66 頁。

144　ゴルツによる陸軍改革や著作については以下の文献を参照。藤由順子「コルマール・フォン・デア・ゴルツとオスマン帝国陸軍」三宅正樹ほか（編著）『ドイツ史と戦争――「軍事史」と「戦争史」』彩流社、2011 年、339–364 頁；小松香織「オスマン帝国における西洋軍事知識の受容」『早稲田大学教育・総合科学学術院学術研究 (人文科学・社会科学編)』第 71 号、2023 年、167–168 頁。

145　M. シュクリュ・ハーニオール『文明史から見たトルコ革命――アタテュルクの知的形成』新井政美（監訳）、柿﨑正樹（訳）、みすず書房、2020 年、

35 頁。

146 アタテュルク自身が早い段階から想像していたものも、「武装せるトルコ国民」であり、オスマン国民ではなかった（ハーニオール『文明史から見たトルコ革命』36 頁）。

147 Kyle T. Evered and Emine Ö. Evered, “Governing Population, Public Health, and Malaria in the Early Turkish Republic,” *Journal of Historical Geography*, 37/4 (2011), pp. 470–482.

第五章

1 本書では医学知・実践としての前近代における「オスマン医学」自体の特徴については論じないが、この点については Miri Shefer-Mossensohn, *Ottoman Medicine: Healing and Medical Institutions, 1500–1700*, Albany: State University of New York Press, 2009 を参照。また実践における西洋医学との関係については、Ebru Boyar, “Medicine in Practice: European Influences on the Ottoman Medical Habitat,” *Turkish Historical Review*, 9 (2018), pp. 213–241 を参照。

2 Nil Sarı, “Osmanlılarda Hekimin Eğitimi,” *Tıp Tarihi Araştırmaları*, 2 (1988), pp. 40–64.

3 澤井「15、16 世紀オスマン朝の市場メカニズム」129 頁。

4 Ayten Altıntaş and Hanzade Doğan, “Osmanlı’da Serbest Hekimlik Yapan Esnaf Tabip,” in Coşkun Yılmaz and Necdet Yılmaz (eds.), *Osmanlılarda Sağlık*, Vol. 1, İstanbul: Biofarma, 2006, p. 270.

5 Altıntaş and Doğan, “Osmanlı’da Serbest Hekimlik Yapan Esnaf Tabip,” pp. 266–267. エヴリヤ・チェレビの『旅行記』の記述による。

6 Sinem Serin, *Osmanlı Sağlık Sisteminin Yöntemi: Hekimbaşılık Kurumu*, İstanbul: Kitabevi, 2021, pp 179–182; Altıntaş and Doğan, “Osmanlı’da Serbest Hekimlik Yapan Esnaf Tabip,” p. 271.

7 Dramur, “Osmanlılarda Hekim ve Eczacı Gediği,” pp. 149–155.

8 Marcus, *The Middle East on the Eve of Modernity*, p. 266.

9 マルカスによれば、20 世紀初頭のアレッポでも伝統的な医療者が病人の治療にあたっていた（Marcus, *The Middle East on the Eve of Modernity*, p. 268）。

10 A. Süheyl Ünver, “Osmanlı Tababeti ve Tanzimat Hakkında Yeni Notlar,” in *Tanzimat I*, İstanbul: Maarif Matbaası, 1940, p. 944.

11 Sarı, “Osmanlılarda Hekimin Eğitimi,” pp. 57–58.

12 “Memalik-i Mahruse-i Şahanede Tababet-i Belediye İcrasına Dair Nizamname (12 Oct. 1861/ 7 Rebiülahir 1278 A.H.),” in *Düstur*, Vol. 2, pp. 814–816. ここでの belediye という語は、askeri (army) の対として、フランス語の civil の意味で用いられている（Yıldırım, *İstanbul'un Sağlık Tarihi*, p. 41）。ヤングによる仏語訳でも civile の語があてられている（« Médecine civile, règlement sur l'exercice » in Young, *Corps de droit ottoman*, Vol. 3, pp. 196–198）。

13 “Beledi İspençiyarlık Sanatının İcrasına Dair Nizamname,” pp. 817–823.

14 İlikan-Rasimoğlu, “The Foundation of a Professional Group,” 特に第 3 章。

15 İlikan-Rasimoğlu, “The Foundation of a Professional Group,” pp. 95–96.

16 İlikan-Rasimoğlu, “The Foundation of a Professional Group,” p. 97.

17 İlikan-Rasimoğlu, “The Foundation of a Professional Group,” p. 107. 先述のように文民医学校の教育言語はトルコ語であり、また軍医学校では 1870 年にトルコ語での医学教育が始まった。

18 Ali Rıza Faik, “Kırık Çıkık ve Mutatabbipler,” in Mazhar Osman (ed.), *Sıhhat Almanakı*, pp. 259–261; İbrahim Başağaoğlu and Ahmet Uçar, “Osmanlı'da Sahte Doktorlar,” in Ayşegül Demirhan Erdemir et al (eds.), *1. Uluslararası Türk Tıp Tarihi Kongresi 10. Ulusal Türk Tıp Tarihi Kongresi Bildiri Kitabı*, Vol. 1, Konya: Selçuk Üniversitesi Yayınları, 2008, pp. 518–529; Hasan Tahsin, “Aldandıklarımızdan: 4–Ocak Hekimleri (14 Aug. 1911/ 1 VIII 1327),” in Çulfaz (ed.), *Anadolu'nun İlk Tıp Gazetelerinden Hekim*, pp. 486–491; Ömer Lütfi, “Attar ve Mutatabbip,” *Ahenk*, 3289 (11 May 1907/ 28 IV 1323), pp. 2–3.

19 Ceren Gülser İlikan-Rasimoğlu, “Boundaries, Education and Licence: The Nineteenth Century Ottoman Standardization of Medical Professions,” *Trakya Üniversitesi Sosyal Bilimler Dergisi*, 19/1 (2017), p. 244.

20 Şinasi, “Kazalarda Tabip, Kabile,” *Ahenk*, 4022 (3 Oct. 1909/ 20 IX 1325), p. 1.

21 なおアイドゥン州年鑑を見ると、イズミルにおいて医業に従事する医師・薬局のリストは早くから作成されており、都市の正規の医業者の登録と把握が行われていたことがわかる。第 1 巻にあたるヒジュラ暦 1296 年（西暦 1878–79 年）の州年鑑では、39 名の医師と 6 軒の薬局の一覧の記載がある。医師・薬局ともに一部を抜粋して掲載したものであり、薬局については「これ以外に 50 以上の薬局がある」とも記載されている（*AVS*, 1, 1296 A. H., p. 66）。ヒジュラ暦 1312 年（西暦 1894–95 年）以降は、「イズミルにいる有免許の医師（İzmir'de bulunan diplomalı etibba）」のリストになった（表 5–1）。

22 “Sıhhiye Komisyonu,” *Hizmet*, 29 (19 Feb. 1887/ 7 II 1302), p. 2.

23 *Hizmet*, 104 (19 Nov. 1887/ 7 XI 1303), p. 2.

24 *Ahenk*, 3396 (14 Sep. 1907/ 1 IX 1323), p. 2.

25 “Vilayet Sıhhiye Müfettişliği’nden,” *Ahenk*, 3498 (21 Jan. 1908/ 9 I 1323), pp. 1–2.

26 “Sıhhiye Müfettişliği’nden,” *Ahenk*, 3572 (16 Apr. 1908/ 3 IV 1324), p. 2.

27 “Sıhhiye Müfettişliği’nden,” *Ahenk*, 3772 (8 Dec. 1908/ 25 XI 1324), p. 3.

28 İlikan-Rasimoğlu, “The Foundation of a Professional Group,” p. 129; Kılıç, *Hasta, Doktor ve Devlet*, p. 77.

29 Boyar, “Medicine in Practice,” pp. 240–241.

30 Mehmet Demirel, “İngilizce Seyahatnamelere Göre XIX. Yüzyılda Osmanlı Toplumunda Sağlık Hayatı,” Ph. D. Dissertation, Ege Üniversitesi, 1999, pp. 284–285.

31 “Zirdeki İmza ile Aldığımız Varakadır,” *Ahenk*, 3051 (31 Jul. 1906/ 18 VII 1322), p. 2.

32 *Ahenk*, 704 (9 Dec. 1898/ 27 XI 1314), p. 2.

33 Hasan Tahsin, “Hekimlerin Vizite Ücretleri (14 Nov. 1911/ 1 XI 1327),” in Çulfaz (ed.), *Anadolu’nun İlk Tıp Gazetelerinden Hekim*, pp. 562–563.

34 “Feryad-ı Etibba Ne Hazin Bir Rüya (14 Feb. 1911/ 1 II 1326),” in Çulfaz (ed.), *Anadolu’nun İlk Tıp Gazetelerinden Hekim*, pp. 344–347.

35 “Feryad-ı Etibba Ne Hazin Bir Rüya,” pp. 348–349.

36 地方官職の給与の一例として、高畑遼平「19 世紀オスマン帝国における地方出身非ムスリム役人の教育選択と職歴——東部スィヴァス州出身のアルメニア人の事例から」『欧米の言語・社会・文化』27 号、2021 年、67–79 頁を参照。

37 “Feryad-ı Etibba Ne Hazin Bir Rüya,” pp. 344–345.

38 「医事行政法」の第 16 条（“İdare-i Umumiye-i Tıbbiye Nizamnamesi,” p. 802）。なお市行政医が複数いたイズミルの場合、輪番で司法医の業務に専任で担当する者を決めて分担していた（“Daire-i Belediyeden,” *Ahenk*, 3815 (2 Feb. 1909/ 20 I 1324), p. 3）。

39 “Aynen: Etibba-yı Belediyeden Hüsnü, Danon, Abdürrahman, Nikolaki İmzalarıyla Gönderilen Varakadır,” *Ahenk*, 3859 (25 Mar. 1909/ 12 III 1325), p. 3.

40 “Gördes Belediye Tabibi Abdüllah Şükrü İmzasıyla Aldığımız Varakayı Bitaraflığımız Hasebiyle Aynen Neşr Ediyoruz,” *Ahenk*, 2359 (26 Apr. 1904/ 13 IV 1320), p. 3.

41 *Ahenk*, 2602 (7 Feb. 1905/ 25 I 1321), p. 3.

42 市行政医の給与未払い問題については、İlikan-Rasimoğlu, "Taşra'yı İyileştirmek," p. 4.

43 *Ahenk*, 441 (14 Jan. 1898/ 2 I 1313), p. 2; *Ahenk*, 2346 (10 Apr. 1904/ 28 III 1320), p. 2; *Ahenk*, 2743 (27 Jul. 1905/ 14 VII 1321), p. 3; *Ahenk*, 3741 (1 Nov. 1908/19 X 1324), p. 3.

44 Ali, "Çeşme'den: Sıhhiye Müffetişi Zeki Bey Efendi Kardaşımıza," *Ahenk*, 3803 (19 Jan. 1909/ 2 I 1324), p. 3.

45 *AVS*, 18 (1315 A.H.), p. 219.

46 *Ahenk*, 4139 (24 Feb. 1910/ 11 II 1325), p. 2.

47 Kazım Haydar, "Osmanlı-Yunan Doktorları," *İttihad*, 411 (13 Mar. 1910/ 28 II 1325), p. 1.

48 Abdul-hakîm Hikmet, « La médecine en Turquie, » p. 72.

49 Kazım Haydar, "Osmanlı-Yunan Doktorları," *İttihad*, 411, p. 1.

50 "Feryad-ı Etibba Ne Hazin Bir Rüya," pp. 344–345.

51 "Feryad-ı Etibba Ne Hazin Bir Rüya," pp. 344–345.

52 "Vezaif-i Etibba," *Ahenk*, 5404 (20 Apr. 1914/ 7 IV 1330), p. 2.

53 MMZC, Devre 3, İçtima Senesi 2, İçtima 26, p. 555.

54 MMZC, Devre 3, İçtima Senesi 2, İçtima 26, p. 555.

55 Hasan Tahsin, "Hekimlerin Vizite Ücretleri," pp. 564–565.

56 Kılıç, *Hasta, Doktor ve Devlet*, p. 111.

57 *Hizmet*, 761 (8 Jun. 1894/ 28 V 1310), p. 2.

58 "Sıhhate Hizmet," *Hizmet*, 761 (8 Jun. 1894/ 28 V 1310), p. 4.

59 近代に結成された医師会についての研究が十分になされているとは言い難い。近年シェレフ・エトケルによって第二次立憲政期の諸医師会についての単著が刊行されたが、各医師会の会則の転写を中心とする史料集としての性格が強い（Şeref Etker, *İkinci Meşrutiyetin Tabip Örgütleri*, İstanbul: Libra, 2017）。非ムスリムの医師会については、アルメニア人医師会についての単著がある（Arsen Yarman, *Ermeni Etıbba Cemiyeti (1912–1922): Osmanlı'da Tıptan Siyasete Bir Kurum*, İstanbul: Tarih Vakfı Yurt Yayınları, 2014）。その他総論として、Unat, "Osmanlı Devletinde Tıp Cemiyetleri," in İhsanoğlu (ed.), *Osmanlı İlmî ve Meslekî Cemiyetleri*, pp. 84–110; Şehsuvaroğlu, "Türkiye'de Tıbbi Cemiyetlerin Tarihçesi Hakkında," in Ünver and Şehsuvaroğlu (eds.), *Türk Tıp Cemiyeti, Cemiyeti Tıbbiyei Şahane 1856–1956*, pp. 19–39.

60　Etker, *İkinci Meşrutiyetin Tabip Örgütleri*, p. 105.

61　"Feryad-ı Etibba Ne Hazin Bir Rüya," pp. 342–343.

62　Etker, *İkinci Meşrutiyetin Tabip Örgütleri*, p. 90.

63　"Vilayat Etibba-yı Belediyesinin Ahvali," *İttihad*, 217 (19 Jun. 1909 /6 VI 1325), p. 4.

64　"Feryad-ı Etibba Ne Hazin Bir Rüya," pp. 342–343.

65　"Vilayat Etibba-yı Belediyesinin Ahvali," *İttihad*, 217, p. 4.

66　*İttihad*, 151 (14 Apr. 1909/ 1 III 1325), p. 3.

67　"Taşra Etibbasının Teşebbüsatı," *İttihad*, 384 (8 Feb. 1910/ 26 I 1325), pp. 2–3 からの抄訳。

68　"Feryad-ı Etibba Ne Hazin Bir Rüya," pp. 342–343.

69　"Feryad-ı Etibba Ne Hazin Bir Rüya," pp. 342–343; "Etibba-yı Belediye Maaşatı," *Ahenk*, 4080 (14 Dec. 1909/ 1 XII 1325), p. 1.

70　文民医師会の声明文より（Etker, *İkinci Meşrutiyetin Tabip Örgütleri*, p. 90）。

71　Etker, *İkinci Meşrutiyetin Tabip Örgütleri*, pp. 89–90.

72　"Şehrimiz Cemiyet-i Tıbbiyesinin İctimai-i Umumiyesi," *İttihad*, 203 (5 Jun. 1909/ 23 V 1325), p. 3; *Ahenk*, 3920 (6 Jun. 1909 / 23 V 1325), p. 2.

73　なお近代イズミルの新聞に掲載された医学関連の広告については、Elif Yeneroğlu Kutbay and Onur Kınlı, "İzmir'de Yayımlanmış Türkçe Gazetelere Verilmiş Tıbbi İçerikli İlanlar Üzerine Bir Değerlendirme (1908–1914)," *Ege Akdemik Bakış*, 9/2 (2009), pp. 759–769; Elif C. Nelson, "Advertisement at Izmir Press during Early 20th Century," *Tarih İncelemeleri Dergisi*, 34/1 (2019), pp. 161–177 も参照。

74　1886 年にカナダの医師ウィリアム・フレデリック・ジャクソンによって開発され、1890 年に同じくカナダ人フルフォードがその特許を買い取って巧みな広告戦略によって世界展開した。例えば 1893 年にはイギリス国内だけで毎月 3,000 ポンドを広告に費やし、1900 年には年間 20 万ポンドに膨れ上がった（Peter G. Homan, Briony Hudson and Raymond C. Rowe, *Popular Medicines: An Illustrated History*, London; Chicago: Pharmaceutical Press, 2007, pp. 137–140）。

75　いずれも広告に記載。1 箱 3.5 フランや 16 ピアストルと書かれた広告もある。

76　Homan et al., *Popular Medicines*, p. 141.

77　イズミルの新聞に掲載されたピンク錠の広告に登場する「利用者の声」は大抵がギリシアの島かフランスからのものである。その理由は定かではない

が、タフシンはピンク錠の広告が「日本、アメリカ、フランスから、想像上の人物を用意し始めた」理由は、国内の人名を挙げると詐欺が露見するからだと主張している（Hasan Tahsin, “Aldandıklarımızdan: Yine Pink Hapları (28 Oct. 1911/ 15 X 1327),” in Çulfaz (ed.), *Anadolu'nun İlk Tıp Gazetelerinden Hekim*, pp. 550–551）。

78 “Misaldan İstifade Ediniz,” *Ahenk*, 4603 (3 Sep. 1911/ 21 VIII 1327), p. 4.

79 Hasan Tahsin, “Aldandıklarımızdan: 1–Pink Hapları (28 May 1911/ 15 V 1327),” in Çulfaz (ed.), *Anadolu'nun İlk Tıp Gazetelerinden Hekim*, pp. 430–431.

80 Hasan Tahsin, “Yine Pink Hapları [Mabad] (14 Oct. 1911/ 1 X 1327),” in Çulfaz (ed.), *Anadolu'nun İlk Tıp Gazetelerinden Hekim*, pp. 534–537.

81 Hasan Tahsin, “Aldandıklarımızdan: Yine Pink Hapları,” pp. 552–553.

82 同コラムで列挙される具体例は、床屋の見習い、公衆浴場の親方、雑貨店(bakkal)、薬種商（attar）などによる、カッピングや抜歯、割礼、錠剤や軟膏の処方、瀉血、接骨である。

83 Hasan Tahsin, “Aldandıklarımızdan: 4–Ocak Hekimleri,” pp. 486–489.

84 Abdülkerim, “Hekim Kimdir (13 Feb. 1910/ 31 I 1325),” in Çulfaz (ed.), *Anadolu'nun İlk Tıp Gazetelerinden Hekim*, pp. 34–35.

85 Abdülkerim, “Hekim Kimdir,” pp. 34–35.

終章

1 “Vilayat İdare-i Sıhhiye Nizamnamesi (27 Apr. 1913/ 14 IV 1329),” in *Düstur: Tertib-i Sani*, Vol. 5, İstanbul: Matbaa-i Amire, 1332, pp. 363–367.

2 Aydın, *Türkiye'de Sağlık Teşkilatlanması Tarihi*, pp. 18–25.

3 “Vilayat İdare-i Sıhhiye Nizamnamesi,” pp. 363–367. 特に第 4、11、15–17、21 条が該当する。

4 それぞれの任免規定については、” Vilayat Memurin-i Sıhhiyesinin Suret-i Tayin ve Azillerine Dair Nizamname (27 Mar. 1913/ 14 I 1329),” in Ergin, *Mecelle*, Vol. 4, pp. 73–74. 同時に、従来州全体の医療・衛生行政を管轄していた州衛生監察官職は廃止された。

5 Köç, “XIX. Yüzyıl Sonlarında Anadolu'da Koruyucu Sağlık Hizmetlerinin Temsilcileri Olarak Belediye Tabipleri,” pp. 223–225.

6 MMZC, Devre 3, İçtima Senesi 2, İçtima 26, p. 554.

7 Aydın, *Türkiye'de Sağlık Teşkilatlanması Tarihi*, pp. 24–35; Ceren Gülser İlikan-Rasi-

moğlu, "Cumhuriyet Kurulurken Sağlık, Hastalık ve Sağlık Politikaları," *Toplum ve Hekim*, 39/1 (2024), pp. 68–80.

8 このことは、共和国初期に書かれた衛生政策についての論説や報告書類が、つまり史料自体がオスマン帝国期を負の遺産として定義しながら取られるべき政策を論じたこと（İlikan-Rasimoğlu, "Cumhuriyet Kurulurken Sağlık, Hastalık ve Sağlık Politikaları," p. 69）とも無関係ではないだろう。

9 Aydın, *Türkiye'de Sağlık Teşkilatlanması Tarihi*, p. 23.

10 1925 年の第 1 回トルコ医学会議の議題がマラリアであった。

11 同じく各州の衛生局長からの報告に基づいて作成されたマラリア地図のうち、アナトリア全土を含むものとして、İlhan Tekeli and Selim İlkin, "Türkiye'de Sıtma Mücadelesinin Tarihi," in İlhan Tekeli and Selim İlkin, *Cumhuriyetin Harcı II: Köktenci Modernitenin Ekonomik Politikasının Gelişimi*, İstanbul: İstanbul Bilgi Üniversitesi Yayınları, 2004, p. 122 を参照。。他方、第 1 回トルコ医学会議の議事録に掲載されたマラリア地図は、軍医アブデュルカーディル・リュトフィらによって作成された。詳しくは、Kyle T. Evered and Emine Ö. Evered, "Governing Population, Public Health, and Malaria in the Early Turkish Republic,", pp. 476–478 を参照。

12 Osman Gümüşçü, "Milli Mücadele Dönemi Türkiye Coğrafyası İçin Bilinmeyen Bir Kaynak: 'Türkiye'nin Sıhhi-i İçtimai Coğrafyası'," *Atatürk Araştırma Merkezi Dergisi*, 15/45 (1999), p. 944.

13 Gümüşçü, "Milli Mücadele Dönemi Türkiye Coğrafyası İçin Bilinmeyen Bir Kaynak," p. 942.

14 Aydın, *Türkiye'de Sağlık Teşkilatlanması Tarihi*, p. 23.

15 秋葉「近代帝国としてのオスマン帝国」22 頁。

16 同様のことは、近代資本主義社会において「有料」となった他のものにも当てはまる。例えば近代イスタンブルにおけるワクフ上水から近代上水への移行について社会・文化的変容のプロセスとして検討した Noyan Dinçkal, "Reluctant Modernization: The Cultural Dynamics of Water Supply in Istanbul, 1885–1950," *Technology and Culture*, 49/3 (2008), pp. 675–700 を参照。

17 秋葉「オスマン帝国の諸改革」65 頁。

18 日本語では、非ムスリム役人の出自に関する上野雅由樹「アルメニア人オスマン官僚の教育的背景」秋葉・橋本（編）『近代・イスラームの教育社会史』、138–164 頁や高畑「19 世紀オスマン帝国における地方出身非ムスリム

役人の教育選択と職歴」のほか、文官以外ではオスマン帝国末期のイスラーム法官の出自に検討を加えた秋葉淳「オスマン帝国末期イスラーム法官の4類型——法官組織に見る社会移動」『アジア・アフリカ言語文化研究』69、2005年、65–97頁がある。

19 Cemil Şerif, *Merhum Şeyhuletibba*, p. 7.

参考文献

史料

未刊行史料

Cumhurbaşkanlığı Devlet Arşivleri Başkanlığı Osmanlı Arşivi (BOA), İstanbul

Bab-ı Ali Evrak Odası (BEO)

Dahiliye Mektubi Kalemi (DH.MKT)

Yıldız Perakende Evrakı Sıhhiye Nezareti Maruzatı (Y.PRK.SH)

Yıldız Sadaret Hususi Maruzat Evrakı (Y.A.HUS)

Centre des Archives Diplomatique de Nantes (CADN), Nantes

Fond Constantinople, Séries E

Haus- Hof- und Staatsarchiv (HHStA), Vienna

The National Archives (TNA), London

Foreign Office (FO)

政府公刊資料

Aydın Vilayeti Salnamesi (AVS), 1–25 (1296–1326 A.H.).

Düstur (Tertib-i Evvel). 4 vols. and 4 suppls., İstanbul: Matbaa-i Amire, 1289–1302 A.H.

Düstur: Tertib-i Sani. 12 vols., İstanbul: Matbaa-i Amire, 1329 A.H.–1927.

Düstur: Birinci Tertib. 5–8 vols., Ankara: Başvekalet Matbaası, 1937–1943.

İbrahim Câvid. *Aydın Vilâyet Sâlnâmesi (R. 1307 / H. 1308)*. Ankara: Türk Tarih Kurumu, 2010.

Meclis-i Ayan Zabıt Ceridesi (MAZC)

Meclis-i Mebusan Zabıt Ceridesi (MMZC)

Salname-i Devlet-i Aliye-i Osmaniye.

Young, George. *Corps de droit ottoman*. 7 vols., Oxford: The Clarendon Press, 1905–1906.

定期刊行物

Ahenk

Hekim (Mustafa Çulfaz (ed.). *Anadolu'nun İlk Tıp Gazetelerinden Hekim*. Trabzon:

Serander; Trabzon Tabip Odası Yayını, 2007)
Hıfzıssıhha
Hizmet
İttihad
Kalem
Karagöz
Kara Sinan
Köylü
Tedrisat Mecmuası

その他刊行史料

Abdul-hakîm Hikmet. « La médecine en Turquie. » *Revue du monde musulman*, 3/9 (1907), pp. 38–72.

Akil Muhtar and Besim Ömer. *Kolera Hastalığında İttihazı Lazım Gelen Tedabir ve Etibbaya Rehber*. İstanbul: Arşak Garoyan Matbaası, 1327.

Ali Rıza Faik. “Kırık Çıkık ve Mutatabbipler.” In Mazhar Osman (ed.). *Sıhhat Almanakı: Cumhuriyetin Onuncu Senesini Kutlularken Hekimlerimizin Halkımıza Armağanı*. İstanbul: Kader Matbaası, 1933, pp. 259–261.

Bali, Rıfat N. (ed.). *A Survey of Some Social Conditions in Smyrna, Asia Minor-May 1921*. İstanbul: Libra, 2009.

Besim Ömer. *Nevsal-i Afiyet*. 4 vols., 1315–1322.

Cemil Şerif. *Merhum Şeyhületibba Operatör Mustafa Enver Beyin Hatıraları*. İzmir: Bilgi Matbaası, 1933.

Cevat Sami and Hüseyin Hüsnü. *İzmir 1905*. Erkan Serçe (ed.). İzmir: İzmir Büyükşehir Belediyesi Kültür Yayını, 2000.

Dursun, M. Kâmil. *İzmir Hatıraları*. Ünal Şenel (ed.). İzmir: Akademi Kitabevi, 1994.

(Ergin), Osman Nuri. *Mecelle-i Umur-ı Belediye*. 5 vols., İstanbul: Arşak Garoyan Matbaası, 1330–1338.

———. *İstanbul Tıb Mektepleri, Enstitüleri ve Cemiyetleri*. İstanbul: Osmanbey Matbaası, 1940.

Galip Ata. *Tıp Fakültesi*. İstanbul: Yeni Matbaa, 1341.

Hekimbaşızade Muhyiddin. *Rehber-i Mekulat*. İstanbul: Mahmut Bey Matbaası, 1323.

Hüseyin Rıfat. *Aydın Vilayeti 1330 Sene-i Maliyesi Ticaret Rehberi, Yahud, Bünye-i İçti-*

maiye-i Vilayeti Teşrih. 1914.

Meclis-i Umur-ı Tıbbiye-i Mülkiye ve Sıhhiye-i Umumiye (ed.). *Sıhhiye Müfettişlerine ve Etibba-yı Belediyeye ait Vezaif*. İstanbul: Arşak Garoyan Matbaası, 1326.

Mustafa Münif Paşa. "Mektebi Tıbbiyei Mülkiyenin Tarihçesi." In Mazhar Osman (ed.). *Sıhhat Almanakı: Cumhuriyetin Onuncu Senesini Kutlularken Hekimlerimizin Halkımıza Armağanı*. İstanbul: Kader Matbaası, 1933, pp. 67–71.

Rolleston, George. *Report on Smyrna*. London: G. E. Eyre & W. Spottiswoode, 1856.

Scherzer, Karl von. *La province de Smyrne, considérée au point de vue géographique, économique et intellectual*. Vienna, 1873.

Şemseddin Sami. *Kamus-ı Türki*. İstanbul: İkdam Matbaası, 1317.

Topuzlu, Cemil. *İstibdat-Meşrutiyet-Cumhuriyet Devirlerinde 80 Yıllık Hatıralarım*. Hüsrev Hatemi and Aykut Kazancıgil (eds.). İstanbul: İşaret Yayınları, 2017.

Tsakyroglou, M. *L'épidémie cholérique de Smyrne en 1893*. P. Zipcy (trans.). Smyrne, 1894.

Uşaklıgil, Halit Ziya. *Kırk Yıl*. İstanbul: Özgür Yayınları, 2008.

シンクレア、アプトン『ジャングル』大井浩二（訳)、松柏社、2009 年。

研究文献

〈日本語〉

秋葉淳「近代帝国としてのオスマン帝国──近年の研究動向から」『歴史学研究』798 号、2005 年、22–30 頁。

──「オスマン帝国末期イスラーム法官の 4 類型──法官組織に見る社会移動」『アジア・アフリカ言語文化研究』69、2005 年、65–97 頁。

──「オスマン帝国における代議制の起源としての地方評議会」粕谷元（編著)『トルコにおける議会制の展開──オスマン帝国からトルコ共和国へ』東洋文庫、2007 年、95–129 頁。

──「タンズィマート初期改革の修正──郡行政をめぐる政策決定過程(1841–42 年)」『東洋文化』91 号、2011 年、219–241 頁。

──「オスマン帝国における近代国家の形成と教育・福祉・慈善」広田照幸・橋本伸也・岩下誠（編)『福祉国家と教育──比較教育社会史の新たな展開に向けて』昭和堂、2013 年、141–157 頁。

──「オスマン帝国の諸改革」『近代アジアの動態──19 世紀』岩波講座世界歴史 17、岩波書店、2022 年、65–92 頁。

参考文献

姉川雄大「戦間期ハンガリーにおける国民化政策の反自由主義化——学校外体育義務制度（レヴェンテ制）の失敗と転換」『歴史学研究』953 号、2017 年、1–18 頁。

———「ナショナリズム研究の課題と「身体の国民化」」『九州歴史科学』第 51 号、2023 年、113–128 頁。

アーノルド、デイヴィッド『身体の植民地化——19 世紀インドの国家医療と流行病』見市雅俊（訳）、みすず書房、2019 年。

上野雅由樹「アルメニア人オスマン官僚の教育的背景」秋葉淳・橋本伸也（編）『近代・イスラームの教育社会史——オスマン帝国からの展望』昭和堂、2014 年、138–164 頁。

上野雅由樹・上柿智生「19 世紀のイスタンブルにおける教区とムフタル制」『歴史科学』249 号、2022 年、20–29 頁。

江川ひかり「タンズィマート改革期におけるトルコ農村社会——土地法改正と行政・税制改革」『オリエント』38 巻 1 号、1995 年、61–78 頁。

———「タンズィマート改革と地方社会——1840 年のバルケスィル郡『資産台帳』にみる土地「所有」状況を中心に」『東洋学報』79 巻 2 号、1997 年、1–29 頁。

大森弘喜『フランス公衆衛生史——19 世紀パリの疫病と住環境』学術出版会、2014 年。

小川眞里子『病原菌と国家——ヴィクトリア時代の衛生・科学・政治』名古屋大学出版会、2016 年。

小原淳『フォルクと帝国創設——19 世紀ドイツにおけるトゥルネン運動の史的考察』彩流社、2011 年。

川喜田愛郎『近代医学の史的基盤』岩波書店、1977 年。

グベール、ジャン＝ピエール『水の征服』吉田弘夫・吉田道子（訳）、パピルス、1991 年。

黒崎周一「19 世紀イギリスの医師制度改革における医師の社会的権威と国家介入」『社会経済史学』75 巻 5 号、2010 年、45–67 頁。

ゲラン、ロジェ＝アンリ『トイレの文化史』大矢タカヤス（訳）、筑摩書房、1987 年。

小松香織「オスマン帝国における西洋軍事知識の受容」『早稲田大学教育・総合科学学術院学術研究（人文科学・社会科学編）』第 71 号、2023 年、155–170 頁。

コルバン、アラン『においの歴史――嗅覚と社会的想像力』山田登世子・鹿野茂（訳）、新評論、1988年。

佐々木紳「ジャーナリズムの登場と読者層の形成――オスマン近代の経験から」秋葉淳・橋本伸也（編）『近代・イスラームの教育社会史――オスマン帝国からの展望』昭和堂、2014年、113–137頁。

――「近代トルコの諷刺と戯画」成蹊大学文学部学会（編）『人文学の沃野』風間書房、2017年、69–98頁。

佐原徹哉『近代バルカン都市社会史――多元主義空間における宗教とエスニシティ』刀水書房、2003年。

澤井一彰「15、16世紀オスマン朝の市場メカニズム――法令集におけるイフティサーブの分析を中心に」山田雅彦（編）『市場と流通の社会史I――伝統ヨーロッパとその周辺の市場の歴史』清文堂出版、2010年、123–147頁。

鈴木晃仁「医学と医療の歴史」社会経済史学会（編）『社会経済史学の課題と展望』有斐閣、2002年、426–439頁。

――「医学史の過去・現在・未来」『科学史研究』第53巻269号、2014年、27–35頁。

鈴木真吾「書評：シベル・ザンディ・サイェク著『オスマン帝国のイズミル――国際港の興隆1840–1880』」『史学』82巻4号、2014年、173–182頁。

高畑遼平「19世紀オスマン帝国における地方出身非ムスリム役人の教育選択と職歴――東部スィヴァス州出身のアルメニア人の事例から」『欧米の言語・社会・文化』27号、2021年、1–135頁。

竹原万雄『近代日本の感染症対策と地域社会』清文堂出版、2020年。

田村真奈「オスマン帝国における師範学校の制度的発展と近代国民教育――第二次立憲制期の『教育雑誌（Tedrisat Mecmuası）』の分析を中心に」『お茶の水史学』51号、2008年、35–83頁。

永島剛「ヴィクトリア時代ブライトン市における衛生環境改革事業の展開」『三田学会雑誌』94巻3号、2001年、65–84頁。

――「19世紀末イギリスにおける保健行政――ブライトン市衛生当局の活動を中心として」『社会経済史学』68巻4号、2002年、23–44頁。

――「疫病と公衆衛生の歴史――西欧と日本」秋田茂・脇村孝平（編）『人口と健康の世界史』ミネルヴァ書房、2020年、163–186頁。

――「感染症・検疫・国際社会」小川幸司（編）『構造化される世界――14～19世紀』岩波講座世界史11、岩波書店、2022年、239–258頁。

永島剛・市川智生・飯島渉（編）『衛生と近代——ペスト流行にみる東アジアの統治・医療・社会』法政大学出版局、2017 年。

永田雄三「商業の時代と民衆——「イズミル市場圏」の変容と民衆の抵抗」『商人と市場——ネットワークの中の国家』岩波講座世界歴史 15、岩波書店、1999 年、235–261 頁。

永田雄三・江川ひかり『世紀末イスタンブルの演劇空間——都市社会史の視点から』白帝社、2015 年。

橋本鉱市「医師の「量」と「質」をめぐる政治過程——近代日本における医師の専門職化」望田幸男・田村栄子（編）『身体と医療の教育社会史』昭和堂、2003 年、111–135 頁。

服部伸「世紀転換期ドイツにおける専門職としての医師」『西洋史学』174、1994 年、1–18 頁。

———「医師資格の制度と機能」望田幸男（編）『近代ドイツ＝「資格社会」の制度と機能』名古屋大学出版会、1995 年、199–236 頁。

ハーニオール、M. シュクリュ『文明史から見たトルコ革命——アタテュルクの知的形成』新井政美（監訳）、柿﨑正樹（訳）、みすず書房、2020 年。

福田宏『身体の国民化——多極化するチェコ社会と体操運動』北海道大学出版会、2006 年。

富士川游『日本疾病史』平凡社、1969 年。

藤由順子「コルマール・フォン・デア・ゴルツとオスマン帝国陸軍」三宅正樹ほか（編著）『ドイツ史と戦争——「軍事史」と「戦争史」』彩流社、2011 年、339–364 頁。

宝月理恵『近代日本における衛生の展開と受容』東信堂、2010 年。

保科眞一『トルコ近代文学の歩み』叢文社、2001 年。

牧野信也（訳）『ハディース——イスラーム伝承集成』中央公論社、1993–94 年。

見市雅俊「インド・コレラとイギリス・マラリア」見市雅俊ほか『青い恐怖白い街——コレラ流行と近代ヨーロッパ』平凡社、1990 年。

———『コレラの世界史』晶文社、1994 年。

三田了一（訳・注解）『聖クルアーン——日亜対訳・注解』日本ムスリム協会、1982 年。

南直人『〈食〉から読み解くドイツ近代史』ミネルヴァ書房、2015 年。

村岡健次『ヴィクトリア時代の政治と社会』ミネルヴァ書房、1980 年。

守川知子『シーア派聖地参詣の研究』京都大学学術出版会、2007 年。

――「隔離される巡礼者たち――シーア派聖地巡礼と検疫制度の近代」『歴史学研究』1011 号、2021 年、26–37 頁。
ローゼン、ジョージ『公衆衛生の歴史』小栗史朗（訳）、第一出版、1974 年。

〈外国語〉

Ackerknecht, Erwin. "Anticontagionism between 1821 and 1867." *Bulletin of the History of Medicine*, 22 (1948), pp. 562–593.

Ackerman, Evelyn. "Medical Care in the Countryside near Paris, 1800–1914." *Annals of the New York Academy of Sciences*, 412 (1983), pp. 1–18.

Açıkel, Ali. "Sivas Vilayetinde Sağlık Örgütü'nün Teşkili ve Sağlık Kurumları (1867–1920)." In Ayşegül Demirhan Erdemir et al (eds.). *1. Uluslararası Türk Tıp Tarihi Kongresi – 10. Ulusal Türk Tıp Tarihi Kongresi Bildiri Kitabı*. Vol. 2, Ankara: Türk Tıp Tarihi Kurumu, 2008, pp. 1391–1405.

Adak, Ufuk. "Water, Sewage and Sanitation: Infrastructure Projects and Public Health in Izmir in the Late Ottoman Empire." *Journal of Balkan and Near Eastern Studies*, 24/2 (2022), pp. 263–284.

Akçiçek, Eren and Ragıp Kayar. "İzmir'de Yayınlanan Tıp Dergilerinin Tarihçesi." *SSK Tepecik Hastanesi Dergisi*, 2/1 (1992), pp. 81–84.

Akçiçek, Eren. "İzmir'de Belediye Başkanlığı Yapan Hekimler." In Eren Akçiçek and Onur Kınlı (eds.). *İzmir'in Sağlık Tarihi Kongresi: 1–3 Aralık 2005 Bildiriler*. İzmir: Egetan Basın Yayın, 2009, pp. 396–402.

Aktepe, Münir. "İzmir Çeşmeleri." In *Üç İzmir*. İstanbul: Yapı Kredi Yayınları, 1992, pp. 100–123.

Altıntaş, Ayten. "Mülkî Tıbbiye'nin Kuruluşu." *Tarih ve Toplum*, 184 (1999), pp. 12–18.

Altıntaş, Ayten and Hanzade Doğan. "Osmanlı'da Serbest Hekimlik Yapan Esnaf Tabip." In Coşkun Yılmaz and Necdet Yılmaz (eds.). *Osmanlılarda Sağlık*. Vol. 1, İstanbul: Biofarma, 2006, pp. 265–271.

Arıkan, Zeki. *İzmir Basın Tarihi, 1868–1938*. İzmir: Ege Üniversitesi Basımevi, 2006.

Atay, Çınar. *Osmanlı'dan Cumhuriyet'e İzmir Planları*. İzmir: Yaşar Eğitim ve Kültür Vakfı, 1998.

Avcı, Yasemin. *Değişim Sürecinde Bir Osmanlı Kenti: Kudüs (1890–1914)*. Ankara: Phoenix Yayınevi, 2004.

Ayalon, Yaron. *Natural Disasters in the Ottoman Empire: Plague, Famine, and Other Mis-*

fortunes. Cambridge: Cambridge University Press, 2015.

Ayar, Mesut. *Osmanlı Devletinde Kolera: İstanbul Örneği (1892–1895)*. İstanbul: Kitabevi, 2007.

———. "1900 İzmir ve 1901 İstanbul Salgınları Bağlamında Vebanın XX. Yüzyıl Başlarında Osmanlı İmparatorluğu'nda Devam Eden Etkisi." *History Studies*, 2/2 (2010), pp. 173–188.

Aydın, Erdem. *Türkiye'de Sağlık Teşkilatlanması Tarihi*. Ankara: Naturel Yayıncılık, 2002.

———. "19. Yüzyılda Osmanlı Sağlık Teşkilatlanması." *Osmanlı Tarihi Araştırma ve Uygulama Merkezi Dergisi*, 15 (2004), pp. 185–207.

Balsoy, Gülhan. *The Politics of Reproduction in Ottoman Society, 1838–1900*. London: Pickering and Chatto, 2013.

———. "Ottoman Pronatalism in Printed Sources in Late Nineteenth Century." *İletişim: Araştırmaları*, 12/2 (2014), pp. 13–40.

Barnai, Jacob. "The Development of Community Organizational Structures: The Case of Izmir." In Avigdor Levy (ed.). *Jews, Turks, Ottomans: A Shared History, Fifteenth through the Twentieth Century*. Syracuse: Syracuse University Press, 2002, pp. 35–51.

Başağaoğlu, İbrahim, and Ahmet Uçar. "Osmanlı'da Sahte Doktorlar." In Ayşegül Demirhan Erdemir et al (eds.). *1. Uluslararası Türk Tıp Tarihi Kongresi 10. Ulusal Türk Tıp Tarihi Kongresi Bildiri Kitabı*. Vol. 1, Konya: Selçuk Üniversitesi Yayınları, 2008, pp. 518–529.

Berber, Engin. *Kuruluşundan Cumhuriyete Karşıyaka Belediyesi Tarihi (1887–1923)*. İzmir: Karşıyaka Belediyesi Kültür Yayınları, 2005.

Beyru, Rauf. "19. Yüzyılın İlk Yarısında İzmir'de Sosyal Yaşam." In *Üç İzmir*. İstanbul: Yapı Kredi Yayınları, 1992, pp. 145–216.

———. *19. Yüzyılda İzmir'de Sağlık Sorunları ve Yaşam*. İzmir: İzmir Büyükşehir Belediyesi Kültür Yayını, 2005.

Bilget, Adnan. *Son Yüzyılda İzmir Şehri, 1849–1949*. İzmir: Meşher Basımevi, 1949.

Bolaños, Isacar A. "The Ottomans during the Global Crises of Cholera and Plague: The View from Iraq and the Gulf." *International Journal of Middle East Studies*, 51/4 (2019), pp. 603–620.

Bora, Siren. *Bir Semt Bir Bina: Karataş Hastanesi ve Çevresinde Yahudi İzleri*. İzmir: İzmir Büyükşehir Belediyesi, 2015.

Boyar, Ebru. "'An Inconsequential Boil' or a 'Terrible Disease'? Social Perceptions of

and State Responses to Syphilis in the Late Ottoman Empire." *Turkish Historical Review*, 2 (2011), pp. 101–124.

———. "Medicine in Practice: European Influences on the Ottoman Medical Habitat." *Turkish Historical Review*, 9 (2018), pp. 213–241.

———. "Taking Health to the Village: Early Turkish Republican Health Propaganda in the Countryside." In Ebru Boyar and Kate Fleet (eds.). *Middle Eastern and North African Societies in the Interwar Period*. Leiden: Brill, 2018, pp. 164–211.

Bulmuş, Birsen. *Plague, Quarantines, and Geopolitics in the Ottoman Empire*. Edinburgh: Edinburgh University Press, 2012.

Büssow, Johann. "Ottoman Reform and Urban Government in the District of Jerusalem, 1867–1917." In Ulrike Freitag and Nora Lafi (eds.). *Urban Governance under the Ottomans: Between Cosmopolitanism and Conflict*. London: Routledge, 2014, pp. 97–141.

Carroll, Patrick E.. "Medical Police and the History of Public Health." *Medical History*, 46 (2002), pp. 461–494.

Çadırcı, Musa. *Tanzimat Döneminde Anadolu Kentleri'nin Sosyal ve Ekonomik Yapıları*. Ankara: Türk Tarih Kurumu, 1991.

Çakılcı, Diren. *Selânik Şehri 1800–1860*. Ankara: Türk Tarih Kurumu, 2023.

Çekmez, Ozan. "II. Abdülhamid Dönemi İstanbul'unda Temizlik Hizmetleri." *Türk Kültürü İncelemeleri Dergisi*, 48 (2022), pp. 1–48.

Çulfaz, Mustafa. "Anadolu'nun İlk Tıp Gazetelerinden Hekim." Mustafa Çulfaz (ed.). *Anadolu'nun İlk Tıp Gazetelerinden Hekim*. Trabzon: Serander; Trabzon Tabip Odası Yayını, 2007, pp. XXXV–XLIII.

Dalachanis, Angelos and Vincent Lemire (eds.). *Ordinary Jerusalem, 1840–1940: Opening New Archives, Revisiting a Global City*. Leiden; Boston: Brill, 2018.

Dalachanis, Angelos and Vincent Lemire. "Introduction: Opening Ordinary Jerusalem." In Angelos Dalachanis and Vincent Lemire (eds.). *Ordinary Jerusalem, 1840–1940: Opening New Archives, Revisiting a Global City*. Leiden; Boston: Brill, 2018, pp. 1–10.

Danon, Dina. *The Jews of Ottoman Izmir: A Modern History*. Stanford: Stanford University Press, 2020.

Demirci, Tuba and Selçuk Akşin Somel. "Women's Bodies, Demography, and Public Health: Abortion Policy and Perspectives in the Ottoman Empire of the Nineteenth Century." *Journal of the History of Sexuality*, 17/3 (2008), pp. 377–420.

Demirel, Mehmet. "İngilizce Seyahatnamelere Göre XIX. Yüzyılda Osmanlı Toplumunda

Sağlık Hayatı." Ph. D. Dissertation, Ege Üniversitesi, 1999.

Deringil, Selim. *The Well-Protected Domains: Ideology and the Legitimation of Power in the Ottoman Empire 1876–1909*. London; New York: I. B. Tauris, 1998.

Dinç, Gülten. "Arap Harfleri İle Türkçe Basılmış Tıbbi Süreli Yayınlar Üzerine Bir İnceleme I." *Tıp Tarihi Araştırmaları*, 4 (1990), pp. 16–40.

———. "Arap Harfleri İle Türkçe Basılmış Tıbbi Süreli Yayınlar Üzerine Bir İnceleme II." *Tıp Tarihi Araştırmaları*, 5 (1993), pp. 96–131.

———. "İzmir'de Basılan İlk Sağlık Dergisi: Hıfzü's-sıhha/Revue D'hygiene Populaire-Smyrne." In Eren Akçiçek and Onur Kınlı (eds.). *İzmir'in Sağlık Tarihi Kongresi: 1–3 Aralık 2005 Bildiriler*. İzmir: Egetan Basın Yayın, 2009, pp. 410–422.

Dinçkal, Noyan. "Reluctant Modernization: The Cultural Dynamics of Water Supply in Istanbul, 1885–1950." *Technology and Culture*, 49/3 (2008), pp. 675–700.

Doğan, Cem. "Tender Mothers: Breastfeeding, Wetnursing, and the Limits of Social Critique from the Late Ottoman to the Early Republican Periods (1880–1930)." *Mukaddime*, 12/1 (2021), pp. 27–44.

Doumani, Beshara. "Introduction." In Angelos Dalachanis and Vincent Lemire (eds.). *Ordinary Jerusalem, 1840–1940: Opening New Archives, Revisiting a Global City*. Leiden; Boston: Brill, 2018, pp. 139–142.

Dölen, Emre. "İstanbul'da Kimya Eğitimi." In M. Âkif Aydın and Coşkun Yılmaz (eds.). *Antik Çağ'dan XXI. Yüzyıla Büyük İstanbul Tarihi*. Vol. 9, İstanbul: İBB Kültür A.Ş., 2015, pp. 140–145.

———. "Bilimsel ve Mesleki Cemiyetler." In M. Âkif Aydın and Coşkun Yılmaz (eds.). *Antik Çağ'dan XXI. Yüzyıla Büyük İstanbul Tarihi*. Vol. 9, İstanbul: İBB Kültür A.Ş., 2015, pp. 354–361.

Dramur, Rengin. "Osmanlılarda Hekim ve Eczacı Gediği." In *I. Türk Tıp Tarihi Kongresi İstanbul: 17–19 Şubat 1988*. Ankara: Türk Tarih Kurumu, 1992, pp. 149–155.

Dumont, Paul. "Jews, Muslims, and Cholera: Intercommunal Relations in Baghdad at the End of the Nineteenth Century." In Avigdor Levy (ed.). *The Jews of the Ottoman Empire*. New Jersey: Darwin Press, 1994, pp. 353–372.

Dursun, Selçuk. "Procreation, Family and 'Progress': Administrative and Economic Aspects of Ottoman Population Policies in the 19th Century." *History of the Family*, 16 (2011), pp. 160–171.

Ersoy, Nermin, Yuksel Gungor, and Aslihan Akpinar. "International Sanitary Confer-

ences from the Ottoman Perspective (1851–1938)." *Hygiea Internationalis*, 10/1 (2011), pp. 53–79.

Etker, Şeref. *İkinci Meşrutiyetin Tabip Örgütleri*. İstanbul: Libra, 2017.

Evered, Kyle T. and Emine Ö. Evered. "Governing Population, Public Health, and Malaria in the Early Turkish Republic." *Journal of Historical Geography*, 37/4 (2011), pp. 470–482.

Fahmy, Khaled. "Medicine and Power: Towards a Social History of Medicine in Nineteenth-Century Egypt." In Enid Hill (ed.). *New Frontiers in the Social History of the Middle East*. Cairo: American University in Cairo Press, 2001, pp. 15–62.

Faroqhi, Suraiya. "Should It Be Olives or Butter? Consuming Fatty Titbits in the Early Modern Ottoman Empire." In Angela Jianu and Violeta Barbu (eds.). *Earthly Delights: Economies and Cultures of Food in Ottoman and Danubian Europe, c. 1500–1900*. Leiden; Boston: Brill, 2018, pp. 33–49.

Frangakis-Syrett, Elena. *The Commerce of Smyrna in the Eighteenth Century (1700–1820)*. Athens: Centre for Asia Minor Studies, 1992.

Frieden, Nancy M.. *Russian Physicians in an Era of Reform and Revolution, 1856–1905*. Princeton: Princeton University Press, 1981.

Galante, Avram. *Histoire des juifs de Turquie*. 9 vols., Istanbul: İsis, 1985.

Gallagher, Nancy Elizabeth. *Medicine and Power in Tunisia, 1780–1900*. Cambridge; New York: Cambridge University Press, 1983.

Georgelin, Hervé. *Smyrna'nın Sonu: İzmir'de Kozmopolitizmden Milliyetçiliğe*. İstanbul: Birzamanlar Yayıncılık, 2008.

Goffman, Daniel. *Izmir and the Levantine World, 1550–1650*. Seattle: Washington University Press, 1990.

———. "Izmir: from Village to Colonial Port City." In Edhem Eldem, Daniel Goffman and Bruce Masters. *The Ottoman City between East and West: Aleppo, Izmir, and Istanbul*. Cambridge; New York: Cambridge University Press, 1999, pp. 79–134.

Gökçe, Nilüfer. "1893–1894 Kolera Salgınları Karşısında Edirne'de Alınan Koruyucu Sağlık Önlemlerinin Edirne Gazetesine Yansıması." *Yeni Tıp Tarihi Araştırmaları*, 7 (2001), pp. 45–63.

Gözel-Durmaz, Oya. "Osmanlı'da Gıda Güvenliği: Halk Sağlığı ve Uluslararası Ticaret Kıskacında Mahlût Zeytinyağları Meselesi." *Osmanlı Araştırmaları*, 54/54 (2019), pp. 277–305.

Gratien, Chris. "Ottoman Environmental History: A New Area of Middle East Studies." *Arab Studies Journal*, 20/1 (2012), pp. 246–254.

Gül, Murat. *The Emergence of Modern Istanbul: Transformation and Modernization of a City*. London: l. B. Tauris, 2009.

Gümüşçü, Osman. "Milli Mücadele Dönemi Türkiye Coğrafyası İçin Bilinmeyen Bir Kaynak: 'Türkiye'nin Sıhhi-i İçtimai Coğrafyası'." *Atatürk Araştırma Merkezi Dergisi*, 15/45 (1999), pp. 939–968.

Günay, Nejla. "Osmanlı Devleti'nde Kurulan Spor Cemiyetleri ve Jimnastik Derslerinin Milliyetçilik Hareketlerindeki Rolü." *Belleten*, 81/292 (2017), pp. 917–946.

Günergun, Feza. "XIX. Yüzyılın İkinci Yarısında Osmanlı Kimyager-Eczacı Bonkowski Paşa (1841–1905)." In *I. Türk Tıp Tarihi Kongresi: İstanbul: 17–19 Şubat 1988*. Ankara: Türk Tarih Kurumu, 1992, pp. 229–252.

Hamed-Troyansky, Vladimir. "Ottoman and Egyptian Quarantines and European Debates on Plague in the 1830s–1840s." *Past & Present*, 253/1 (2021), pp. 235–270.

Hanssen, Jens. *Fin de Siècle Beirut: The Making of an Ottoman Provincial Capital*. Oxford; New York: Oxford University Press, 2005.

———. "The Origins of the Municipal Council in Beirut (1860–1908)." In Nora Lafi (ed.). *Municipalités méditerranéennes: Les réformes urbaines ottomanes au miroir d'une histoire comparée (Moyen-Orient, Maghreb, Europe méridionale)*. Berlin: Klaus Schwarz Verlag, 2005, pp. 137–172.

Homan, Peter G., Briony Hudson, and Raymond C. Rowe. *Popular Medicines: An Illustrated History*. London; Chicago: Pharmaceutical Press, 2007.

Hot, İnci. "Besim Ömer Akalın'ın Hayatı (1862–1940)." *Yeni Tıp Tarihi Araştırmaları*, 2–3 (1996–1997), pp. 213–232.

Huyugüzel, Ö. Faruk. *İzmir Fikir ve Sanat Adamları (1850–1950)*. Ankara: T. C. Kültür Bakanlığı Yayınları, 2000.

Ianeva, Svetla. "Hygiene in Nineteenth-Century Ottoman Bulgaria." *Turkish Historical Review*, 5/1 (2014), pp. 16–31.

Inal, Onur. "The Making of an Eastern Mediterranean Gateway City: Izmir in the Nineteenth Century." *Journal of Urban History*, 45/5 (2019), pp. 891–907.

İhsanoğlu, Ekmeleddin. *Suriye'de Modern Osmanlı Sağlık Müesseseleri, Hastahaneler ve Şam Tıp Fakültesi*. Ankara: Türk Tarih Kurumu, 1999.

İlikan-Rasimoğlu, Ceren Gülser. "The Foundation of a Professional Group: Physicians in

the Nineteenth Century Modernizing Ottoman Empire (1839–1908)." Ph. D. Dissertation, Boğaziçi University, 2012.

———. "Türkiye'de Modernleşme Çalışmaları ve Tıp Tarihi: Eleştirel Yaklaşımlar." *Hayat Sağlık ve Sosyal Bilimler Dergisi*, 4 (2012), pp. 52–57.

———. "Taşra'yı İyileştirmek: 19. Yüzyıl Osmanlı İmparatorluğu'nda Memleket Hekimleri." *Lokman Hekim Journal*, 3/1 (2013), pp. 1–6.

———. "Boundaries, Education and Licence: The Nineteenth Century Ottoman Standardization of Medical Professions." *Trakya Üniversitesi Sosyal Bilimler Dergisi*, 19/1 (2017), pp. 227–245.

———. "Cumhuriyet Kurulurken Sağlık, Hastalık ve Sağlık Politikaları." *Toplum ve Hekim*, 39/1 (2024), pp. 68–80.

İnalcık, Halil and Donald Quataert (eds.). *An Economic and Social History of the Ottoman Empire, 1300–1914*. Cambridge; New York: Cambridge University Press, 1994.

İrgil, Ceyhun (ed.). *Bursa Sağlık Tarihi*. 2 vols., Bursa: Bursa Büyükşehir Belediyesi, 2017.

Issawi, Charles. *The Fertile Crescent 1800–1914: A Documentary Economic History*. New York; Oxford: Oxford University Press, 1988.

İzgöer, Ahmet Zeki and Halûk Perk (eds.). *Tıp Eğitiminde Mezuniyet ve Belgeleri: Halûk Perk Araştırma Merkezi Koleksiyonu*. İstanbul: Sağlık Bilimleri Üniversitesi Yayınları, 2023.

Kâhya, Esin. "Bizde Disseksiyon Ne Zaman ve Nasıl Başladı?." *Belleten*, 43/172 (1979), pp. 739–761.

———. "Tanzimatta Eski ve Yeni Tıp." In Hakkı Dursun Yıldız (ed.). *150. Yılında Tanzimat*. Ankara: Türk Tarih Kurumu, 1992, pp. 289–302.

Kalkan, İbrahim Halil. "Medicine and Politics in the Late Ottoman Empire (1876–1909)." MA Thesis, Boğaziçi University, 2004.

———. "Public Hygiene and Social Control in Late Ottoman İstanbul." *Journal of History School*, 50 (2021), pp. 1–24.

Karayaman, Mehmet. "İzmir'de Yayınlanan İlk Tıp Dergisi: Hıfzıssıhha Mecmuası." *İzmir Atatürk Eğitim Hastanesi Tıp Dergisi*, 43/4 (2005), pp. 155–162.

———. "İzmir'de Yayınlanan İlk Tıp Dergisi Olan Hıfzıssıhha Mecmuasının 1906 Yılı Sayıları Hakkında Bir Değerlendirme." *Yeni Tıp Tarihi Araştırmaları*, 12–15 (2006–9), pp. 165–182.

———. *20. Yüzyılın İlk Yarısında İzmir'de Sağlık*. İzmir: İzmir Büyükşehir Belediyesi Kültür Yayını, 2008.

Karpat, Kemal H.. *Ottoman Population, 1830–1914: Demographic and Social Characteristics*. Madison: The University of Wisconsin Press, 1985.

Kasaba, Reşat. *The Ottoman Empire and the World Economy: The Nineteenth Century*. Albany: State University of New York Press, 1988.

Kayaal, Tugce. "Breastfeeding: Ottoman Empire." In Suad Joseph (ed.). *Encyclopedia of Women & Islamic Cultures*. Consulted online on 25 September 2022.

Kazancıgil, Aykut. "Türkiye'de Tıp Tarihi." *Türkiye Araştırmaları Literatür Dergisi*, 2/4 (2004), pp. 213–232.

Kechriotis, Vangelis. "Between Professional Duty and National Fulfillment: The Smyrniot Medical Doctor Apostolos Psaltoff (1862–1923)." In Méropi Anastassiadou-Dumont (ed.). *Médecins et ingénieurs ottomans à l'âge des nationalismes*. Paris: IFEA, Maisoneuve & Larose, 2003, pp. 331–348.

Kılıç, Rüya. *Hasta, Doktor ve Devlet: Osmanlı Modern Tıbbında Hastalıkla Mücadelenin Bitmemiş Hikâyeleri*. İstanbul: Kitap Yayınevi, 2020.

Kılıç, Rüya et al.. "Osmanlı'da Aşının Tarihi: Aşı Memurları ve Aşı Evleri." *J Pediatr Inf*, 17/4 (2023), pp. 273–289.

Köç, Ahmet. "XIX. Yüzyıl Sonlarında Anadolu'da Koruyucu Sağlık Hizmetlerinin Temsilcileri Olarak Belediye Tabipleri." *Osmanlı Medeniyeti Araştırmaları Dergisi*, 18 (2023), pp. 213–228.

Kuhnke, LaVerne. *Lives at Risk: Public Health in Nineteenth-century Egypt*. Berkeley: University of California Press, 1990.

Kuneralp, Sinan. "Osmanlı Yönetimindeki (1831–1911) Hicaz'da Hac ve Kolera." Münir Atalar (trans.). *Osmanlı Tarihi Araştırma ve Uygulama Merkezi Dergisi*, 7 (1996), pp. 497–511.

Kurt, Sadık. *İzmir'de Kamusal Hizmetler 1850–1950*. İzmir: İzmir Büyükşehir Belediyesi, 2012.

Kutbay, Elif Yeneroğlu and Onur Kınlı. "İzmir'de Yayımlanmış Türkçe Gazetelere Verilmiş Tıbbi İçerikli İlanlar Üzerine Bir Değerlendirme (1908–1914)." *Ege Akdemik Bakış*, 9/2 (2009), pp. 759–769.

Lafi, Nora. *Une ville du Maghreb entre ancien régime et réformes ottomanes: Genèse des institutions municipales à Tripoli de Barbarie (1795–1911)*. Paris: L'Harmattan, 2002.

Lévy-Aksu, Noémi. "The State and the City, the State in the City: Another Look at *Citadinité*." In Angelos Dalachanis and Vincent Lemire (eds.). *Ordinary Jerusalem, 1840–1940: Opening New Archives, Revisiting a Global City*. Leiden; Boston: Brill, 2018, pp. 143–160.

Low, Michael Christopher. *Imperial Mecca: Ottoman Arabia and the Indian Ocean Hajj*. New York: Columbia University Press, 2020.

Makdisi, Ussama. "Ottoman Orientalism." *The American Historical Review*, 107/3 (2002), pp. 768–796.

Marcus, Abraham. *The Middle East on the Eve of Modernity: Aleppo in the Eighteenth Century*. New York: Columbia University Press, 1989.

Mazak, Mehmet and Fatih Güldal. *Tanzifat-ı İstanbul: Osmanlı'dan Günümüze Temizlik Tarihi*. İstanbul: Yeditepe Yayınevi, 2011.

Menekşe, Metin. "İzmir'de Kolera Salgını ve Etkileri (1893)." *TAD*, 39/67 (2020), pp. 385–433.

Moulin, Anne Marie. «L'Hygiène dans la ville: La médecine ottomane à l'heure pastorienne (1887–1908). » In Paul Dumont and François Georgeon (eds.). *Villes ottomanes à la fin de l'empire*. Paris: L'Harmattan, 1992, pp. 186–208.

Nelson, Elif C.. "Advertisement at Izmir Press during Early 20th Century." *Tarih İncelemeleri Dergisi*, 34/1 (2019), pp. 161–177.

Ocak, Başak and Özlem Yıldırır Kocabaş. *İzmir Gureba-i Müslimin Hastanesi'nden İzmir Devlet Hastanesi'ne "Bir Hastane Öyküsü"*. İzmir: İzmir Büyükşehir Belediyesi, 2014.

Ocak, Başak. "Osmanlı Dönemi'nde Faaliyetlerini Sürdüren İzmir'deki Gayrimüslim Hastaneleri." *Belgi Dergisi*, 2/18 (2019), pp. 1607–1624.

Ocak, Başak and Abdurrahman Fatih Şendil. "Osmanlı Devleti'nde Çiçek Hastalığı ile Mücadele: Taşra Telkihhaneleri." *Belgi Dergisi*, 26 (2023), pp. 211–237.

Ortaylı, İlber. *Tanzimattan Sonra Mahalli İdareler (1840–1878)*. Ankara: Türkiye ve Orta Doğu Amme İdaresi Enstitüsü Yayınları, 1974.

———. *Tanzimat'tan Cumhuriyet'e Yerel Yönetim Geleneği*. İstanbul: Hil Yayın, 1985.

———. "Tanzimat ve Meşrutiyet Dönemlerinde Yerel Yönetimler." In *Tanzimat'tan Cumhuriyet'e Türkiye Ansiklopedisi*. Vol. 1, İstanbul: İletişim Yayınları, 1985, pp. 231–244.

Özbek, Nadir. "The Politics of Poor Relief in the Late Ottoman Empire, 1876–1914." *New Perspectives on Turkey*, 21 (1999), pp. 1–33.

———. *Osmanlı İmparatorluğu'nda Sosyal Devlet: Siyaset, İktidar ve Meşruiyet, 1876–1914*. İstanbul: İletişim Yayınları, 2002.

Panzac, Daniel. *La peste dans l'Empire Ottoman, 1700–1850*. Louvain: Éditions Peeters, 1985.

Porter, Dorothy (ed.). *The History of Public Health and the Modern State*. Amsterdam; Atlanta: Rodopi, 1994.

Porter, Dorothy. *Health, Civilization and the State: A History of Public Health from Ancient to Modern Times*. London: Routledge, 1999.

Rafeq, Abdul-Karim. "Traditional and Institutional Medicine in Ottoman Damascus." *Turkish Historical Review*, 6 (2015), pp. 76–102.

Ramer, Samuel C.. "The Zemstvo and Public Health." In Terence Emmons and Wayne S. Vucinich (eds.). *The Zemstvo in Russia: An Experiment in Local Self-government*. Cambridge; New York: Cambridge University Press, 1982, pp. 279–314.

Ramsey, Matthew. "Public Health in France." In Dorothy Porter (ed.). *The History of Public Health and the Modern State*. Amsterdam; Atlanta: Rodopi, 1994, pp. 45–118.

———. *Professional and Popular Medicine in France, 1770–1830: The Social World of Medical Practice*. Cambridge: Cambridge University Press, 2002.

Robarts, Andrew. *Migration and Disease in the Black Sea Region: Ottoman-Russian Relations in the Late Eighteenth and Early Nineteenth Centuries*. London: Bloomsbury Academic, 2017.

Rose, Christopher S.. "The History of Public Health in the Modern Middle East: The Environmental-Medical Turn." *History Compass*, 19/5 (2021), pp. 1–14.

Rosenthal, Steven. *The Politics of Dependency: Urban Reform in Istanbul*. Westport: Greenwood Press, 1980.

Samancı, Özge. "The Cuisine of Istanbul between East and West during 19th Century." In Angela Jianu and Violeta Barbu (eds.). *Earthly Delights: Economies and Cultures of Food in Ottoman and Danubian Europe, c. 1500–1900*. Leiden; Boston: Brill, 2018, pp. 77–98.

Sarı, Nil. "Cemiyet-i Tıbbiye-i Osmaniye ve Tıp Dilinin Türkçeleşmesi Akımı." In Ekmeleddin İhsanoğlu (ed.). *Osmanlı İlmî ve Meslekî Cemiyetleri: 1. Millî Türk Bilim Tarihi Sempozyumu, 3–5 Nisan 1987*. İstanbul: Edebiyat Fakültesi Basımevi, 1987, pp. 121–142.

———. "Osmanlılarda Hekimin Eğitimi." *Tıp Tarihi Araştırmaları*, 2 (1988), pp. 40–64.

Sarıkoyuncu, Ali and Ali Tomalı. *Osmanlı'dan Cumhuriyete Denizli'de Sağlık Hizmetleri (1839–1939)*. Denizli: Denizli Belediyesi, 2019.

Sarısakal, Baki. *Samsun Sağlık Tarihi*. Samsun: Barış Gazetesi Yayınları, 2005.

Sarıyıldız, Gülden. "Karantina Meclisi'nin Kuruluşu ve Faaliyetleri." *Belleten*, 58/ 222 (1994), pp. 329–376.

———. *Hicaz Karantina Teşkilatı (1865–1914)*. Ankara: Türk Tarih Kurumu, 1996.

———. "XIX. Yüzyılda Osmanlı İmparatorluğu'nda Kolera Salgını." In *Tarih Boyunca Doğal Âfetler ve Depremler Semineri Bildiriler*. İstanbul, 2002, pp. 309–319.

Serçe, Erkan. *Tanzimat'tan Cumhuriyet'e İzmir'de Belediye, 1868–1945*. İzmir: Dokuz Eylül Yayınları, 1998.

———. *İzmir'de Kitapçılık 1839–1928*. İzmir: İzmir Büyükşehir Belediyesi Kültür Yayını, 2002.

———. "İzmir Belediyesi ve Kamu Sağlığı." In Eren Akçiçek and Onur Kınlı (eds.). *İzmir'in Sağlık Tarihi Kongresi: 1–3 Aralık 2005 Bildiriler*. İzmir: Egetan Basın Yayın, 2009, pp. 250–254.

Serin, Sinem. *Osmanlı Sağlık Sisteminin Yöntemi: Hekimbaşılık Kurumu*. İstanbul: Kitabevi, 2021.

Sevinçli, Efdal. *İzmir Basın Tarihi: Gazeteler, Dergiler*. İzmir: İzmir Büyükşehir Belediyesi, 2019.

Sharif, Malek. "Missionaries, Medicine and Municipalities: A History of Smallpox Vaccination in the Nineteenth Century Beirut." *Archaeology and History in the Lebanon*, 22 (2005), pp. 34–50.

———. *Imperial Norms and Local Realities: The Ottoman Municipal Laws and the Municipality of Beirut (1860–1908)*. Beirut: Ergon Verlag Würzburg, 2014.

Shaw, Stanford J.. *The Jews of the Ottoman Empire and the Turkish Republic*. Basingstoke: Palgrave Macmillan, 1991.

———. "Local Administrations in the Tanzimat." In Hakkı Dursun Yıldız (ed.). *150. Yılında Tanzimat*. Ankara: Türk Tarih Kurumu, 1992, pp. 33–50.

Shefer-Mossensohn, Miri. "Health as a Social Agent in Ottoman Patronage and Authority." *New Perspectives on Turkey*, 37 (2007), pp. 147–175.

———. "A Tale of Two Discourses: The Historiography of Ottoman-Muslim Medicine." *Social History of Medicine*, 21/1 (2008), pp. 1–12.

———. *Ottoman Medicine: Healing and Medical Institutions, 1500–1700*. Albany: State

University of New York Press, 2009.

———. "A Historiography of Epidemics in the Islamic Mediterranean." In Nükhet Varlık (ed.). *Plague and Contagion in the Islamic Mediterranean*. Kalamazoo and Bradford: Arc Humanities Press, 2017, pp. 3–25.

Smyrnelis, Marie-Carmen. *Une société hors de soi: Identités et relations sociales à Smyrne aux XVIIIe et XIXe siècles*. Paris: Éditions Peeters, 2005.

Solomon, Susan Gross. "The Expert and the State in Russian Public Health: Continuities and Changes Across the Revolutionary Divide." In Dorothy Porter (ed.). *The History of Public Health and the Modern State*. Amsterdam; Atlanta: Rodopi, 1994, pp. 183–223.

Sonbol, Amira el-Azhary. *The Creation of a Medical Profession in Egypt, 1800–1922*. Syracuse; New York: Syracuse University Press, 1991.

Suzuki, Akihito and Mika Suzuki. "Cholera, Consumer and Citizenship: Modernisations of Medicine in Japan." In Hormoz Ebrahimnejad (ed.). *The Development of Modern Medicine in Non-Western Countries: Historical Perspectives*. London: Routledge, 2009, pp. 184–203.

Şehsuvaroğlu, Bedi N.. "Türkiye'de Tıbbî Cemiyetler Tarihçesi Hakkında." in A. S. Ünver and B. N. Şehsuvaroğlu. *Türk Tıp Cemiyeti, "Cemiyeti Tıbbiyei Şâhâne" 1856–1956*. İstanbul: Yeni Türkiye Basımevi, 1956, pp. 19–39.

Tamgörgü, Ahmet Bulut. "Osmanlı İmparatorluğu'nda Paçavracı Esnafının Doğuşu ve Gelişimi." *Kebikeç*, 52 (2021), pp. 413–434.

Tansuğ, Feryal. "İzmir'de Belediyenin Kuruluşu Öncesinde Şehir Gelişimi ve Sosyal Düzen Anlayışı." In Ertekin Akpınar (ed.). *İzmir Belediyesi'nin 150. Kuruluş Yıldönümünde Uluslararası Yerel Yönetimler, Demokrasi ve İzmir Sempozyumu*. İzmir: İzmir Büyükşehir Belediyesi Akdeniz Akademisi, 2019, pp. 92–99.

Takeli, İlhan and Selim İlkin. "Türkiye'de Sıtma Mücadelesinin Tarihi." In İlhan Tekeli and Selim İlkin. *Cumhuriyetin Harcı II: Köktenci Modernitenin Ekonomik Politikasının Gelişimi*. İstanbul: İstanbul Bilgi Üniversitesi Yayınları, 2004, pp. 107–161.

Unat, Ekrem Kadri. *Osmanlı İmparatorluğunda Bakteriyoloji ve Viroloji*. İstanbul: İstanbul Üniversitesi Cerrahpaşa Tıp Fakültesi Yayınları, 1970.

———. "Osmanlı Devletinde Tıp Cemiyetleri." In Ekmeleddin İhsanoğlu (ed.). *Osmanlı İlmî ve Meslekî Cemiyetleri: 1. Millî Türk Bilim Tarihi Sempozyumu, 3–5 Nisan 1987*. İstanbul: Edebiyat Fakültesi Basımevi, 1987, pp. 84–110.

———. "Osmanlı İmparatorluğunda 1910–1913 Yıllarındaki Kolera Salgınları ve Bunlarla

İlgili Olaylar." *Yeni Tıp Tarihi Araştırmaları*, 1 (1995), pp. 55–65.

Unat, Ekrem Kadri ve Mustafa Samastı. *Mekteb-i Tıbbiye-i Mülkiye (Sivil Tıp Mektebi) 1867–1909*. İstanbul: İstanbul Üniversitesi Cerrahpaşa Tıp Fakültesi Yayınları, 1990.

Usta, Veysel. "Tanzimattan Cumhuriyete Trabzon'da Sağlık." In Mustafa Çulfaz (ed.). *Anadolu'nun İlk Tıp Gazetelerinden Hekim*. Trabzon: Serander; Trabzon Tabip Odası Yayını, 2007, pp. XIX–XXXIV.

Ülker, Necmi. "The Rise of Izmir, 1688–1740." Ph. D. Dissertation, University of Michigan, 1974.

Ünver, A. Süheyl. "Osmanlı Tababeti ve Tanzimat Hakkında Yeni Notlar." In *Tanzimat I*. İstanbul: Maarif Matbaası, 1940, pp. 933–966.

———. *Türkiyede Çiçek Aşısı ve Tarihi*. İstanbul: İsmail Akgün Matbaası, 1948.

Weindling, Paul. "Public Health in Germany." In Dorothy Porter (ed.). *The History of Public Health and the Modern State*. Amsterdam; Atlanta: Rodopi, 1994, pp. 119–131.

White, Sam. "Rethinking Disease in Ottoman History." *International Journal of Middle East Studies*, 42 (2010), pp. 549–567.

Worboys, Michael. *Spreading Germs: Disease Theories and Medical Practice in Britain, 1865–1900*. Cambridge: Cambridge University Press, 2000.

Yamak Ateş, Sanem. *Asker Evlatlar Yetiştirmek: II. Meşrutiyet Dönemi'nde Beden Terbiyesi, Askerî Talim ve Paramiliter Gençlik Örgütleri*. İstanbul: İletişim Yayınları, 2012.

Yarman, Arsen. *Ermeni Etıbba Cemiyeti (1912–1922): Osmanlı'da Tıptan Siyasete Bir Kurum*. İstanbul: Tarih Vakfı Yurt Yayınları, 2014.

Yaşayanlar, İsmail. "Osmanlı Devleti'nde Kamu Sağlığın Kurumsallaşmasında Koleranın Etkisi." In Burcu Kurt and İsmail Yaşayanlar (eds.). *Osmanlı'dan Cumhuriyet'e Salgın Hastalıklar ve Kamu Sağlığı*. İstanbul: Tarih Vakfı Yurt Yayınları, 2017, pp. 2–24.

Yazbak, Mahmoud. *Haifa in the Late Ottoman Period 1864–1914: A Muslim Town in Transition*. Leiden; Boston: Brill, 1998.

———. "The Municipality of a Muslim Town: Nablus 1864–1914." *Archiv Orientalni: Journal of African and Asian Studies*, 67 (1999), pp. 339–360.

Yetkin, Sabri. "Kolera Günlerinde İzmir (1910–11)." *İzmir Kent Kültürü Dergisi*, 3 (2001), pp. 7–18.

Yıldırım, Nuran. "Tanzimat'tan Cumhuriyet'e Koruyucu Sağlık Uygulamaları." In *Tanzimat'tan Cumhuriyet'e Türkiye Ansiklopedisi*. Vol. 5, İstanbul: İletişim Yayınları, 1985, pp. 1320–1338.

———. "1893'te İstanbul'da Kolera Salgını." *Tarih ve Toplum*, 129 (1994), pp. 14–29.

———. "1893 İstanbul Kolera Salgını İstatistikleri." *Tarih ve Toplum*, 150 (1996), pp. 51–54.

———. "İstanbul Eczanelerinde Hasta Muayenesi ve Tıbbi Tahlil Laboratuvarları." *Yeni Tıp Tarihi Araştırmaları*, 2–3 (1996–97), pp. 71–97.

———. "Disinfecting Stations in Ottoman Empire." In Ekmeleddin İhsanoğlu and Feza Günergun (eds.). *Science in Islamic Civilisation: Proceedings of the International Symposia "Science Institutions in Islamic Civilisation" and "Science and Technology in the Turkish and Islamic World"*. Istanbul: IRCICA, 2000, pp. 267–277.

———. "İstanbul'da Nöbet Mahalleri-Nöbet Eczaneleri (1845–1895)." *Osmanlı Bilimi Araştırmaları*, 6/2 (2005), pp. 151–182.

———. "Su ile Gelen Ölüm: Kolera ve İstanbul Suları." *Toplumsal Tarih*, 145 (2006), pp. 2–11.

———. "An Overview of the Educational Models in Terms of the History of the Medical Education in Our Country 1827–1933." In Ayşegül Demirhan Erdemir and Öztan Öncel (eds.). *1st International Congress on the Turkish History of Medicine 10th National Congress on the Turkish History of Medicine: Selected Papers on Turkish Medical History*. İstanbul: Türk Tıp Tarihi Kurumu, 2008, pp. 169–211.

———. *İstanbul'un Sağlık Tarihi*. İstanbul: İstanbul Üniversitesi Yayınları, 2010.

———. "Osmanlı Devleti'nde Gıda Kontrolüne Bakış." In Nuran Yıldırım. *14. Yüzyıldan Cumhuriyet'e Hastalıklar-Hastaneler-Kurumlar: Sağlık Tarihi Yazıları I*. İstanbul: Tarih Vakfı Yurt Yayınları, 2014, pp. 54–69.

———. "Türkiye'de Çiçek Aşısı Üretimi, 1840–1980." *Türk Hijyen ve Deneysel Biyoloji Dergisi*, 80/3 (2023), pp. 387–406.

Yıldırım, Nuran and Hakan Ertin. "European Physicians/Specialists during the Cholera Epidemic in Istanbul 1893–1895 and Their Contributions to the Modernization of Healthcare in the Ottoman State." In İlhan İlkılıç et al (eds.). *Health Culture and the Human Body: Epidemiology, Ethics and History of Medicine, Perspectives from Turkey and Central Europe*. Istanbul: BETIM Center Press, 2014, pp. 196–213.

Yücel, İdris. *Anadolu'da Amerikan Misyonerliği ve Misyon Hastaneleri (1880–1934)*. Ankara: Türk Tarih Kurumu, 2017.

Zandi-Sayek, Sibel. *Ottoman Izmir: The Rise of a Cosmopolitan Port, 1840–1880*. Minneapolis: University of Minnesota Press, 2012.

◉ 図表出典一覧

●——扉

序　章　Bibliothèque nationale de France

第一章　IRCICA

第二章　*Karagöz*, 474 (18 Dec. 1912/ 5 XII 1328), p. 4.

第三章　Besim Ömer, *Nevsal-i Afiyet*, Vol. 1, p. 99.

第四章　*Hıfzıssıhha*, 4 (27 May 1908/ 14 V 1324), p. 37.

第五章　Ahmet Zeki İzgöer and Halûk Perk (eds.), *Tıp Eğitiminde Mezuniyet ve Belgeleri: Halûk Perk Araştırma Merkezi Koleksiyonu*, İstanbul: Sağlık Bilimleri Üniversitesi Yayınları, 2023, p. 83.

終　章　SALT Araştırma

●——図

図 0–1　Akil Muhtar and Besim Ömer, *Kolera Hastalığında İttihazı Lazım Gelen Tedabir ve Etibbaya Rehber,* İstanbul: Arşak Garoyan Matbaası, 1327.

図 0–2　Akil Muhtar and Besim Ömer, *Tedabir ve Etibbaya Rehber*.

図 0–3　*Karagöz*, 332 (30 Aug. 1910/ 17 VIII 1327), p. 1.

図 0–4　Cemil Şerif, *Merhum Şeyhuletibba*, p. 26.

図 0–5　Besim Ömer, *Nevsal-i Afiyet*, Vol. 4, pp. 715–732. 地図は Halil İnalcık and Donald Quataert (eds.), *An Economic and Social History of the Ottoman Empire, 1300–1914*, Cambridge; New York: Cambridge University Press, 1994 所収の地図を参考に筆者作成。

図 0–6　SALT Araştırma

図 1–1　Besim Ömer, *Nevsal-i Afiyet*, Vol. 1, p. 72.

図 1–2　SALT Araştırma

図 1–3　Besim Ömer, *Nevsal-i Afiyet*, Vol. 3, p. 366.

図 1–4　Besim Ömer, *Nevsal-i Afiyet*, Vol. 1, p. 141.

図 1–5　Besim Ömer, *Nevsal-i Afiyet*, Vol. 3, p. 405.

図 1–6　アイドゥン州年鑑（ヒジュラ暦 1308 年）所収の地図をもとに筆者作成。

図 1–7　Besim Ömer, *Nevsal-i Afiyet,* Vol. 4, p. 721.

図 2–1　CADN, Constantinople 166/PO/E /477, Cholera 所収の地図をもとに筆者作成。

図 2–2　IRCICA

図 2–3　SALT Araştırma

図 2–4　筆者撮影（2024 年）

図 2–5　IRCICA

図 2–6　IRCICA

図 2–7　*Kara Sinan,* 2–3 (15 Jun. 1911/ 2 VI 1327), p. 24.

図 2–8　IRCICA

図 2–9　Çınar Atay, *Osmanlı'dan Cumhuriyet'e İzmir Planları*, İzmir: Yaşar Eğitim ve Kültür Vakfı, 1998, p. 40.

図 2–10　Hüseyin Rıfat, *Aydın Vilayeti 1330 Sene-i Maliyesi Ticaret Rehberi, Yahud, Bünye-i İçtimaiye-i Vilayeti Teşrih*, 1914, p. 7.

図 3–1　筆者作成

図 3–2　*Karagöz*, 326 (12 Aug. 1911/ 30 VII 1327), p. 4.

図 3–3　*Karagöz*, 226 (7 Sep. 1910/ 25 VIII 1326), p. 1.

図 3–4　Besim Ömer, *Nevsal-i Afiyet,* Vol. 1, p. 237.

図 3–5　*Kalem*, 97 (13 Oct. 1910), p. 1.

図 3–6　CADN, Constantinople 166/PO/E /477, Cholera 所収の地図をもとに筆者作成。

図 3–7　Besim Ömer, *Nevsal-i Afiyet*, Vol. 1, p. 239.

図 3–8　CADN, Constantinople 166/PO/E /477, Cholera.

図 4–1　"Şifa Eczanesi (Poliklinik)i: Muayenehane-i Tıbbi-Cerrahi-Ayni," *Ahenk*, 3346 (18 Jul. 1907/5 VII 1323), p. 4.

図 4–2　*Karagöz*, 472 (11 Dec. 1912/ 28 XI 1328), p. 4.

図 4–3　IRCICA

図 4–4　IRCICA

図 4–5　IRCICA

図 4–6　Hüseyin Rıfat, *Aydın Vilayeti 1330 Sene-i Maliyesi Ticaret Rehberi*, p. 88.

図 4–7　"Derece-i Hazmiyelerine Göre Agdiyenin Taksim ve Tasnifi," *Hıfzıssıhha*, 1906, p. 39.

図 4–8　Besim Ömer, *Nevsal-i Afiyet*, Vol. 3, p. 361.

図 4–9　Besim Ömer, *Nevsal-i Afiyet*, Vol. 4, p. 366.

図 5–1　*Ahenk*, 2367 (5 May 1904/ 22 IV 1321), p. 4.

図 5–2　*Ahenk*, 4603 (3 Sep. 1911/21 VIII 1327), p. 4.

図 5–3　*Ahenk*, 4562 (16 Jul. 1911/ 3 VII 1327), p. 4.

図 5–4　*Ahenk*, 3908 (23 May 1909/9 V 1325), p. 4.

図 5–5　*Ahenk*, 3973 (7 Aug. 1909/ 25 VII 1325), p. 4.

図 5–6　*Ahenk*, 4061 (21 Nov. 1909/ 8 XI 1325), p.4.

図 5–7　*Ahenk*, 4067 (28 Nov. 1909/15 XI 1325), p. 4.

◉――表

表 0–1　見市『コレラの世界史』14 頁；Nuran Yıldırım, *İstanbul'un Sağlık Tarihi*, İstanbul: İstanbul Üniversitesi Yayınları, 2010, pp. 73–93 を参考に、筆者作成。

表 0–2　Besim Ömer, *Nevsal-i Afiyet*, Vol. 2, İstanbul: Alem Matbaası, 1316, pp. 498–508; Vol. 3, İstanbul: Matbaa-i Ahmed İhsan, 1320, pp. 730–741; Vol. 4, İstanbul: Matbaa-i Ahmed İhsan, 1322, pp. 715–732. 各州の人口については、Kemal H. Karpat, *Ottoman Population, 1830–1914: Demographic and Social Characteristics*, Madison: The University of Wisconsin Press, 1985, pp. 162–169.

表 0–3　筆者作成。グラフの元データの出典は、表 0–2 を参照。

表 1–1　"Vilayet Dahilinde Olan Şehir ve Kasabalarda Teşkil Olunacak Daire-i Belediye Meclislerinin Suret-i Tertibi ve Memurlarının Vezaifi Hakkında Talimiyetttir," pp. 491–497; "Vilayat Belediye Kanunu," pp. 538–540; 550–553 をもとに筆者作成。

表 1–2　Meclis-i Umur-ı Tıbbiye-i Mülkiye ve Sıhhiye-i Umumiye, *Sıhhiye Müfettişlerine ve Etibba-yı Belediyeye Ait Vezaif*, İstanbul: Arşak Garoyan Matbaası, 1326 をもとに筆者作成。

表 1–3　各年度のアイドゥン州年鑑をもとに筆者作成。

表 1–4　各年度のアイドゥン州年鑑をもとに筆者作成。

表 2–1　*Hizmet*, 151 (1 May 1888/ 19 IV 1304), p. 2 をもとに筆者作成。

表 2–2　*Hizmet,* 151 (1 May 1888/ 19 IV 1304), p. 2 をもとに筆者作成。

表 2–3　*İttihad,* 202 (4 Jun. 1909/ 22 X 1325), p. 4 をもとに筆者作成。

表 2–4　*İttihad*, 202 (4 Jun. 1909/ 22 X 1325), p. 4 をもとに筆者作成。

表 2–5　*AVS*, 13 (1308 A.H.), p. 557 をもとに筆者作成。

表 3–1　Tsakyroglou, *L'épidémie cholérique de Smyrne en 1893*, p. 31; *AVS*, 14 (1311 A.H.), p. 138.

表 3–2　"Die Cholera-Epidemie in Smyrna 1910/1911"; *AVS*, 25 (1326 A. H.), p. 234.

表 4–1　*Ahenk*, 2327 (19 Mar. 1904/6 III 1320), p. 3; 2633 (21 Mar. 1905/8 III 1321), p. 2; 2936 (18 Mar. 1906/5 III 1322), p. 2; 3862 (28 Mar. 1909/15 III 1325), p. 3.

表 4–2　*Ahenk*, 2389 (31 May 1904/18 V 1320), p. 3 をもとに筆者作成。

表 5-1　*AVS*, 1 (1296A.H.): 66; 2 (1297A.H.): 79; 3 (1298A.H.): 103–104; 4 (1299A.H.): 102; 6 (1301A.H.): 76–77; 7 (1302A.H.): 75–76; 8 (1303A.H.): 71–73; 13 (1308A.H.): 307–308; 15 (1312A.H.): 170–173; 16 (1313A.H.): 146–149; 17 (1314A.H.): 148–151; 18 (1314A.H.): 122–125; 25 (1326A.H.): 215–216.